华西医学大系

解读"华西现象"

讲述华西故事

展示华西成果

临床护理管理标准化手册

LINCHUANG HULI GUANLI BIAOZHUNHUA SHOUCE

主 编 黄 浩 朱 红

四川科学技术出版社

·成都·

图书在版编目（CIP）数据

临床护理管理标准化手册 / 黄浩, 朱红主编. — 成都: 四川科学技术出版社, 2020.8

ISBN 978-7-5364-9913-3

Ⅰ.①临… Ⅱ.①黄… ②朱… Ⅲ.①护理学—手册 Ⅳ.①R47-62

中国版本图书馆CIP数据核字(2020)第146286号

LINCHUANG HULI GUANLI BIAOZHUNHUA SHOUCE

临床护理管理标准化手册

黄 浩 朱 红 主 编

出 品 人	程佳月
责任编辑	罗小燕
特约编辑	税萌成
封面设计	经典记忆
版式设计	大 路
责任校对	何 光
责任出版	欧晓春
出版发行	四川科学技术出版社
地 址	四川省成都市青羊区槐树街2号 邮政编码：610031
成品尺寸	156mm × 236mm
印 张	32.5 字 数 420千 插 页 4
印 刷	成都市金雅迪彩色印刷有限公司
版 次	2020 年 8 月第 1 版
印 次	2020 年 8 月第 1 次印刷
定 价	138.00元

ISBN 978-7-5364-9913-3

本书编委会

名誉主编：李　卡　蒋　艳

主　　编：黄　浩　朱　红

副主编：谷　波　白阳静　黄明君　刘　争

编　　委：（以姓氏笔画为序）

《华西医学大系》总序

　　由四川大学华西临床医学院/华西医院（简称"华西"）与新华文轩出版传媒股份有限公司（简称"新华文轩"）共同策划、精心打造的《华西医学大系》陆续与读者见面了，这是双方强强联合，共同助力健康中国战略、推动文化大繁荣的重要举措。

　　百年华西，历经120多年的历史与沉淀，华西人在每一个历史时期均辛勤耕耘，全力奉献。改革开放以来，华西励精图治、奋进创新，坚守"关怀、服务"的理念，遵循"厚德精业、求实创新"的院训，为践行中国特色卫生与健康发展道路，全心全意为人民健康服务做出了积极努力和应有贡献，华西也由此成为了全国一流、世界知名的医（学）院。如何继续传承百年华西文化，如何最大化发挥华西优质医疗资源辐射作用？这是处在新时代站位的华西需要积极思考和探索的问题。

　　新华文轩，作为我国首家"A+H"出版传媒企业、中国出版发行业排头兵，一直都以传承弘扬中华文明、引领产业发展为使命，以坚持导向、服务人民为己任。进入新时代后，新华文轩提出了坚持精准出版、精细出版、精品出版的"三精"出版发展思路，全心全意为推动我国文化发展与繁荣做出了积极努力和应有贡献。如何充分发挥新华文轩的出版和渠道优势，不断满足人民日益增长的美好生活需要？这是新华文轩一直以来积极思考和探索的问题。

基于上述思考，四川大学华西临床医学院/华西医院与新华文轩出版传媒股份有限公司于2018年4月18日共同签署了战略合作协议，启动了《华西医学大系》出版项目并将其作为双方战略合作的重要方面和旗舰项目，共同向承担《华西医学大系》出版工作的四川科学技术出版社授予了"华西医学出版中心"铭牌。

人民健康是民族昌盛和国家富强的重要标志，没有全民健康，就没有全面小康，医疗卫生服务直接关系人民身体健康。医学出版是医药卫生事业发展的重要组成部分，不断总结医学经验，向学界、社会推广医学成果，普及医学知识，对我国医疗水平的整体提高、对国民健康素养的整体提升均具有重要的推动作用。华西与新华文轩作为国内有影响力的大型医学健康机构与大型文化传媒企业，深入贯彻落实健康中国战略、文化强国战略，积极开展跨界合作，联合打造《华西医学大系》，展示了双方共同助力健康中国战略的开阔视野、务实精神和坚定信心。

华西之所以能够成就中国医学界的"华西现象"，既在于党政同心、齐抓共管，又在于华西始终注重临床、教学、科研、管理这四个方面协调发展、齐头并进。教学是基础，科研是动力，医疗是中心，管理是保障，四者有机结合，使华西人才辈出，临床医疗水平不断提高，科研水平不断提升，管理方法不断创新，核心竞争力不断增强。

《华西医学大系》将全面系统深入展示华西医院在学术研究、临床诊疗、人才建设、管理创新、科学普及、社会贡献等方面的发展成就；是华西医院长期积累的医学知识产权与保护的重大项目，是华西医院品牌建设、文化建设的重大项目，也是讲好"华西故事"、展示"华西人"风采、弘扬"华西精神"的重大项目。

《华西医学大系》主要包括以下子系列：

①《学术精品系列》：总结华西医（学）院取得的学术成果，学术影响力强；②《临床实用技术系列》：主要介绍临床各方面的适宜技术、新技术等，针对性、指导性强；③《医学科普系列》：聚焦百姓最关心的、最迫切需要的医学科普知识，以百姓喜闻乐见的方式呈现；④《医院管理创新系列》：展示华西医（学）院管理改革创新的系列成果，体现华西"厚德精业、求实创新"的院训，探索华西医院管理创新成果的产权保护，推广华西优秀的管理理念；⑤《精准医疗扶贫系列》：包括华西特色智力扶贫的相关内容，旨在提高贫困地区基层医院的临床诊疗水平；⑥《名医名家系列》：展示华西人的医学成就、贡献和风采，弘扬华西精神；⑦《百年华西系列》：聚焦百年华西历史，书写百年华西故事。

我们将以精益求精的精神和持之以恒的毅力精心打造《华西医学大系》，将华西的医学成果转化为出版成果，向西部、全国乃至海外传播，提升我国医疗资源均衡化水平，造福更多的患者，推动我国全民健康事业向更高的层次迈进。

《华西医学大系》编委会

2018年7月

前　言

　　自2015年9月8日国务院办公厅发布《关于推进分级诊疗制度建设的指导意见》，我国的分级诊疗政策体系逐步完善，医疗机构分工协作机制基本形成，优质医疗资源有序有效下沉，基层医疗卫生人才队伍建设加强，医疗资源利用效率和整体效益进一步提高。基于这样的时代背景下，如何让优秀的三甲医院护理资源下沉也是我们非常关心的。为了将自身丰富的护理管理和临床护理经验能够与广大护理同仁共享，促进标准化、同质化护理工作的开展，四川大学华西医院特精心编写了《医院护理标准化丛书》。

　　护理标准化是将护理管理和临床护理工作中，重复的护理工作的概念、方法、流程等，通过制定、发布和实施标准达到统一，以获得最佳的工作秩序与护理效益。此次整理出版的医院护理标准化系列共分为三册，分别是《临床护理管理标准化手册》《临床护理操作标准化手册》《临床护理病种标准化手册》。《临床护理管理标准化手册》分为通用篇和专科篇，包含了日常的病房管理、出入院管理、护理安全（不良）事件管理，以及感染患者护理管理、部分专科护理管理内容。《临床护理操作标准化手册》分为基础操作篇和专科操作篇，全面梳理了护理工作所涉及的各项常见的护理操作流程。《临床护理病种标准化手册》依照ICD-10为分类标准，将常见病、多发病、疑难重症等护理流程进行了梳理，指出了各病种的护理要点、难点。在编排上，《临床护理管理标准化手册》和《临床护理操作标准化手册》先对相关概念进行简要说明，然后列举适用范围、目的，再用流程图的形式进行清晰明了的阐述，对重点问题加以说明、解释，并提示注意事项。《临床护理病种标准化手册》则先对病种作简要介绍，然后对在院期间的护理重点进行分类阐述，对病种相关的辅助检查也作了简要说明。

本系列书由四川大学华西医院护理专家根据实际工作经验结合行业规范与专业发展撰写，对护理管理、临床护理和护理教学均具有实用价值。它不仅对分级诊疗后各级医院的护理质量与安全起到促进作用，而且有助于提高广大护理人员的护理工作能力，提升护理服务质效。

书稿中如有不当之处，请读者批评指正，以便于再版时修正。

编　者

2020年6月

目 录

第一篇　通用篇

第二篇　专科篇

第一章　特需患者护理管理　131

第二章　感染患者护理管理　150

第三章　ICU 护理管理　161

通 用 篇

第一章
病房管理标准化

病房管理是护理管理系统中的重要一环，进行规范、标准化的管理，可保证临床护理工作质量，提高临床工作效率。

第一节　护理晨间交接班

护理晨间交接班是护理日夜班工作的衔接，是交接班工作中非常重要的环节，是对夜间治疗和护理工作的概括和评价，同时也为白天的临床护理工作提供依据。

一、适用范围
全院病房性质的护理单元。

二、目的
1. 明确交接班的流程和内容，提升晨间交接班的质量与效率。
2. 明确各岗位人员交接班职责。
3. 确保患者治疗与护理的连续性，保障患者护理质量与安全。

三、流程

护理集体交接班流程、护理床旁交接班流程分别见图 1 - 1 - 1、图 1 - 1 - 2。

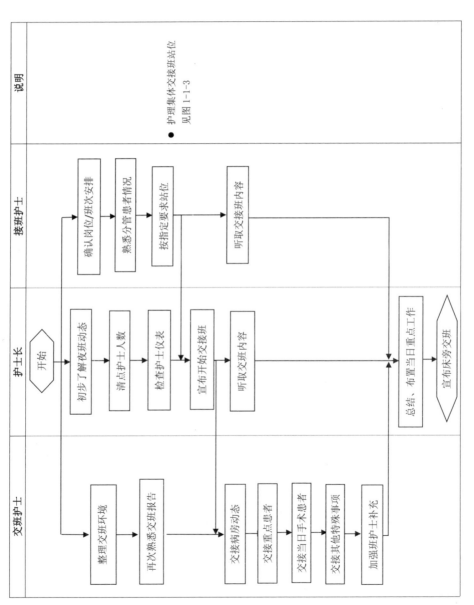

图 1 - 1 - 1　护理集体交接班流程

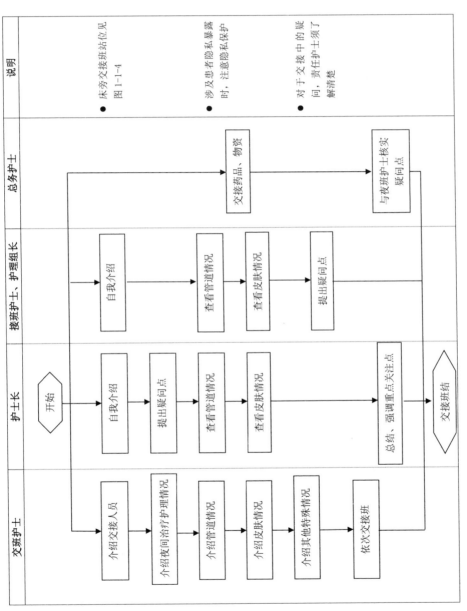

交班护士	护士长	接班护士、护理组长	总务护士	说明
介绍交接人员	开始			● 床旁交接班站位见图1-1-4
介绍夜间治疗护理情况	自我介绍	自我介绍		
介绍管道情况	提出疑问点	查看管道情况	交接药品、物资	● 涉及患者隐私暴露时，注意隐私保护
介绍皮肤情况	查看管道情况	查看皮肤情况		
介绍其他特殊情况	查看皮肤情况	提出疑问点		● 对于交接中的疑问，责任护士须了解清楚
依次交接班	总结、强调重点关注点		与夜班护士核实疑问点	
	交接班结			

图1-1-2 护理床旁交接班流程

四、注意事项

（一）集体交接班

1. 原则上所有当班护士均应参加。

2. 交接病房动态顺序：出院—转出—死亡—新入—转入—当日手术患者总数。

3. 交接重点患者顺序：急诊入院者—危重症患者—前一日手术患者—有潜在护理风险的患者—其他有特殊情况的患者。

4. 护理集体交接班站位示意图，见图1-1-3。

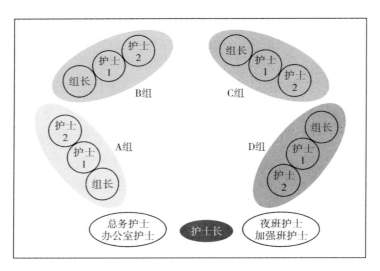

图1-1-3　护理集体交接班站位示意图

（二）床旁交接班

1. 护士长带领各护理组分组交班。

2. 针对特殊患者，如多重耐药菌患者在护理交接班时应遵循相关规定，做好交接班工作。

3. 床旁交接班站位示意图如图1-1-4所示，针对特殊情况，如患者带有引流管、已患压疮等，交班者及接班者可站在同一侧。

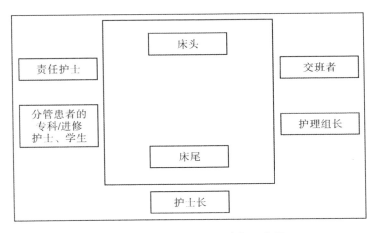

图 1－1－4　床旁交接班站位示意图

第二节　护理会诊流程

护理会诊是指在护理工作中遇到疑难、危重病例或护理操作及护理新技术推广等本专业不能解决的护理问题时，邀请相关科室进行会诊。护理会诊由 2 个以上不同专科的有一定资历的护士共同进行护理问题分析，提出解决疑难问题的护理方案，并协助开展、指导。

一、适用范围

全院各护理单元。

二、目的

1. 加强医院间、科室间协作。

2. 协助解决疑难问题，提高护理质量。

3. 减轻患者痛苦，缩短其治愈时间。

4. 降低医疗费用，使患者受益。

三、流程

护理会诊流程见图 1－1－5。

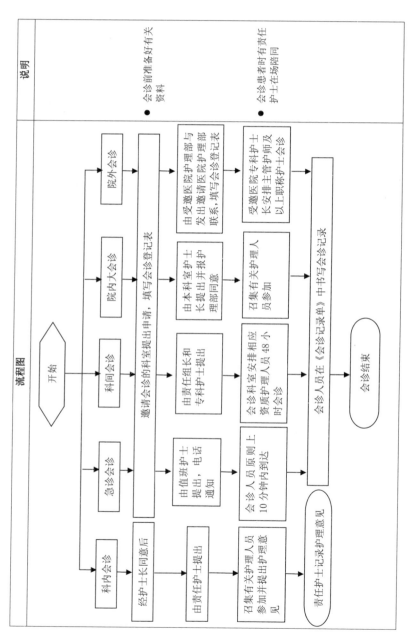

图 1 - 1 - 5　护理会诊流程

四、注意事项

1. 会诊人员要求：参加护理会诊的人员由专科护士或由护士长选派的主管护师及以上职称人员负责。

2. 会诊相关注意事项

（1）邀请会诊的科室均应认真填写会诊登记表，会诊人员应认真书写会诊记录，会诊患者时有责任护士在场陪同。

（2）凡科室内、科室间的会诊，责任护士应先准备好各项有关资料，负责介绍病史要点，并做好详细记录，综合归纳，载入护理病历。

（3）院内大会诊是需院内多科室共同研究解决的重要跨科室及疑难病例，会诊由申请科室护士长主持，做好会诊记录。

（4）院外会诊必须由受邀医院护理部与发出邀请医院护理部联系并办理手续，受邀医院专科护士长安排主管护师及以上职称护士前往会诊，未经医院同意，任何人不准私自到外院会诊。

第三节　护理查房流程

护理查房是护理人员学习知识，提高业务水平的重要途径。应在针对问题的基础上，进行有目的的分析与讨论，使参与者在护理管理、业务、教学上有所收获。

一、适用范围

全院各护理单元。

二、目的

1. 更新业务知识：学习医学知识；学习护理专业的概念、理论；学习医护领域的新技术、新技能、经验等。

2. 找出护理上的难题，交流经验、教训及护理工作中的新知识、新方法。

3. 有利于管理者监督护理程序的应用，在护理查房过程中护理管理者可从中发现问题、解决问题，对责任护士的工作起到指导和监督作用。

4. 为年轻护士提供学习的平台。通过护理查房提高护士的沟通技巧和运用护理程序的能力，增强护士学习知识的积极性和自觉性，并提高低年资护士的评判性思维能力。

三、查房种类

护理查房包括管理查房、业务查房、教学查房。

1. 管理查房主要包括与护理相关的法律、法规、规章制度、护理常规的执行、护理单元的质量管理及节假日、夜班岗位的职责落实等。

2. 业务查房主要包括疑难、危重、大手术、特殊个案及开展新业务、新技术等。

3. 教学查房主要包括临床护理教学计划组织与落实、对教学质量和效果进行评价等。

四、流程

护理查房流程见图 1 - 1 - 6。

五、注意事项

1. 护理查房要有组织、有计划、有重点、有专业性，通过护理查房提出护理问题、制定护理措施并针对问题及措施进行讨论，以提高护理质量。

2. 护理查房要围绕新技术、新业务的开展，注重经验教训的总结，突出与护理密切相关的问题。通过护理查房能够促进临床护理管理、技能及护理理论水平的提高，同时能够解决临床实际的护理问题。

3. 护理查房可采用多种形式，如个案护理、危重疑难病例的护理总结。

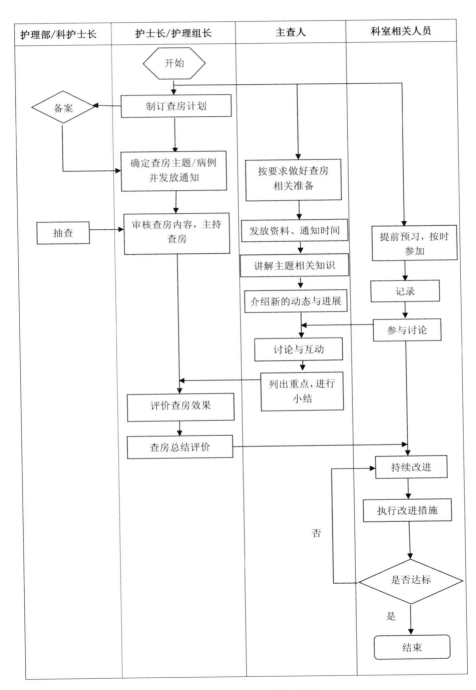

图 1 - 1 - 6　护理查房流程

4. 护理部/科护士长每季度组织 1 次，科室护士长每月组织 2 次。

5. 查房前要进行充分的准备并提前通知参加人员护理查房的内容。

6. 护理查房主持人要选择有临床经验，具有一定专业理论水平的护师、主管护师、副高级以上职称的护士。护士长及病房护理组长、教学老师要对整个查房过程进行质量监控，及时解决查房中出现的问题。

第四节　护理病例讨论流程

护理病例讨论是指护理部或科室定期或不定期举行的各科疑难重症、重大抢救、大手术、新业务、新技术、特殊、罕见、死亡等病例讨论，包括有效的护理方案、有效的护理措施及风险规避等。

一、适用范围

全院各护理单元。

二、目的

1. 提出有效的护理方案，及时解决问题，提高护理技术水平。

2. 提出避免风险的护理方案及有效的护理措施，保证患者的护理安全。

3. 总结临床护理的成功经验，找出尚需改进的不足之处，不断提高护理实践能力。

三、流程

护理病例讨论流程见图 1 - 1 - 7。

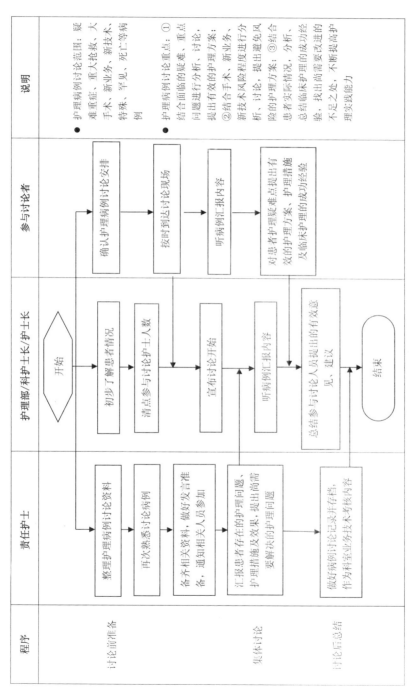

图 1-1-7 护理病例讨论流程

程序	责任护士	护理部/科护士长/护士长	参与讨论者	说明
讨论前准备	整理护理病例讨论资料 再次熟悉讨论病例 备齐相关资料，做好发言准备，通知相关人员参加	开始 初步了解患者情况 清点参与讨论护士人数	确认护理病例讨论安排	● 护理病例讨论范围：疑难重症、重大抢救、大手术、新技术、新业务、特殊、罕见、死亡等病例
集体讨论	汇报患者存在的护理问题、护理措施及效果，提出尚需要解决的护理问题	宣布讨论开始 听病例汇报内容	按时到达讨论现场 听病例汇报内容 对患者护理疑难点提出有效的护理方案、护理措施及临床护理的成功经验	● 护理病例讨论重点：①重点问题进行分析、讨论，提出有效的护理方案；②结合手术、新业务、新技术对护理过程进行分析、讨论，提出避免风险的护理安排情况；③结合患者安置的成功情况，总结临床护理的成功经验，找出尚需改进的不足之处，不断提高护理发展能力
讨论后总结	做好病例讨论记录并存档，作为科室业务技术考核内容	总结参与讨论人员提出的有效意见、建议 结束		

第五节　患者腕带佩戴流程

腕带是患者的身份标识，腕带佩戴即对在医疗机构接受治疗的患者使用准确而可靠的方法进行身份标识以方便识别，是对患者实施医疗活动的基础。身份确认后，保证以患者为中心的各项医疗管理活动有秩序地正确进行。

一、适用范围

全院所有住院患者。

二、目的

保证医务人员随时对患者身份进行快速而准确的识别，确保标识对象的唯一性及正确性。

三、流程

患者腕带佩戴流程见图 1－1－8。

四、注意事项

1. 住院患者、急诊留观（观察室、抢救室、EICU）患者均应佩戴腕带。

2. 应由 2 名护士核对腕带信息，确认无误后，为患者佩戴腕带。

3. 护理人员应向患者说明腕带佩戴的注意事项及重要性，腕带标识是患者的专用信息，腕带不得转借他人，不得无故随意取下，不得擅自涂改、刮除腕带上的信息内容。

4. 执行各项治疗护理前要认真核对腕带标识的信息，确认无误后方可执行操作。

5. 对传染病、药物过敏、多重耐药菌感染、压疮高危、跌倒/坠床高危、非计划拔管高危等患者需在腕带上粘贴相应标识，粘贴标识时注意将标签文字正对查看者。

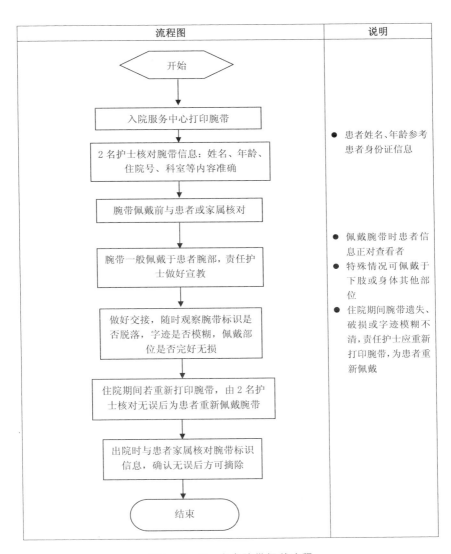

图 1-1-8　患者腕带佩戴流程

第六节　患者身份识别流程

患者身份识别流程是指医务人员在进行医疗诊治过程中对患者的身份进行查对、核实，以确保正确的治疗用于正确患者的过程。

一、适用范围

全院各临床、医技科室。

二、目的

提高医护人员对患者身份识别的准确性，保证医疗护理安全，减少医疗事故发生。

三、流程

患者身份识别流程见图1-1-9。

四、注意事项

1. 在掌上电脑（PDA）适用的病区，护理操作前应先使用PDA对腕带条形码进行扫描核对。

2. 对昏迷、神志不清、无自主能力、新生儿、手术等患者，使用腕带作为患者身份的标识。

3. 患者身份核查重点关注：危重患者、新生儿、婴幼儿、老年人、精神异常者、手术患者及不愿或无法提供个人信息、语言沟通不畅等有疑问者。

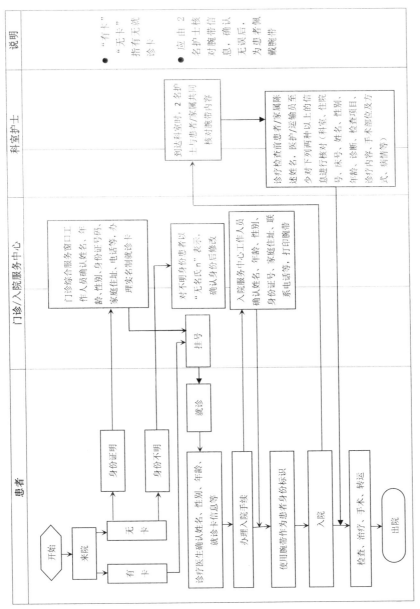

图 1-1-9 患者身份识别流程

第七节 危急值处置

危急值出现时，表明患者可能正处于有生命危险的边缘状态，临床医生需要及时得到检查信息，迅速给予患者有效的干预措施或治疗，尽可能挽救患者生命。

一、适用范围

全院病房性质的护理单元。

二、目的

1. 加强检验/检查的危急值管理，确保临床医护人员能及时准确掌握患者情况。

2. 为患者提供安全、有效、及时的诊疗服务，保证医疗质量和医疗安全。

三、流程

危急值处理流程见图 1 - 1 - 10。

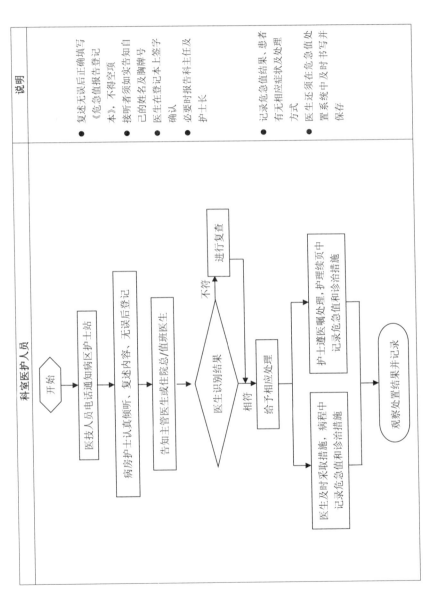

图 1-1-10 危急值处理流程

第八节　患者围手术期护理流程

围手术期（简称围术期），是指围绕手术全过程，从患者决定接受手术治疗开始，到手术治疗，直至基本康复结束，包含手术前、手术中及手术后的一段时间。具体是指从确定手术治疗时起，至与本次手术有关的治疗基本结束为止的这段时期。

一、适用范围

全院范围内所有涉及外科或介入手术的护理单元。

二、目的

1. 明确围术期护理工作内容及流程，提高围术期护理工作质量及效率。

2. 提高护理人员围术期工作能力。

3. 保障围术期患者安全，促进患者术后康复。

三、流程

术前护理流程、术日护理流程和术后护理流程分别见图 1 - 1 - 11、图 1 - 1 - 12、图 1 - 1 - 13。

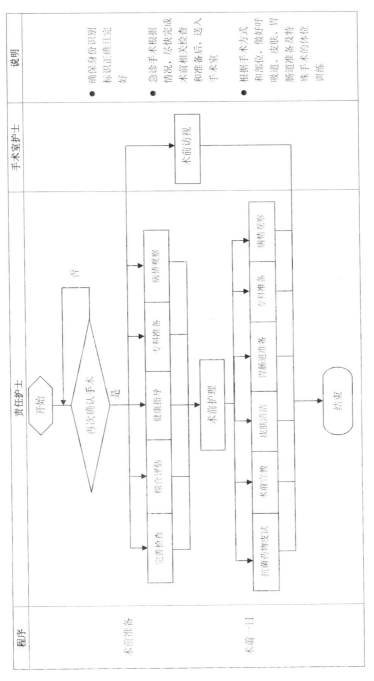

图 1-1-11 术前护理流程

程序	责任护士	手术室护士	说明
术前准备	开始 → 再次确认手术（是/否）→ 术前检查、综合评估、健康指导、专科准备、病情观察	术前访视	● 确保身份识别标识正确且完好 ● 急诊手术根据情况，尽快完成术前相关备查和准备后，送入手术室
术前一日	术前护理：抗菌药物皮试、术前宣教、皮肤清洁、胃肠道准备、专科准备、病情观察 → 结束		● 根据手术方式和部位，做好呼吸道、皮肤、胃肠道准备及特殊手术的体位训练

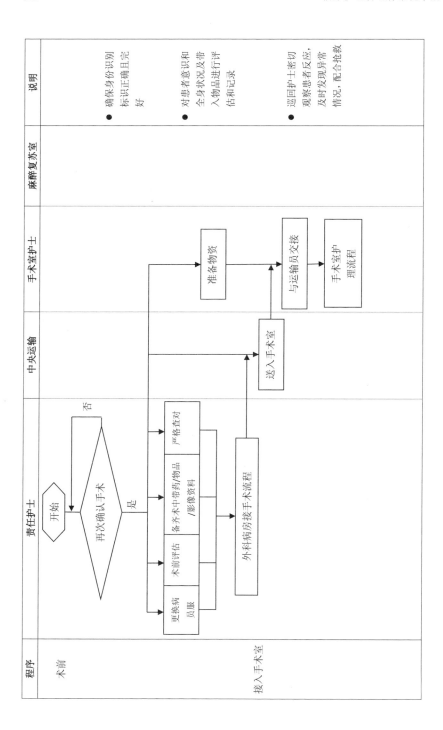

程序	责任护士	中央运输	手术室护士	麻醉复苏室	说明
术前	开始 → 再次确认手术 （否/是） 更换病员服 → 术前评估 → 备齐术中带药/物品/影像资料 → 严格查对				● 确保身份识别标识正确且完好
接入手术室	外科病房接手术流程	送入手术室	准备物资 → 与运输员交接 → 手术室护理流程		● 对患者意识和全身状况及带入物品进行评估和记录 ● 巡回护士密切观察患者反应，及时发现异常情况，配合抢救

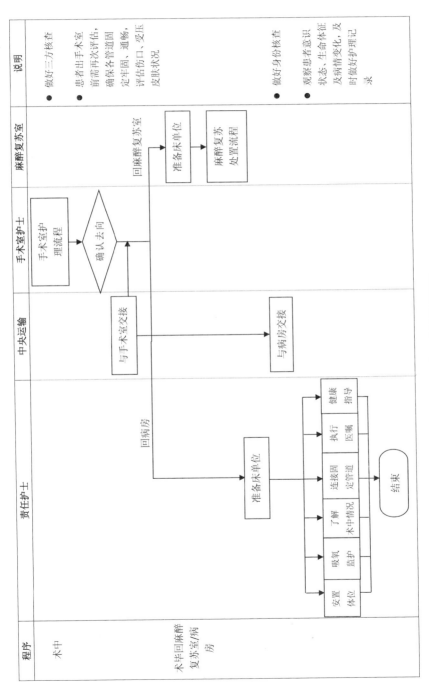

图 1-1-12 术日护理流程

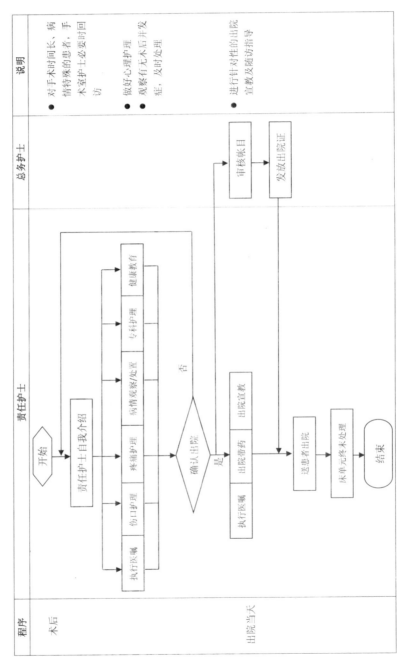

图 1-1-13 术后护理流程

程序	责任护士	总务护士	说明
术后	开始 → 责任护士自我介绍 → 执行医嘱 / 伤口护理 / 疼痛护理 / 病情观察/处置 / 专科护理 / 健康教育 → 确认出院 （否 →返回；是 →）		● 对手术时间长、病情特殊的患者，手术室护士必要时回访 ● 做好心理护理 ● 观察有无术后并发症，及时处理
出院当天	执行医嘱 / 出院带药 / 出院宣教 → 送患者出院 → 床单元终末处理 → 结束	审核账目 → 发放出院证	● 进行针对性的出院宣教及随访指导

四、注意事项

1. 围术期护理评估应遵循真实、全面、客观、及时的原则。

2. 手术患者都应进行护理评估。

3. 对患者的护理评估工作应由具有执业资质的护士执行，并记录、签字。

4. 普通患者的病情综合评估原则上应在入院后 24 小时内完成，急诊患者在 1 小时内完成，ICU 患者应在 15 分钟内完成，特殊情况除外。

5. 《手术患者术前护理评估及转科记录单》应及时填写，避免漏项。

6. 根据急诊手术患者具体情况，尽快完成术前相关检查和准备，立即送入手术室。

7. 术前责任护士、巡回护士应配合主管医师和麻醉师对患者进行手术风险评估，以便制订安全、合理、有效的手术计划和麻醉方式。

8. 具有执业资质的手术室护士在麻醉实施前、手术开始前、患者离开手术室前应和手术医生、麻醉医师共同完成三方、三阶段的核查。

9. 手术结束后，病房/监护室护士对患者术后情况应及时做出动态评估并记录。

10. 病房护士长/科护士长/护理部不定期检查督导，针对存在的问题采取措施解决及持续质量改进。

第九节　患者外出检查转运流程

外出检查是指住院患者因病情需要到临床医技科室做相关的检查。

一、适用范围

需要到临床医技科室做相关检查的住院患者。

二、目的

1. 明确诊断和治疗。

2. 保证患者外出检查途中的安全。

三、流程

外出检查转运流程见图 1－1－14。

四、注意事项

1. 做好外出检查前的评估，包括病情、运输工具等。

2. 做好外出检查前的准备：对于气管插管或气管切开患者，患者外出前，护士应将患者痰液充分吸净，保持呼吸道通畅，同时检查插管深度、气囊充气量，做好人工气道固定；输液患者准备充足的液体；吸氧的患者准备氧气袋或氧气瓶；对于有管道的患者，要检查管道是否通畅，是否妥善固定。

3. 危重患者外出检查需提前与检查点联系，并有医护人员陪同，携带急救物资。

4. 推送患者途中应注意安全，密切观察患者神志、面色、呼吸等情况，发生病情变化立即就近抢救。

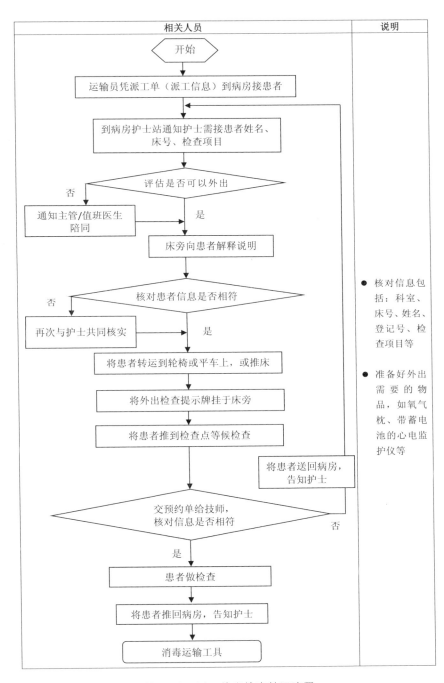

相关人员	说明

图 1 - 1 -14　外出检查转运流程

第十节　患者转科转运流程

转科是指患者因病情需要从医院的一个专科转到另一个专科继续接受进一步治疗及护理。

一、适用范围

全院各护理单元。

二、目的

保证患者转运途中的安全。

三、流程

转科转运流程见图 1 – 1 – 15。

四、注意事项

1. 用物准备：病历、轮椅、平车或病床、按季节准备毛毯。

2. 环境准备：环境宽敞、无障碍物、地面防滑。

3. 护士准备：联系好转往病区，填写好转科交接单。

4. 患者准备：清理好用物（包括生活用品及检查相关资料等）。

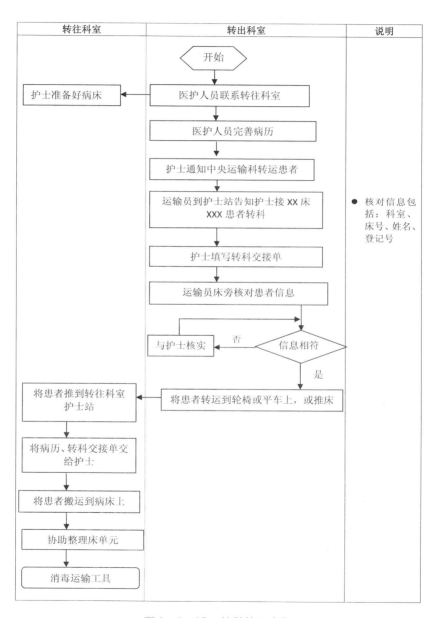

图 1-1-15 转科转运流程

第十一节 患者出院转运流程

出院转运是将出院患者安全送至交通工具上。

一、适用范围
全院各护理单元。

二、目的
保证患者办理出院手续后安全离开医院。

三、流程
出院转运流程见图 1－1－16。

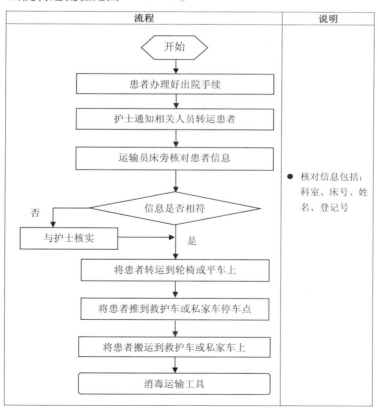

图 1－1－16 出院转运流程

四、注意事项

1. 注意转运安全。

2. 提醒患者携带所有个人物品。

第十二节　急诊患者入院转运流程

急诊患者入院转运是指将从急诊入院的患者用运输工具推送转运到病房。

一、适用范围

急诊科、全院各病房性质护理单元。

二、目的

保证急诊危重病患者能快速、安全到达病房进行治疗。

三、流程

急诊入院患者转运流程见图 1 - 1 - 17。

四、注意事项

1. 转运过程中注意观察患者病情。

2. 医务人员视患者病情陪同。

3. 准备

（1）用物准备：平车或轮椅（带输液架）、被子，必要时携带急救物资。

（2）环境准备：环境宽敞，无障碍物，地面防滑。

（3）护士准备：评估患者病情、联系转科室、填写转科交接单。

（4）患者准备：清理急诊用物，准备入院的生活必需用品。

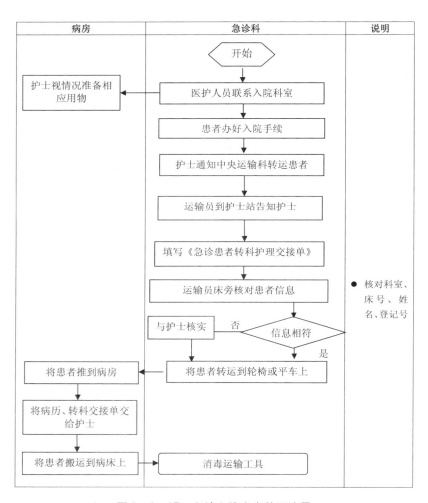

图 1 -1 -17 急诊入院患者转运流程

第十三节 手术患者转运流程

手术患者转运是指患者转入/转出手术室的整个过程。

一、适用范围

手术室、介入导管室、内镜检查室、复苏室和涉及手术的病房。

二、目的

保证手术患者的转运安全。

三、流程

手术患者转运流程见图 1-1-18。

四、注意事项

1. 与病房护士共同核对患者姓名、性别、年龄、登记号、术前诊断、手术名称、手术方式、手术部位与标识、术前准备情况、术前用药及带入物品等。

2. 交接患者一般情况、术中特殊情况、各种引流管道、皮肤情况、病历资料及相关物品等。

流程图	说明

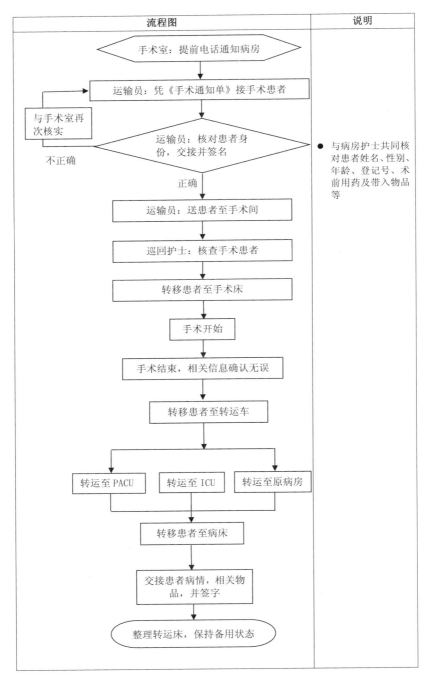

图 1-1-18　手术患者转运流程

第十四节 接听电话流程

电话礼仪是工作人员在接打电话时所需要运用的礼仪，主要指使用正确礼貌的方式接听电话。例如准备记录工具、停止其他不必要动作、使用正确姿势避免电话掉落、面带微笑、注意语音语调及说话方式、结束并感谢来电等。

一、适用范围

全院各科室。

二、目的

1. 明确接听电话的流程和技巧。

2. 提高沟通效率和质量。

三、流程

接听电话流程见图 1 - 1 - 19。

四、注意事项

1. 如需留言，在记录后复述内容，保证记录内容准确全面。

2. 若未听清对方内容，委婉请求对方复述。

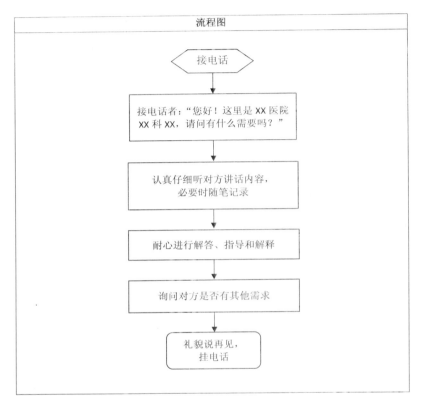

图 1 - 1 - 19　接听电话流程

第十五节　拨打电话流程

一、适用范围

全院各科室。

二、目的

1. 明确拨打电话的流程和技巧。

2. 提高沟通效率和质量。

三、流程

拨打电话流程见图 1-1-20。

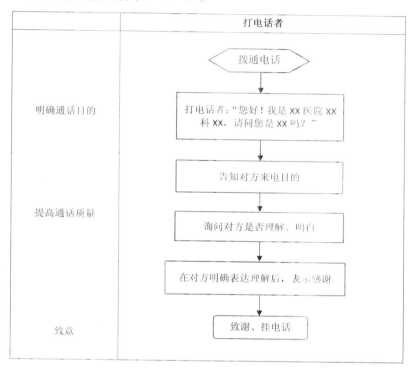

	打电话者
明确通话目的	拨通电话 → 打电话者："您好！我是 XX 医院 XX 科 XX，请问您是 XX 吗？"
提高通话质量	告知对方来电目的 → 询问对方是否理解、明白 → 在对方明确表达理解后，表示感谢
致意	致谢、挂电话

图 1-1-20　拨打电话流程

四、注意事项

1. 告知对方事宜时应语速适当、表达清晰，确保对方可以理解。

2. 告知对方相关事宜后，再次询问对方是否理解清楚。

3. 如有必要，及时记录接听电话者信息及沟通内容。

第十六节　接待咨询流程

接待咨询工作是医务工作者面对外来人员的咨询时，直接与患者或者家属交流。其礼仪是工作人员在接待咨询时所需要运用的礼仪，包括个人形象、言谈举止等。

一、适用范围

全院各科室。

二、目的

1. 明确接待咨询的流程和技巧，提升工作效率。

2. 树立医务工作人员正确的服务意识。

三、流程

接待咨询流程见图 1 - 1 - 21。

四、注意事项

1. 仪表端庄，化淡妆，规范佩戴护士表和胸牌。

2. 文明用语、语言通俗易懂、平视对方、亲切和蔼。

步骤	流程图
建立良好印象	
了解咨询者需求	
找出解决办法	
致意	

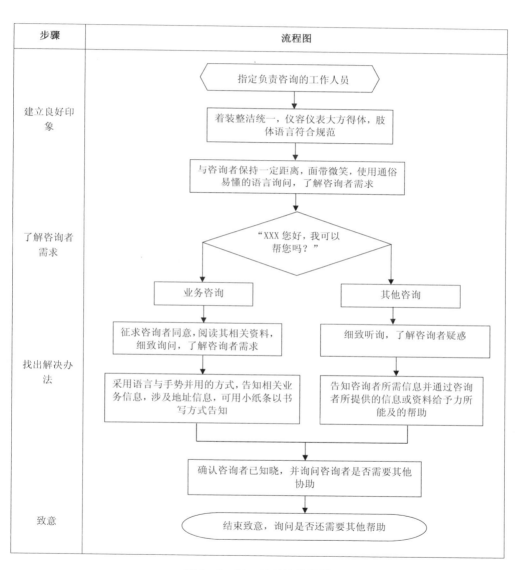

图 1 - 1 - 21　接待咨询流程

第二章

患者出入院管理

患者出入院管理包括了患者入院、入院后的基本处置，以及出院等方面的管理，是保障患者进行治疗和护理的基本。

第一节　入院流程

入院是指患者经急诊或门诊收治入院，并由具有资质的医生开具入院证后，转运至住院部病房的过程。

一、适用范围

全院范围内病房性质的护理单元。

二、目的

1. 明确患者急诊或门诊入院流程，保证患者急诊或门诊入院的安全性和有效性。

2. 改善患者就医体验。

三、流程

入院流程见图 1－2－1。

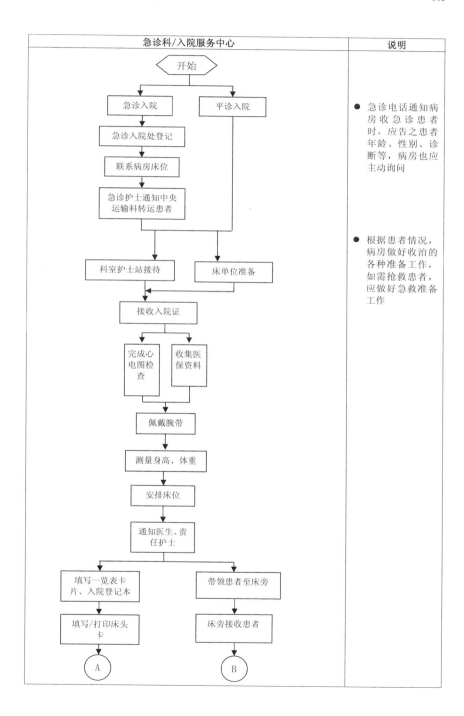

急诊科/入院服务中心	说明

（流程图）

开始

急诊入院　　平诊入院

急诊入院处登记

联系病房床位

急诊护士通知中央运输科转运患者

科室护士站接待　　床单位准备

接收入院证

完成心电图检查　　收集医保资料

佩戴腕带

测量身高、体重

安排床位

通知医生、责任护士

填写一览表卡片、入院登记本　　带领患者至床旁

填写/打印床头卡　　床旁接收患者

A　　B

说明栏：

● 急诊电话通知病房收急诊患者时，应告之患者年龄、性别、诊断等，病房也应主动询问

● 根据患者情况，病房做好收治的各种准备工作，如需抢救患者，应做好急救准备工作

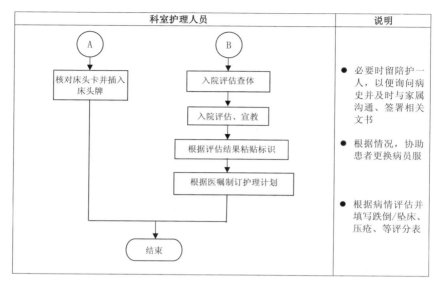

图 1-2-1 入院流程

四、注意事项

1. 特殊感染患者遵循相关规定处置。

2. 入院及时完成对患者的评估，完善各项护理评估表单；在床头牌、腕带上粘贴特殊标识。

3. 及时做好入院宣教，包括医护人员介绍，病房环境介绍，相关设施介绍（呼叫器、围帘、床/桌/椅的使用，配餐须知，开水热水供应须知，门禁系统管理等）；医生查房制度介绍；安全宣教；陪伴管理制度介绍；控烟管理制度介绍等。

4. 将评估结果告知患者及家属并行相关宣教，签字确认。

第二节　出院教育流程

出院教育是指当患者疾病痊愈或病情平稳，主管医生做出近期出院的计划后，护士在充分全面评估患者的基础上，根据患者的需要与条件，系统全面地分阶段告知患者及家属出院手续办理及出院后各方面注意事项。

一、适用范围

全院所有病房性质的护理单元。

二、目的

1. 规范患者出院教育流程与内容，指导护士正确全面地对拟出院患者实施出院教育。

2. 确保患者出院后的安全，减少意外和不良事件的发生，避免疾病的复发。

3. 帮助患者出院后养成健康的行为和良好的生活方式，减少或消除影响健康的危险因素。

4. 帮助患者出院后尽快回归家庭和社会，提高生活质量。

三、流程

出院教育流程见图1-2-2。

四、注意事项

1. 根据患者情况发放健康教育手册及随访手册。

2. 有伤口的患者需告知出院后伤口的护理要点、换药拆线的时间及地点，带管出院的患者（如带PICC、尿管、鼻饲管、引流管等的患者）还应告知管道的后续护理方案。

3. 出院指导中药物指导包括各类药物的剂量、用法、时间、服药的注意事项、副作用的观察、服药的周期、出院后如何购药等；复诊指导包括复诊的时间、注意事项、如何挂号等。

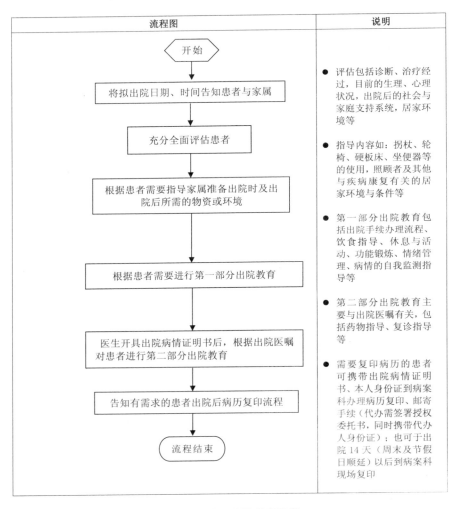

图 1-2-2 出院教育流程

第三节 办理出院手续流程

出院流程是指患者出院时，护士及患者本人或家属需要完成的各种手续。

一、适用范围

全院所有病房性质的护理单元。

二、目的

1. 规范出院流程，方便患者快捷地办理出院手续。

2. 征求患者意见及建议，做好持续质量改进。

三、流程

办理出院手续流程（护士），办理出院手续流程（患者）分别见图1-2-3、图1-2-4。

四、注意事项

1. 患者出院医保结算能否成功，取决于当时当地医保局医保系统是否正常，有时周末及节假日不能及时完成医保结算。

2. 整理完善出院病历：责任护士应该严格按照护理病历要求完善出院护理病历，并按顺序整理。

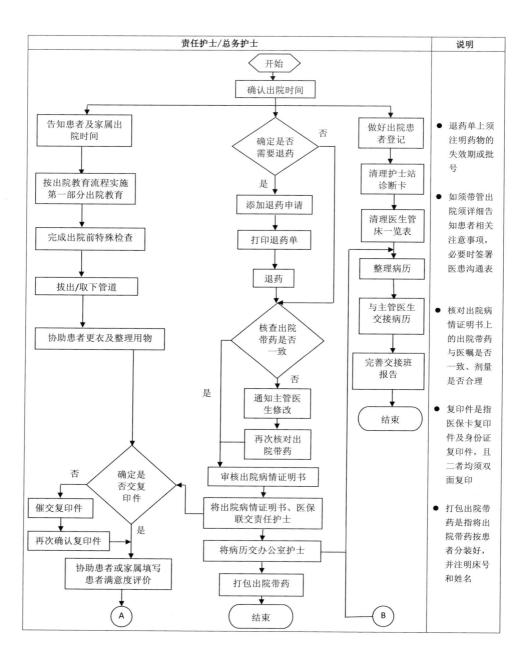

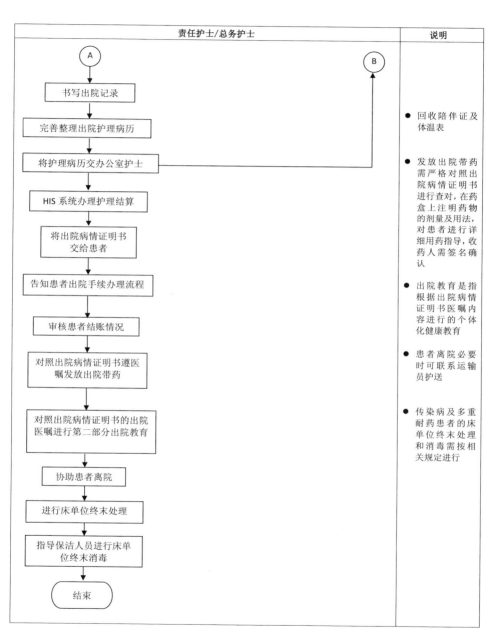

图 1 - 2 - 3 办理出院手续流程（护士）

流程图	说明

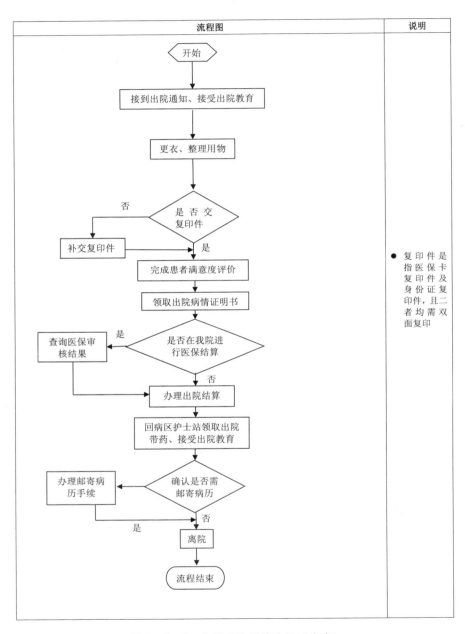

说明栏内容：

● 复印件是指医保卡复印件及身份证复印件，且二者均需双面复印

图1-2-4 办理出院手续流程（患者）

第四节 24 小时出入院流程

24 小时出入院是指患者在入院的第二天出院。

一、适用范围

全院所有病房性质的护理单元。

二、目的

1. 规范护士 24 小时出入院手续办理流程，帮助患者方便、快捷地办理出入院手续。

2. 确保患者住院费用的合理准确、避免漏费的同时，杜绝不合理收费。

3. 避免出现患者逃费的情况。

4. 确保出院病历质量。

5. 确保床单位的终末处理符合医院感染控制要求。

三、流程

24 小时出入院流程（护士），24 小时出入院流程（患者）分别见图1－2－5、图 1－2－6。

四、注意事项

1. 医保身份在确认时能否确认成功，取决于当时当地医保局医保系统是否正常，有时周末及节假日不能及时完成患者医保身份确认。

2. 如果开入院证时入院诊断不规范，需到病房办理入住以后，由主管医生修改入院诊断，患者才能在相应医保身份确认窗口完成医保身份确认。

3. 各护理单元根据收治病种及患者特点确定入院评估、入院宣教内容。

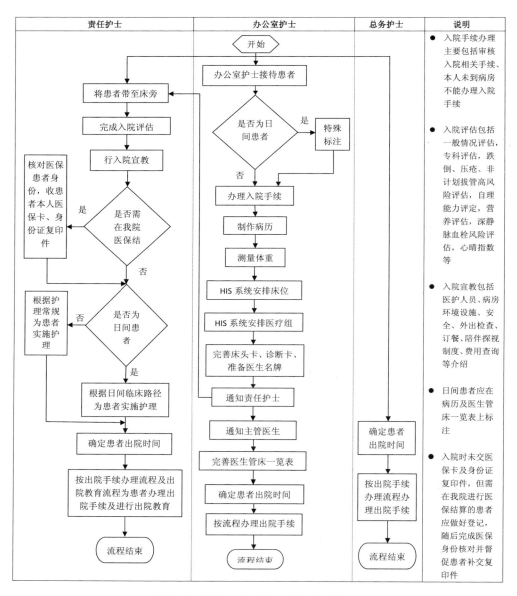

图 1-2-5 24 小时出入院流程（护士）

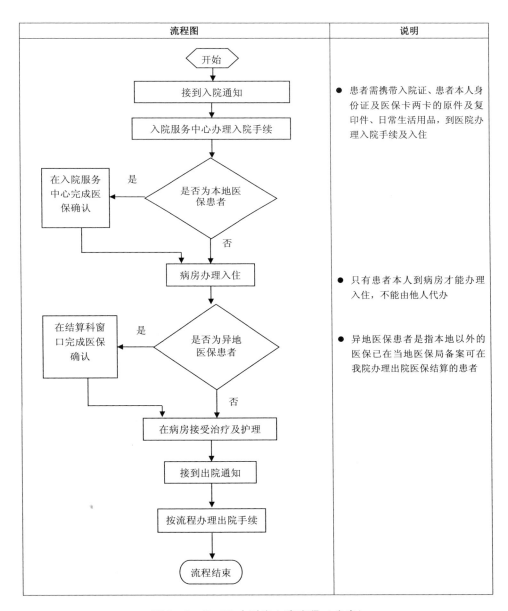

流程图	说明
开始 → 接到入院通知 → 入院服务中心办理入院手续 → 是否为本地医保患者（是→在入院服务中心完成医保确认；否）→ 病房办理入住 → 是否为异地医保患者（是→在结算科窗口完成医保确认；否）→ 在病房接受治疗及护理 → 接到出院通知 → 按流程办理出院手续 → 流程结束	● 患者需携带入院证、患者本人身份证及医保卡两卡的原件及复印件、日常生活用品，到医院办理入院手续及入住 ● 只有患者本人到病房才能办理入住，不能由他人代办 ● 异地医保患者是指本地以外的医保已在当地医保局备案可在我院办理出院医保结算的患者

图 1-2-6　24 小时出入院流程（患者）

第五节　自动出院流程

自动出院是指患者病情尚未达到医疗上的出院指证，需继续留院治疗，此时出院存在不同程度的风险及安全隐患，但患方（患者本人或其法定监护人/授权委托人）强烈要求出院，承诺知晓各种风险，一切后果自负，并签字为证。

一、适用范围

全院所有病房性质的护理单元。

二、目的

1. 规范患者自动出院流程，规避医疗护理风险。

2. 确保患者住院费用的合理准确、避免漏费的同时，杜绝不合理收费。

3. 避免出现患者逃费的情况。

4. 确保出院病历质量。

5. 确保床单位的终末处理符合医院感染控制要求。

三、流程

自动出院流程见图1-2-7。

四、注意事项

1. 自动出院的患者，出院病情证明书上必须注明是自动出院。

2. 抢救患者原则上要保留基本抢救措施，如维持气管插管、静脉通道、尿管等，如患方强烈要求拔管，可拔出除气管插管以外的其他管道，同时一定要在自动出院风险告知医患沟通表上详细描述。

3. 保留的管道和使用的药物需在自动出院风险告知医患沟通表上注明且详细书面告知注意事项。

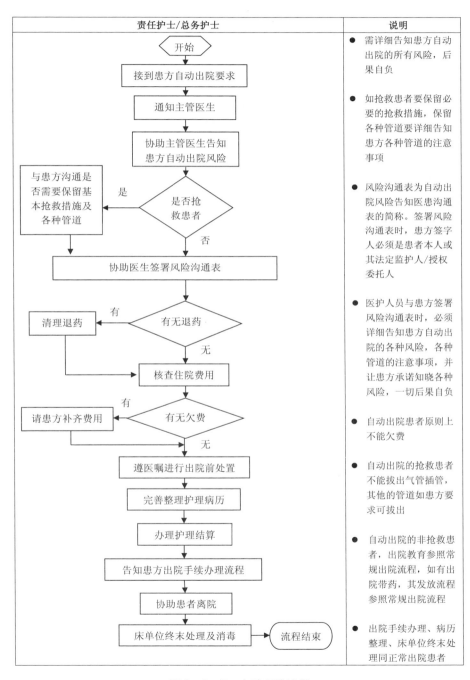

图 1-2-7 自动出院流程

第三章

护理安全（不良）事件管理

护理安全（不良）事件管理的规范可增强护理人员的风险管理意识，减少护理缺陷的发生，持续改进护理质量。

第一节　已患压疮管理

压疮，又称"压力性损伤"，是指发生在皮肤和（或）潜在皮下组织的局限性损伤，主要由剧烈和（或）长期的压力或压力联合剪切力导致，通常发生在骨隆突处或皮肤与医疗设备接触处。已患压疮是指已经发生的压疮，包括院外带入和院内发生的压疮。

一、适用范围

全院所有护理单元。

二、目的

1. 明确压疮三级管理各层级的职责。

2. 指导临床护士正确评估患者已患压疮情况并及时上报。

3. 督促护理单元及时、规范处理压疮，改善压疮的转归、减轻患者痛苦、降低医疗成本。

4. 积极发挥专科护士的作用，提高压疮护理院内会诊的质量和效率。

三、流程

已患压疮患者管理流程见图 1-3-1。

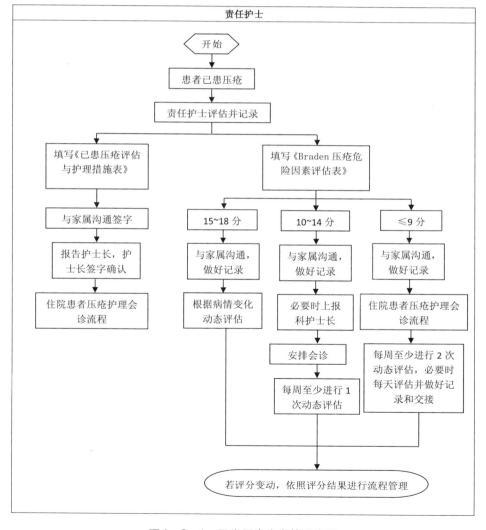

图 1-3-1 已患压疮患者管理流程

四、注意事项

对于他科转入的压疮患者，护理单元之间应做好交接、记录并双方签字确认，详细记录压疮的发生部位、面积、分级等。

第二节　易患压疮管理

易患压疮是指患者存在一个或多个危险因素，从而导致发生压疮的风险增高，较一般人群更容易发生压疮。客观标准为 Braden 评分 ≤18 分，根据易患程度可分为低度危险（15～18 分）、中度危险（13～14 分）、高度危险（10～12 分）和极度危险（≤9 分）四个等级。

一、适用范围

全院所有护理单元。

二、目的

1. 明确压疮三级管理各层级的职责。

2. 正确识别易患压疮的患者及其危险程度。

3. 及时给予恰当的干预和管理，尽可能避免或减少压疮的发生。

4. 积极发挥专科护士的作用，提高压疮护理院内会诊的质量和效率。

三、流程

易患压疮患者管理流程见图 1－3－2。

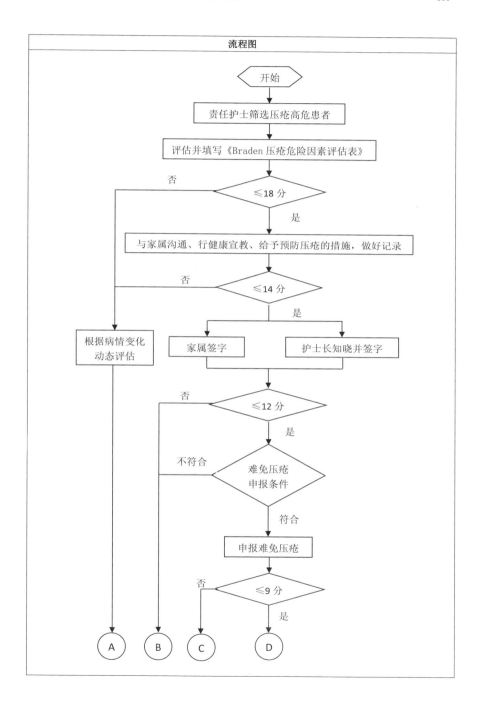

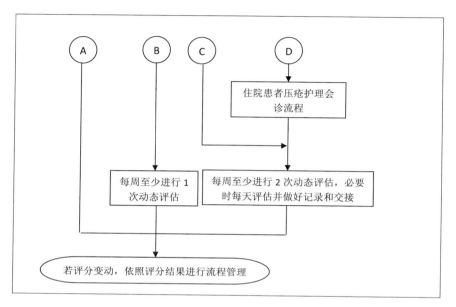

图 1 - 3 - 2　易患压疮患者管理流程

四、注意事项

1. 难免压疮申报条件：需同时满足所有必备条件和 2 项及以上的其他条件。必备条件：①Braden 评分≤12 分；②各种原因致患者强迫体位/被动卧位，如重要脏器功能衰竭（呼吸功能衰竭、心力衰竭、循环衰竭），意识障碍，偏瘫/截瘫/四肢瘫等。其他条件：①年龄≥70 岁；②血清白蛋白＜30g/L；③极度消瘦；④高度水肿；⑤大小便失禁；⑥依从性差。

2. Braden 评分≤14 分时，需填写并打印压疮危险因素评估表，家属签字、护士长审核签字后归入患者病历保存。

3. 难免压疮申报程序：护理单元填写《难免压疮申报表》，并根据 Braden 评分申请会诊，会诊老师核查后在《难免压疮申报表》上签字确认，并指导采取预防护理措施。

4. 认定为难免压疮的病例，护理单元应动态评估，必要时再请科护士长/分管医生进行指导。

第三节　压疮会诊

压疮会诊是指在压疮患者或高危压疮患者的临床治疗和护理过程中，邀请具有一定资质的人员共同从管理或专业的角度对压疮患者或高危压疮患者共同确定治疗与护理意见的过程，以尽可能降低压疮发生的概率或加速压疮愈合，从而确保护理质量与安全。

一、适用范围

全院所有科室。

二、目的

发挥专科护士和临床护理专家的作用，提高压疮护理质量、促进患者康复。

三、流程

压疮会诊流程见图 1 - 3 - 3。

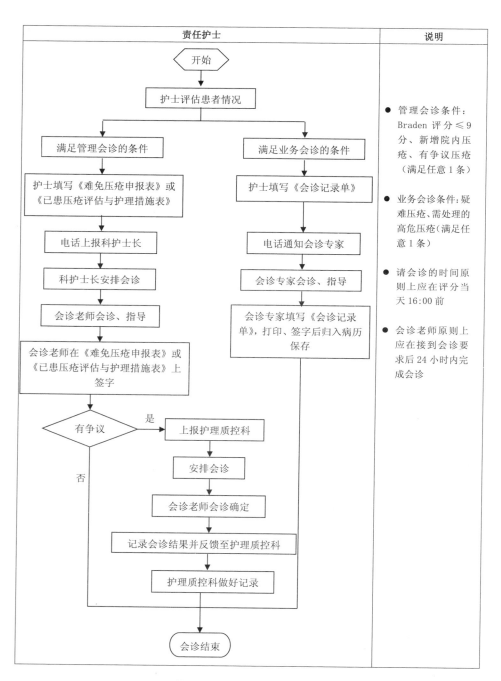

图 1-3-3 压疮会诊流程

第四节　跌倒/坠床处置

跌倒是指突发的、不自主的、非故意的体位改变，倒在地上或倒于比初始位置更低的平面上。

一、适用范围

全院范围内的护理单元。

二、目的

1. 明确患者跌倒/坠床发生后处置的具体流程，提高处理效率。

2. 提高护理人员应急应对能力，避免类似护理意外事件的再次发生。

三、流程

跌倒/坠床处置流程见图 1 - 3 - 4。

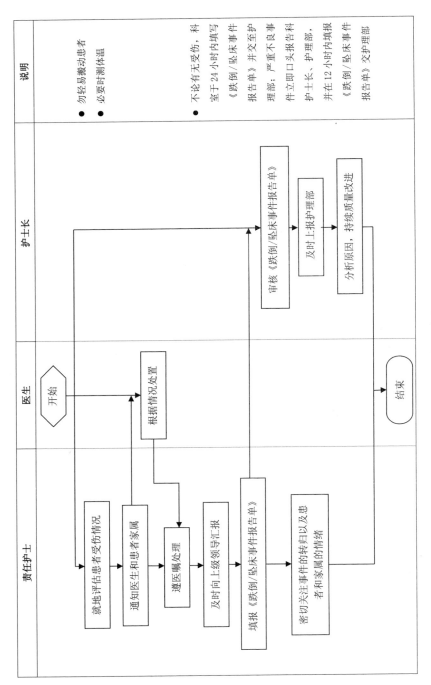

图 1 - 3 - 4　跌倒 / 坠床处置流程

责任护士	医生	护士长	说明
	开始		
就地评估患者受伤情况			● 勿轻易搬动患者 ● 必要时测体温
通知医生和患者家属	根据情况处置		
遵医嘱处理			
及时向上级领导汇报			● 不论有无受伤，科室于 24 小时内填写《跌倒 / 坠床事件报告单》并交至护理部；严重不良事件立即口头报告科护士长、护理部，并在 12 小时内填报《跌倒 / 坠床事件报告单》交护理部
填报《跌倒 / 坠床事件报告单》		审核《跌倒 / 坠床事件报告单》	
密切关注事件的转归以及患者和家属的情绪		及时上报护理部	
	结束	分析原因，持续质量改进	

第五节 导管脱落处置

导管脱落又称非计划性拔管、意外拔管，是指患者有意造成或因任何意外所致的拔管，即非医护人员计划范畴内的拔管。通常包含以下几种情况：①未经医护人员同意，患者自行拔除的导管；②各种原因导致的管道滑脱；③因导管质量问题及导管堵塞等情况需要提前拔除的导管。

一、适用范围

全院病房性质的护理单元。

二、目的

1. 明确发生导管脱落后的处置流程和内容，提高处理质量与效率。

2. 确保患者安全，降低导管脱落对患者造成的影响。

3. 提高护士对导管脱落的预防意识及对患者安全的管理能力。

三、准备

1. 用物准备：止血钳、引流管、引流器/袋、安尔碘、棉签、弯盘等。

2. 环境准备：确保处置环境安全，根据情况拉起床帘或屏风保护患者隐私。

3. 护士准备：及时通知医生，做好应急处理，安抚患者及家属，做好用物和环境准备。

4. 患者准备：评估患者病情，烦躁不安者遵医嘱予以镇静或约束。

四、流程

导管脱落处置流程见图 1-3-5。

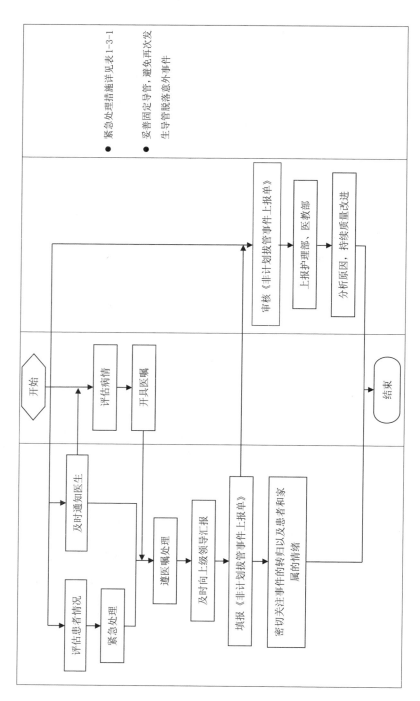

图 1-3-5 导管脱落处置流程

五、注意事项

导管脱落的紧急处理措施详见表1-3-1。

表1-3-1 常见导管脱落的紧急处理措施

导管类型	紧急处理措施
胸腔闭式引流管	立即用无菌敷料堵塞或压迫引流口/创口，通知医生做进一步处理
腹腔引流管	
脑室引流管	
"T"管	
深静脉置管	
其他引流管	
氧气管	更换氧气管后重新安置
尿管	遵医嘱重新置入或观察
气管导管	观察患者氧合指数和气道分泌物情况，立即通知医生做进一步处理
气管插管	观察患者氧合指数，根据患者实际情况进行氧疗，同时通知医生必要时再次插管，保持呼吸道通畅
胃部/食道手术后胃管	观察患者生命体征，立即通知医生做进一步处理

2. 导管脱落的质量管理与持续质量改进

（1）各级护理管理人员应定期、不定期对非计划性拔管风险评估及落实情况进行监控，对发现的问题及时整改。

（2）导管脱落事件发生后，应按照护理不良事件进行上报，填写《非计划拔管事件上报单》，并对有严重后果的事件进行原因分析，提出对策并改进，追踪改进后的成效。

第六节　烫伤处置

烫伤是指由无火焰的高温液体（沸水、热油、钢水）、高温固体（烧热的金属等）或高温蒸气等所致的组织损伤。常见的烫伤为低热烫伤，低热烫伤又可称为低温烫伤。

一、适用范围

全院所有病房性质护理单元、手术室。

二、目的

1. 明确患者烫伤处置的具体流程，提高处理效率。

2. 提高护理人员应急应对能力，避免类似护理意外事件的再次发生。

三、流程

烫伤处理流程见图 1－3－6。

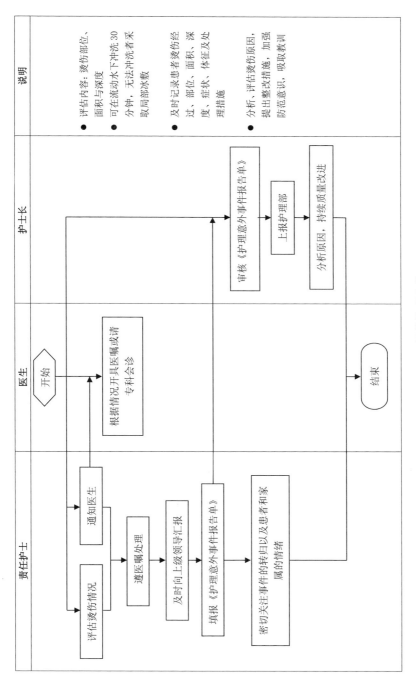

图 1 - 3 - 6　烫伤处理流程

第七节　血管高危药物外渗处置

血管高危药物特指对血管及其周围组织具有强烈刺激性，渗出后易致局部组织产生缺血、坏死或其他严重不良反应的一类药物。药物外渗是指静脉输液过程中，腐蚀性药液进入静脉管腔以外的周围组织。

一、适用范围

全院所有涉及静脉治疗的护理单元。

二、目的

1. 明确血管高危药物外渗的处理流程与方法，提高处理效率。

2. 强化护理人员预防血管高危药物外渗的意识，提高护理人员应急处理能力。

三、流程

血管高危药物处渗处置流程见图 1 - 3 - 7。

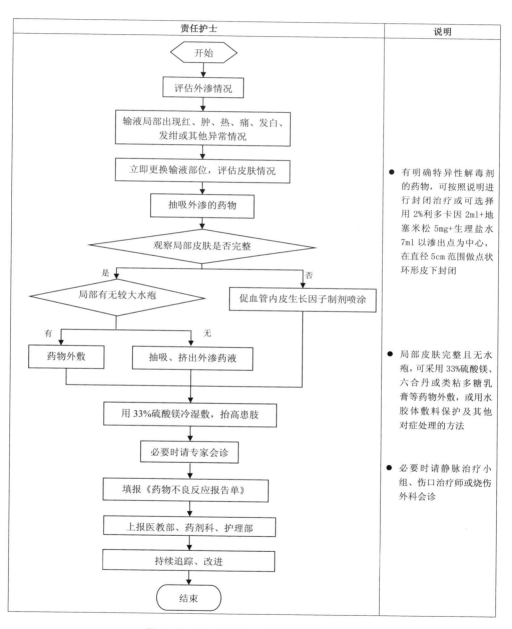

图 1 - 3 - 7 血管高危药物处渗处置流程

四、注意事项

1. 一旦输液局部出现红、肿、热、痛、发白、发绀或其他异常情况，即使可见回血也须立即更换输液部位。

2. 首先应在药物外渗处用注射器尽量抽吸或用无菌棉签轻轻将药液向外挤出，尽量减少局部外渗液残留。

3. 局部封闭治疗。有明确特异性解毒剂的药物，可按照说明进行封闭治疗或选择用2%利多卡因2ml＋地塞米松5mg＋生理盐水7ml以渗出点为中心，在直径5cm范围做点状环形皮下封闭。

4. 药物外敷。局部皮肤完整且无水疱，可采用33%硫酸镁、六合丹或类粘多糖乳膏等药物外敷，也可用水胶体敷料保护及其他对症处理方法。

5. 局部出现较大水疱时，则应先用无菌空针（尽量选择小号针头）吸尽渗液，并保持水疱表皮的完整，再用33%硫酸镁持续冷湿敷并抬高患肢。当水疱破裂/表面皮肤破损时，则可用促血管内皮生长因子制剂进行喷涂，每日3次，并进行表面无菌保护。

6. 必要时请静脉治疗小组、伤口治疗师会诊。

7. 经以上保守治疗措施效果不佳或局部情况加重，出现严重的皮肤组织发黑、坏死、感染时，则应请烧伤外科会诊。

8. 加强与主管医生、患方的沟通。

第八节 护理安全（不良）事件报告

护理安全（不良）事件是指与护理活动或护士相关的任何可能影响患者的治疗、护理结果，非疾病本身造成的患者机体直接或间接不良影响或功能损害，增加患者的痛苦和负担并可能引发护患纠纷或护理安全（不良）事件，以及在护理单元发生的涉及灾害事故、突发事件和特殊病例的医疗抢救等非常规事件。

一、适用范围

全院各护理单元。

二、目的

1. 明确护理安全（不良）事件报告的流程及注意事项，提高事件上报的及时性和有效性。

2. 确保医院及时掌握情况，有效处理，保证护理工作的正常进行。

三、流程

护理安全（不良）事件报告流程见图 1 - 3 - 8。

四、注意事项

1. 采取积极措施，减轻和消除不良后果。

2. 护理部定期组织护理质量管理委员会讨论不良事件性质、分析原因，提出整改要求，并通报全院，对特殊事件应及时在全院范围内做出预警，严防类似事件再次发生。

3. 根据护理安全（不良）事件发生的环节、经过及后果的影响，分为四类：护理事故、护理差错（一般差错/严重差错）、护理缺点（陷）、护理意外。

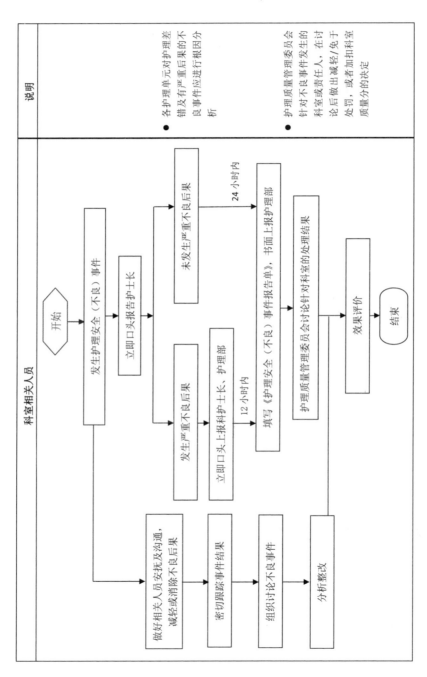

图 1 - 3 - 8　护理安全（不良）事件报告流程

第九节　输血、输液及用药不良反应

输血反应是指在输血过程中或结束后，因输入血液或其制品或所用输注用具而产生的不良反应。输液反应是指在静脉输液过程中或结束后，由于静脉输入致热原、药物、杂质、药液温度过低、药液浓度过高、输液速度过快及输入空气等因素引起的不良反应，包括发热反应、心脏负荷过重、肺水肿、静脉空气栓塞等。用药不良反应是指药品质量问题或用药不当所引起的有害反应，包括药物的副作用、毒性作用（毒性反应）、后遗反应（后作用）、过敏反应、特异质反应、抗感染药物引起的二重感染、依赖性以及致癌、致畸、致突变作用等。

一、适用范围

全院范围内涉及静脉治疗的护理单元。

二、目的

1. 明确输血、输液及用药不良反应的范围，提高对其的识别率。

2. 明确对输血、输液及用药不良反应的处置方法，提高工作效率与质量。

3. 提高护理人员静脉治疗应急处置能力。

4. 降低输血、输液及用药不良反应对患者造成的不良影响，保障患者的安全。

三、流程

输液反应处置流程、输液过程中发生肺水肿的处置流程、发生静脉空气栓塞处置流程、输血反应处置流程、用药不良反应处置流程分别见图 1 - 3 - 9、图 1 - 3 - 10、图 1 - 3 - 11、图 1 - 3 - 12、图 1 - 3 - 13。

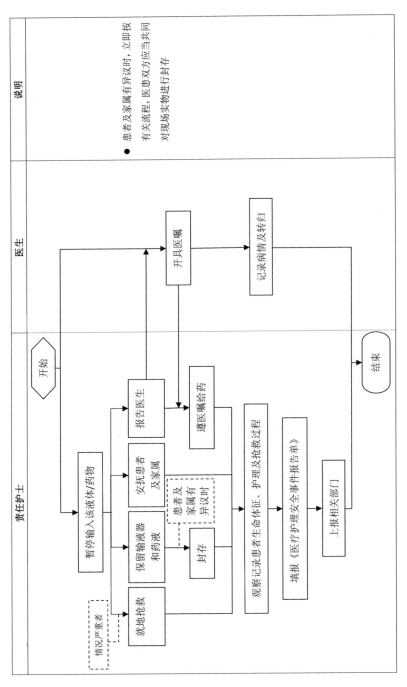

图 1 - 3 - 9 输液反应应置流程

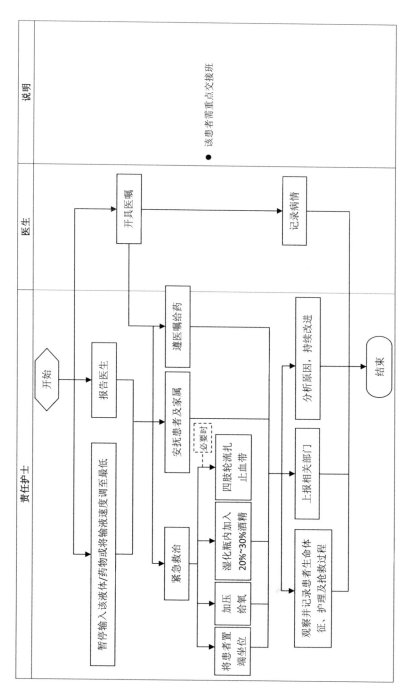

图 1－3－10 输液过程中发生肺水肿的处置流程

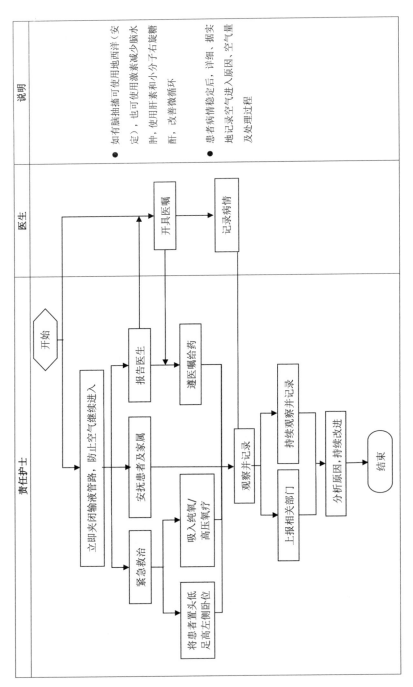

图 1-3-11　发生静脉空气栓塞处置流程

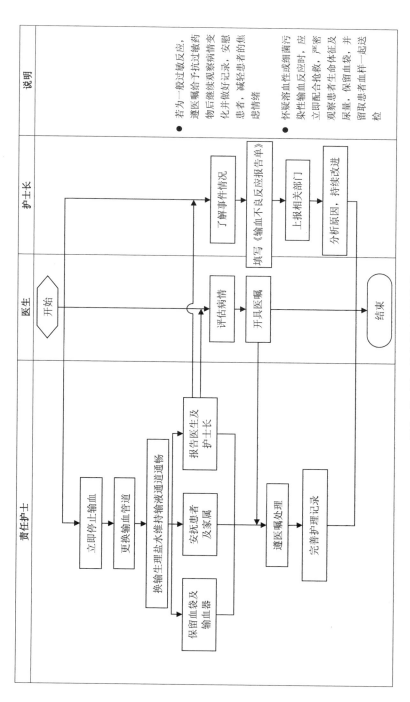

图 1-3-12 输血反应应置流程

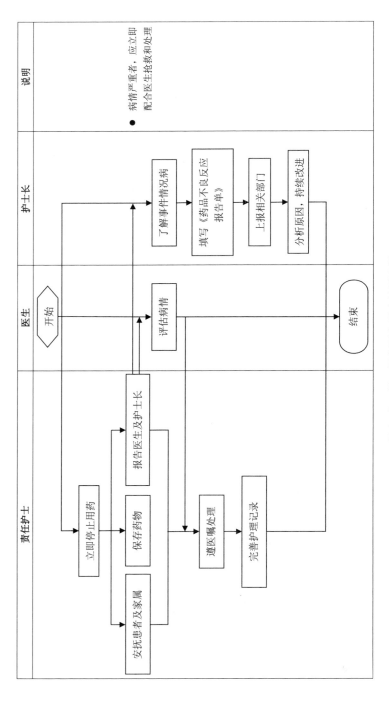

图 1 - 3 - 13 用药不良反应处置流程

四、注意事项

1. 疑似输液、输血、注射、药物反应引起不良后果时，医务人员应当立即采取有效的措施，避免影响扩大，减轻不良反应给患者造成的损失。如根据具体情况，立即停止输液、输血、药物使用，或更换液体和输液管道，并做好病情观察记录，根据医嘱做进一步的处理。同时要耐心解答患者及家属的疑问。

2. 在处理不良反应的同时，立即报告科室负责人，经现场初步核实后，即向护理部、医教部、药剂科、输血科等报告。

3. 现场实物封存：医教部指定的人员与患者双方共同对现场实物进行取证（照相、摄影、封存），封存后的现场实物由医教部指定相应的科室妥善保存，如确保冷藏、无菌等。需要对血液进行封存保留的，医疗机构应当通知提供该血液的采供血机构派人员到场。

4. 需要检验的，护士应做好标本采集工作，如立即配合抽血，必要时留取药液、输液器各段及分装袋内标本送检，同时取相同批号的液体、输液器和注射器送检，并随时关注检验结果。

第十节　用药错误应急处置

用药错误是指与常规的治疗护理所产生的预期结果不相符合的用药事件，包括错误的药物、错误的剂量、错误的患者、错误的途径、错误的速度、错误的时间、药物渗出、药物过期等。

一、适用范围

全院临床科室。

二、目的

1. 强调患者用药安全，避免此类医疗事件的发生。

2. 规范临床中出现用药错误事件时的处理流程，保证患者安全。

三、准备

1. 用物准备：抢救车及相关抢救药物、输液器具、催吐/洗胃机等相关用物。

2. 环境准备：需抢救的患者应劝离其家属及无关人员并用屏风保护患者隐私。

3. 护士准备：口头/电话上报上级管理人员，做好沟通解释工作，安抚患者及家属情绪。

4. 患者准备：根据药物的不良反应采取相应的抢救措施，如吸氧等。

四、流程

静脉用药错误处置流程、口服用药错误处置流程分别见图 1 - 3 - 14、图 1 - 3 - 15。

五、注意事项

1. 医务人员在医疗过程中发生用药错误，或患者提出质疑时，无论谁的过失，都必须耐心听取患者倾诉，不推诿或逃避患者或家属的投诉或询问，并在 2 小时内报告科室负责人，否则追究当事人责任。

2. 用药错误事件发生后，相关科室应积极应对，妥善处理，努力保障患者安全，最大限度降低或避免药物不良事件发生。

3. 严重用药错误应积极组织会诊、抢救。

4. 及时进行根因分析，制定具体整改措施，防范类似用药错误的发生。

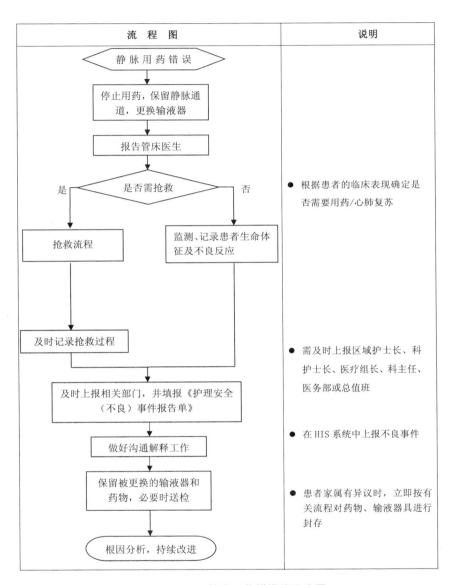

图 1-3-14　静脉用药错误处置流程

流程图	说明

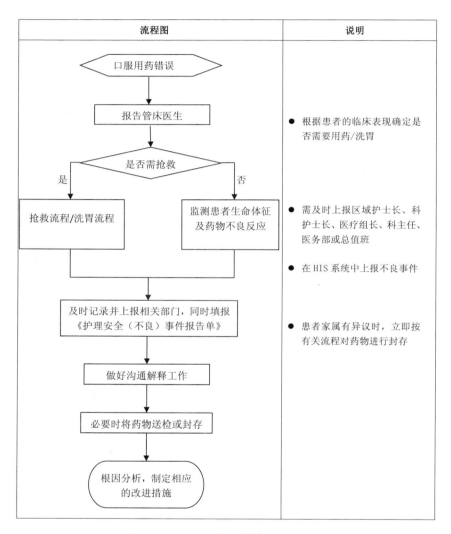

图 1 -3 -15 口服用药错误处置流程

第十一节 患者自杀应急处置

自杀是指个体在复杂心理活动作用下，在意识清醒的状态下，蓄意或自愿地、有计划、有目的地采取各种手段结束自己生命的行为，包括自杀意念和自杀行为。

一、适用范围

全院涉及住院患者的护理单元。

二、目的

1. 明确自杀意念患者的风险，实施评估及分级管理。

2. 明确患者自杀行为发生后的紧急处理流程，提高护士面对突发事件的应对能力。

3. 明确突发患者自杀行为时各级人员的岗位和责任，提高处理效率。

三、流程

患者自杀意念应急处理，患者自杀行为应急处理分别见图1-3-16、图1-3-17。

四、注意事项

1. 开放式病房患者在入院之初要加强自杀风险评估，如果有自杀未遂史、自杀观念存在，必须留陪，严密看护患者。

2. 所有新入院患者以及住院患者，要多次向其强调危险物品，凡是刀、剪、绳等物品杜绝带入病区。

3. 若患者自杀风险等级为高风险，要与家属反复签署风险告知单。

4. 患者住院期间，如果发现陪护不在身边，要及时联系并在观察记录中实时记录。

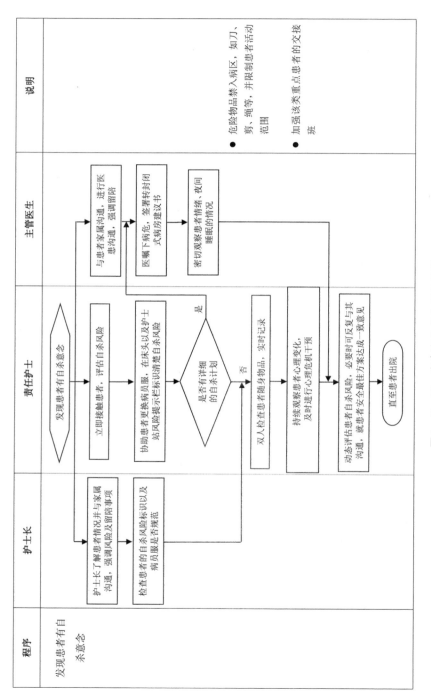

图 1-3-16 患者自杀意念应急处理

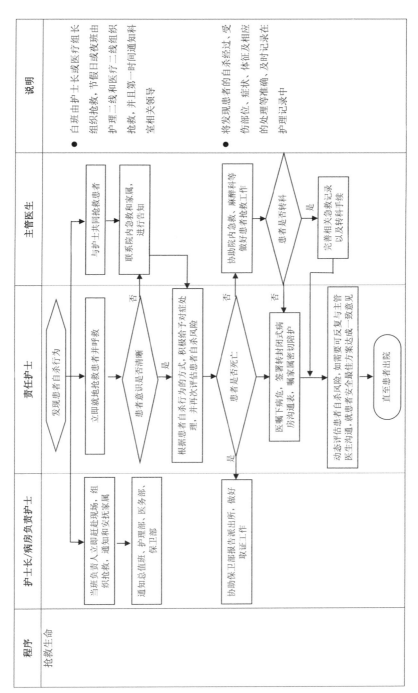

图 1-3-17　患者自杀行为应急处理

5. 如果患者发生了自杀行为，要以积极抢救患者生命为首位，白班由护士长或医疗组长组织抢救，节假日或夜班以护理二线和医疗二线组织抢救，并且第一时间通知科室相关领导。

6. 发现患者因严重的自杀行为出现意识障碍时，在通知院内急救的同时要通知保卫部，由保卫部决定是否通知地方派出所。

7. 自杀未遂的患者，护理组、心理组以及医疗组要持续关注患者的情绪状态以及睡眠问题，夜间一定要保证患者的睡眠，尤其是凌晨时分，要加强对高危患者的巡视，防范不良事件的发生。

第十二节 患者走失应急处置

走失是指住院期间，伴有认知功能障碍的患者（老年痴呆、智力发育障碍、脑器质性障碍导致的认知功能障碍）不能确认自己的位置，不能找到目的地或起始地点的位置，而迷途不返或下落不明。

一、适用范围

全院涉及住院患者的护理单元。

二、目的

1. 积极处理，将不良事件的后果严重程度降到最低。

2. 与家属积极沟通，降低家属的心理创伤。

3. 总结经验教训，降低不良事件的发生。

三、流程

患者走失应急处置流程见图 1 - 3 - 18。

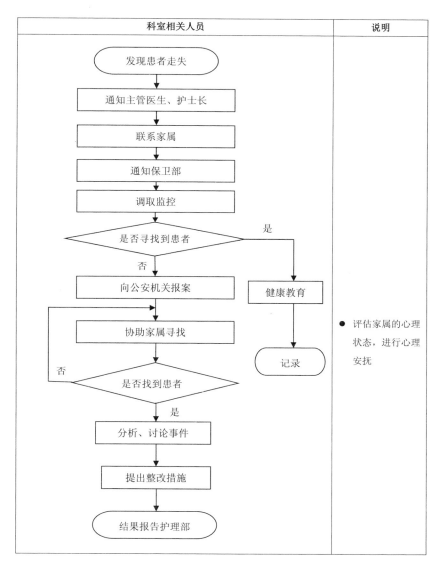

图 1 -3 -18　患者走失应急处置流程

四、注意事项

1. 所有患者入院均需签订《离院责任书》。

2. 对于有认知功能障碍的患者必须穿病员服、佩戴腕带，建议家属为病员配置具有定位功能的手环或者手机等工具。

第四章

其他意外事件处置

第一节　信息系统故障应急处置

信息系统故障是指由于各种原因导致整个、局部或终端系统不能运行，不能正常访问医院和医保中心数据，包括使用计算机访问数据库速度迟缓、不能进入相应程序、不能保存数据、不能访问网络、应用程序非连续性工作等。

一、适用范围

全院各临床护理单元。

二、目的

1. 预防和减少信息系统故障造成的危害和损失。

2. 建立健全医院计算机信息系统突发事件应急机制，提高医务人员遇突发事件处理能力。

3. 确保患者在特殊情况下能够得到及时、有效的治疗及服务。

4. 确保计算机信息系统安全、持续、稳健运行。

三、准备

1. 用物准备：常规准备纸质版医疗文书（包括护理记录单、长期及临时医嘱单、医嘱执行单、处方单、急诊检查单等）。

2. 环境准备：维持秩序，确保工作安全。

3. 护士准备

（1）熟悉信息系统故障处理流程。

（2）以患者为中心，保障服务质量，提高满意度。

四、流程

信息系统故障应急处置流程见图1-4-1。

五、注意事项

1. 信息系统故障发生时，所有在班工作人员必须坚守岗位，并协助调查原因。由医教部、护理部和信息中心成立应急处理指挥中心，负责统一指挥。

2. 在信息系统未恢复前，均采用纸质记录单及时记录各项医疗护理文书，并保存原始资料信息为随后电子补录备用。

3. 为了避免和减少医院的经济损失，在信息系统恢复后及时对患者所产生的费用进行补录和核查。

4. 信息系统故障发生时，为确保临床工作的正常开展，各护理单元均需准备一定数量的应急纸质版相关医疗文书，包括医嘱单、医嘱执行单、护理记录单、处方签、急诊检查单等，要求统一放于指定的区域，有醒目的标识，方便取用。

5. 要求各项护理记录书写及时、准确、有效、客观、真实。

6. 信息系统故障发生时，应与患者及家属充分沟通交流，建立良好的医患关系，积极采取措施进行处理，实现护理工作的安全性、有效性及连续性，保障护理质量，提高满意度。

7. 重视经验积累，有效应对信息系统在使用过程中不断更新和

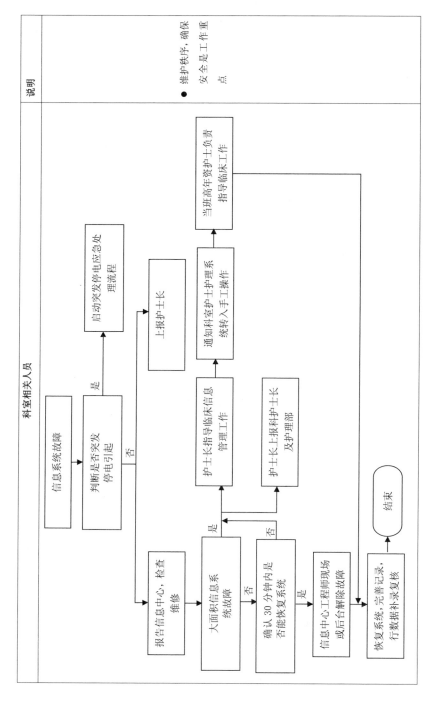

图 1 - 4 - 1　信息系统故障应急处置流程

升级可能出现的问题，组织进行信息系统故障应急处理的演练，增强应急响应的能力和意识。

第二节　突然停电应急处置

突然停电是指在未接到任何停电通知的情况下，电力突然中断，使各电器设备（如心电监护仪、呼吸机、麻醉机、输液泵等）无法获取外部电源。

一、适用范围

全院各临床护理单元。

二、目的

1. 能及时做好突然停电时的应急工作，迅速有序地组织和恢复供电，确保患者生命安全和减少财产损失。

2. 保证医院用电通畅，促进突发停电应急工作的制度化和规范化。

三、准备

1. 用物准备：各科室常备带蓄电功能的心电监护仪、便携式血氧饱和仪、输液泵、微量泵、麻醉机、呼吸机等仪器设备，应急灯、手电筒等照明工具及氧气罐（或氧气袋）、简易呼吸球囊、面罩等抢救设备。

2. 环境准备：环境安全，工作安排井然有序。

3. 护士准备

（1）沉着冷静，安抚患者情绪。

（2）加强巡视病房，注意防火防盗。

四、流程

停电应急处置流程见图 1 - 4 - 2。

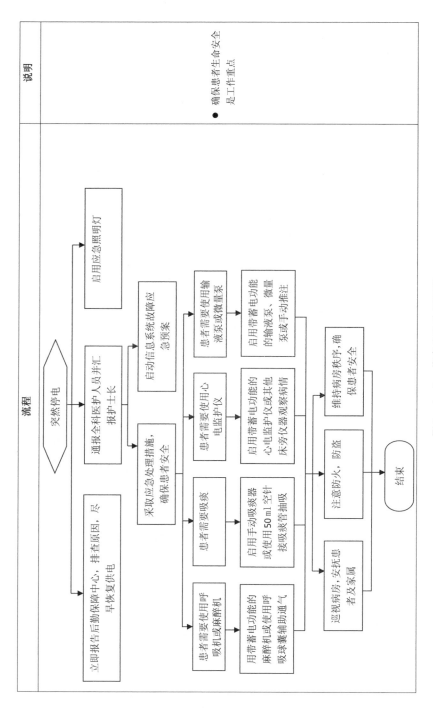

图 1 - 4 - 2 停电应急处置流程

说明

● 确保患者生命安全是工作重点

流程

突然停电

立即报告后勤保障中心，排查原因，尽早恢复供电

启用应急照明灯

通报全科医护人员并汇报护士长

采取应急处理措施，确保患者安全

启动信息系统故障应急预案

患者需要使用呼吸机或麻醉机

用带蓄电功能的麻醉机或使用呼吸球囊辅助通气

患者需要吸痰

启用手动吸痰器或使用 50 ml 空针接吸痰管抽吸

患者需要使用心电监护仪

启用带蓄电功能的心电监护仪或其他床旁仪器观察病情

患者需要使用输液泵或微量泵

启用带蓄电功能的输液泵、微量泵或手动推注

巡视病房，安抚患者及家属

注意防火、防盗

维持病房秩序，确保患者安全

结束

五、注意事项

1. 各科室每年度应组织停电应急演练，通过演练，使大家熟悉并掌握突发停电的应急处理流程，确保患者安全。

2. 若遇手术间突然停电，该手术间巡回护士、外科医生及麻醉医生不得离开手术间，对清醒患者，应做好安抚工作，并密切观察患者的病情变化，以备随时处理紧急情况。

3. 供电恢复后，重新检查并调整各仪器设备参数，确保获取准确数据。

4. 仪器蓄电池和应急灯必须长期保持备用状态，专人负责，定期检查充电，保证应急所需。

5. 护理人员应将停电时间、经过、原因及患者的特殊情况进行准确记录，并通知科室领导，逐级汇报。

第三节　大出血应急处置

大出血是指大量出血导致心率 > 110 次/分和（或）收缩压 < 90 mmHg* 的危急情况。

一、适用范围

涉及大出血住院患者的所有科室。

二、目的

1. 明确大出血护理的流程，指导护士正确掌握大出血的护理方法。

2. 提高临床护理质量，提高护士的急救能力。

3. 保证患者安全，减少差错、纠纷的发生。

---

* 1 mmHg≈0.133 kPa。

三、准备

1. 用物准备：抢救车、负压吸引装置、止血药、止血器材等。

2. 环境准备：干净、整洁、安静、隔帘床旁隔离。

3. 护士准备：着装整洁、佩戴口帽（必要时标准防护）。

4. 患者准备：保持安静、抬高床头、协助患者头偏向一侧。

四、流程

患者大出血应急处置流程见图 1 - 4 - 3。

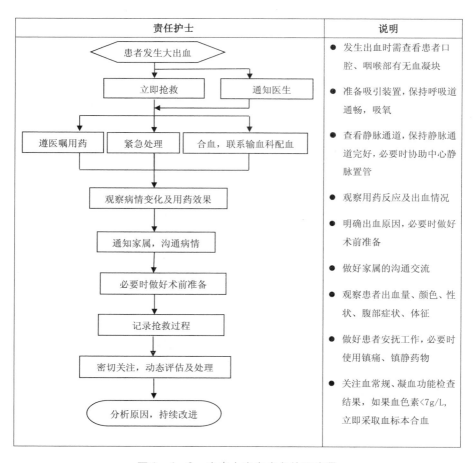

图 1 - 4 - 3 患者大出血应急处置流程

五、注意事项

1. 护士应主动关心患者，做好心理护理，安抚患者，必要时使用镇痛、镇静药物，做好镇痛、镇静评估。

2. 预防患者窒息，保持其呼吸道通畅。

3. 密切监测患者生命体征，询问患者及家属出血前症状，加强床旁护理，严格交接病情。

4. 严密观察皮肤色泽及肢体温度的改变，如面色苍白，常提示有大出血，应迅速处理；口唇或指甲发绀，说明出血后微循环血流障碍，应迅速给氧；四肢厥冷，表示休克加重，应注意保暖。

5. 大量输血时应注意补充钙剂，以防发生枸橼酸钠中毒；肝硬化者需输新鲜血。

第四节 呼吸心跳骤停院内应急处置

呼吸心跳骤停是指患者突发意识丧失，瞳孔散大，呼吸停止或叹气样呼吸；大动脉搏动消失，心电图表现为心室颤动、无脉性室性心动过速、无脉性电活动或心室静止。发生呼吸心跳骤停后，心脏泵血功能完全丧失，全身组织器官处于缺血缺氧状态，如不及时纠正，则会发生不可逆损伤。

一、适用范围

全院各护理单元。

二、目的

1. 规范呼吸心跳骤停患者的抢救全程医疗护理行为，使患者得到及时、规范、高效的医疗服务，提高抢救成功率。

2. 提高呼吸心跳骤停后存活患者的生活质量。

三、流程

患者呼吸心跳骤停院内处置流程见图 1 - 4 - 4。

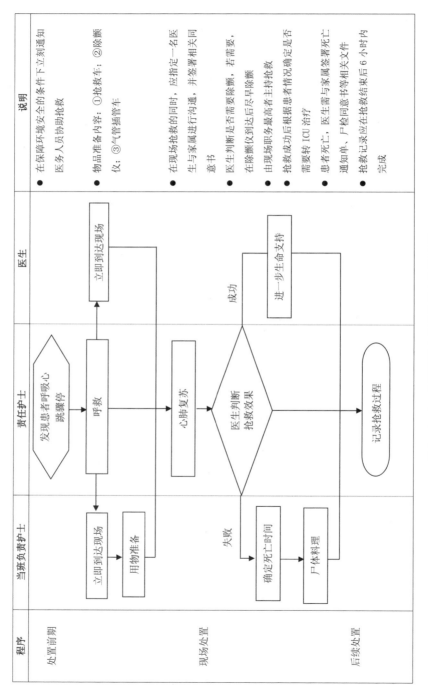

图 1 - 4 - 4 患者呼吸心跳骤停院内处置流程

程序	当班负责护士	责任护士	医生	说明
处置前期	立即到达现场 用物准备	发现患者呼吸心跳骤停 呼救	立即到达现场	● 在保障环境安全的条件下立刻通知医务人员协助抢救 ● 物品准备内容：①抢救车；②除颤仪；③气管插管车
现场处置		心肺复苏 医生判断抢救效果	进一步生命支持	● 在现场抢救的同时，应指定一名医生与家属进行沟通，并签署相关同意书 ● 医生判断是否需要除颤，若需要，在除颤仪到达后尽早除颤 ● 由现场职务最高者主持抢救 ● 抢救成功后根据患者情况确定是否需要转 ICU 治疗
后续处置	确定死亡时间 尸体料理	记录抢救过程		● 患者死亡，医生需与家属签署死亡通知单、尸检同意书等相关文件 ● 抢救记录应在抢救结束后 6 小时内完成

四、注意事项

1. 患者转往 ICU 后应采取心搏骤停后治疗措施，如维持有效的循环、呼吸与神经系统的功能等。

2. 若患者家属放弃抢救，医患沟通表上需注明具体放弃的抢救措施，授权委托人签名及签署日期时间。

3. 若患者死亡，病程和护理记录死亡时间应一致。

4. 应保障高质量的心肺复苏（CPR）以保证抢救效果。

5. 应定期进行医务人员急救技能培训。

第五节 误吸/噎呛应急处置

误吸是指进食（或非进食）时，在吞咽过程中有数量不一的食物、口腔内分泌物或胃食管反流物等进入到声门以下的气道。噎呛是指进餐时食物噎在食道的某一狭窄处，或呛到咽喉部、气管，而引起的呛咳、呼吸困难，甚至窒息，医学上称之为老年性食管运动障碍，民间又称为"食噎"或"噎食"。

一、适用范围

全院各护理单元及医技科室。

二、目的

及时处理患者误吸/噎呛，拯救患者生命。

三、流程

误吸/噎呛应急处置流程见图 1－4－5。

流程图	说明
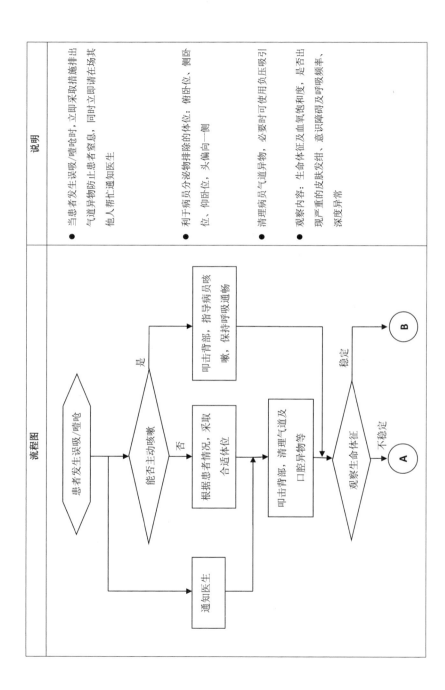	- 当患者发生误吸/噎呛时，立即采取措施排出气道异物防止患者窒息，同时立即请在场其他人帮忙通知医生 - 利于病员分泌物排除的体位：俯卧位、侧卧位、仰卧位，头偏向一侧 - 清理病员气道异物，必要时可使用负压吸引 - 观察内容：生命体征及血氧饱和度，是否出现严重的皮肤发绀，意识障碍时呼吸频率、深度异常

流程图内容：

患者发生误吸/噎呛 → 能否主动咳嗽

- 是 → 叩击背部，指导病员咳嗽，保持呼吸通畅 → 观察生命体征
- 否 → 根据患者情况，采取合适体位 → 叩击背部，清理气道及口腔异物等 → 观察生命体征

通知医生

观察生命体征 → 稳定 → B ；不稳定 → A

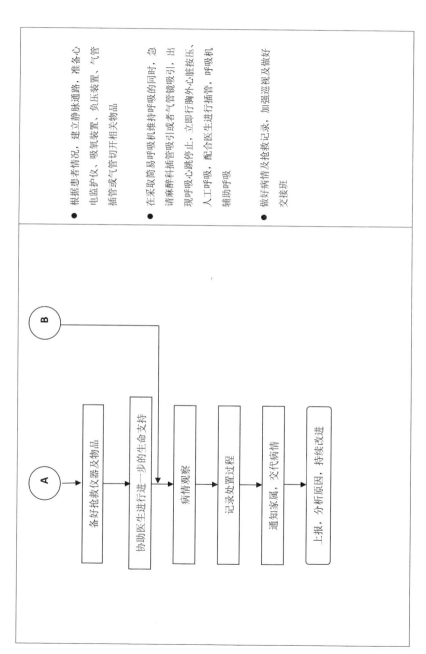

图 1 - 4 - 5　误吸/噎呛应急处置流程

四、注意事项

1. 误吸高风险人群包括老年患者、老年痴呆患者、外科术后患者、食管胃切除患者、颅脑损伤患者、口咽部肿瘤切除术后患者、呼吸系统感染患者、安置人工气道患者、机械通气患者、使用特殊药品（镇静药、镇痛药、肌松药）的患者，对于这些患者应做好误吸/噎呛的评估，在护士指导或协助下进食并选择适宜喂养方式。

2. 为患者提供轻松舒缓的就餐环境，对患者及家属进行健康教育，教会其如何进食以及预防误吸/噎呛的方法，主要内容包括：进餐时适宜体位；指导患者进食不要过快，一次进食不要过多；食物不宜过干，过干的食物要配合饮水；意识水平较低的患者（镇静或睡觉未完全清醒）在完全觉醒前不能经口喂食；婴幼儿进食后应注意拍嗝以排出吃奶时吞进去的气体，避免吐奶、漾奶；卧位患者进流质饮食宜用吸管或奶瓶进行喂食。

3. 患者手术后未完全清醒前应去枕平卧位，将头偏向一侧。

4. 经人工气道行机械通气患者应加强气道管理，预防微误吸。

5. 误吸高风险患者应合理选择肠内营养管道的位置或食物输送的方式并加强肠内营养的护理。

6. 对于难以取出的气道异物，应做好开胸手术、气管切开的准备。对于明显气道梗阻的患者，紧急情况下可用粗针或剪刀行环甲膜穿刺或切开术，开放气道。

第六节　气管插管导管脱落应急处置

气管插管导管脱落属于无指征拔管，是指未经医护人员同意，患者自行将气管插管拔除或由于医疗护理中操作不当导致导管意外脱出。再插管易导致气道损伤、机械通气时间延长、呼吸机相关性肺炎的发生率增加，同时增加患者痛苦和住院时间、住院费用等，严重时可危及患者生命。

一、适用范围

全院病房性质的护理单元。

二、目的

1. 明确发生气管插管导管脱落时的抢救流程和内容，确保抢救工作顺利进行。

2. 明确各护理人员工作内容，缩短再插管的等待时间。

3. 减少意外脱管对患者的影响，保障患者的安全。

三、流程

气管插管导管脱落应急处置流程、拟行气管插管术流程分别见图1-4-6、图1-4-7。

四、注意事项

1. 气管插管导管脱落的预防

（1）心理护理：护士应做好患者的心理护理，缓解焦虑、紧张情绪，必要时鼓励家属参与，多陪伴。

（2）镇痛镇静：适当镇痛镇静，减轻应激反应。

（3）促进舒适：包括取合适体位，保持环境安静，集中医疗护理操作等。

（4）健康教育：讲解气管插管的作用以及重要性。

（5）密切观察，及时发现和制止导管脱落。

2. 气管插管导管脱落时的处理

（1）有气管插管的患者床旁应备好简易呼吸器、加压吸氧面罩、负压吸引器及吸痰管等。

（2）根据患者的心电监护及血气分析指标，床旁备用抢救车、除颤仪。若患者出现心搏骤停时应立即给予心肺复苏。

（3）禁止直接将患者半脱出或完全脱出的气管导管自行插入。

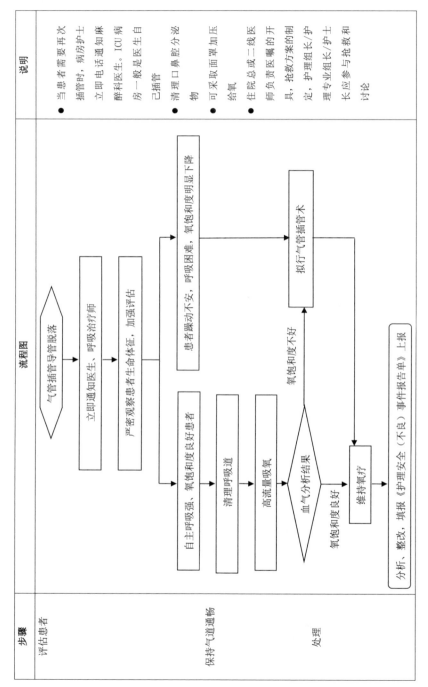

步骤	流程图	说明
评估患者	气管插管导管脱落 → 立即通知医生、呼吸治疗师 → 严密观察患者生命体征，加强评估 → 患者躁动不安、呼吸困难、氧饱和度明显下降 → 拟行气管插管术	● 当患者需要再次插管时，病房护士立即电话通知麻醉科医生。ICU病房一般是医生自己插管 ● 清理口鼻腔分泌物 ● 可采取面罩加压给氧 ● 住院总或二线医师负责医嘱方案的开具，抢救方案的制定、护理组长/护理专业组长/护士长应参与抢救和讨论
保持气道通畅	自主呼吸强、氧饱和度良好患者 → 清理呼吸道 → 高流量吸氧 → 血气分析结果	
处理	氧饱和度良好 → 维持氧疗 / 氧饱和度不好 → 拟行气管插管术 分析、整改、填报《护理安全（不良）事件报告单》上报	

图1-4-6　气管插管导管脱落应急处置流程

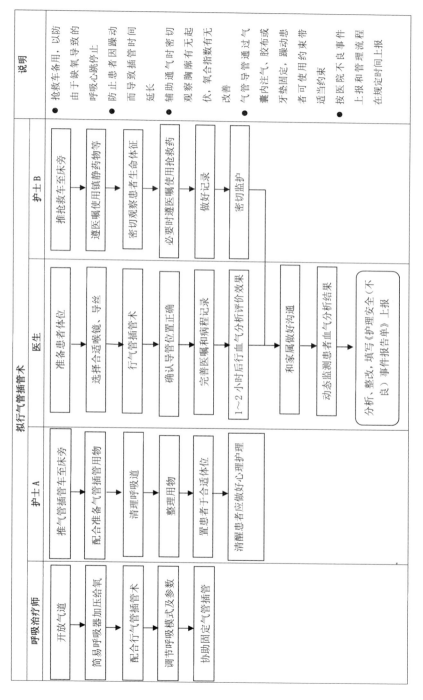

拟行气管插管术

呼吸治疗师	护士 A	医生	护士 B	说明
开放气道	推气管插管车至床旁	准备患者体位	推抢救车至床旁	● 抢救车备用，以防由于缺氧导致的呼吸心跳停止
简易呼吸器加压给氧	配合准备各气管插管用物	选择合适喉镜、导丝	遵医嘱使用镇静药物等	● 防止患者因躁动而导致插管时间延长
配合行气管插管术	清理呼吸道	行气管插管术	密切观察患者生命体征	● 辅助通气时应密切观察胸廓有无起伏、氧合指数有无改善
调节呼吸模式及参数	整理用物	确认导管位置正确	必要时遵医嘱使用抢救药	
协助固定气管插管	置患者于合适体位	完善医嘱和病程记录	做好记录	● 气管导管通过气囊内注气、胶布或牙垫固定，躁动患者可使用约束带适当约束
	清醒患者应做好心理护理	1～2小时后行血气分析评价效果	密切监护	
		和家属做好沟通		● 按医院不良事件上报和管理流程在规定时间内上报
		动态监测患者血气分析结果		
		分析、整改，填写《护理安全（不良）事件报告单》上报		

图 1-4-7　拟行气管插管术流程

（4）如要进行再插管，原则上需要两名护士、1名呼吸治疗师、1名一线医生、1名住院总或二线医师参与插管。其中1名护士负责记录抢救过程、监测生命体征、准备用物，1名护士负责用药、协助吸痰等，呼吸治疗师负责氧疗，一线医生负责插管操作，住院总或二线医师负责指导整个抢救过程，用药方案的制定，医嘱的开具等。

第七节　常用仪器故障应急处置

监护仪故障是指监护仪出现意外断电、异常报警、参数不能正常显示、血压测不出等异常情况。输液泵、注射泵故障是指输液泵、注射泵出现意外断电、异常报警、速度失控（运行参数与设置参数不相符合）等异常情况。心电图机故障是指心电图机出现不通电、心电图波形不显示或波形异常、心电图报告打印不出等异常情况。

一、适用范围

全院所有使用上述仪器的护理单元。

二、目的

1. 指导护士如何正确识别监护仪、输液泵、注射泵、心电图机在使用中发生的故障。

2. 明确上述仪器使用中发生故障的应急流程。

3. 明确上述仪器在使用中发生故障时各岗位人员的职责及工作内容。

4. 确保患者治疗与护理的连续性，保障患者护理质量与安全。

三、流程

监护仪故障应急处置流程，输液泵、注射泵故障应急处置流程，心电图机故障应急处置流程分别见图1-4-8、图1-4-9、图1-4-10。

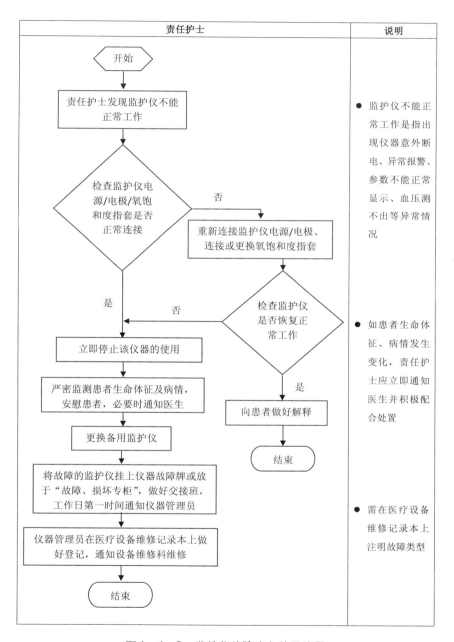

图 1 -4 -8 监护仪故障应急处置流程

流程图	说明

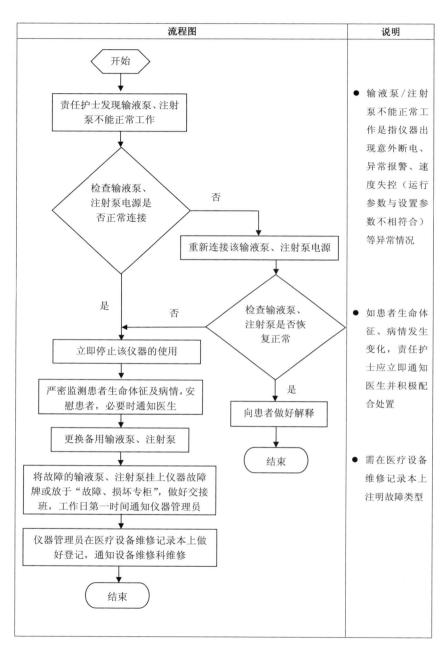

图 1 - 4 - 9   输液泵、注射泵故障应急处置流程

流程图	说明

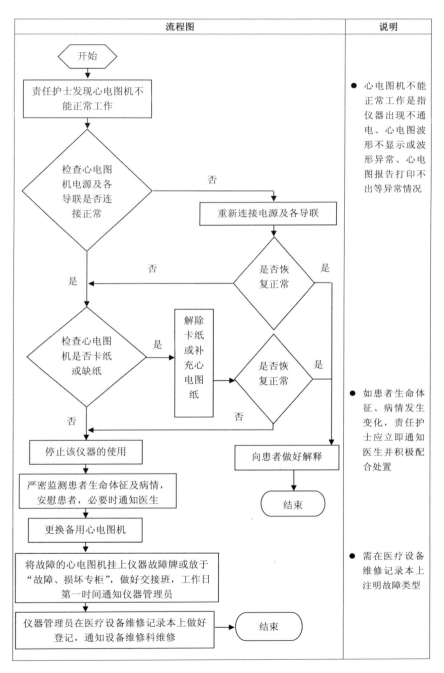

图 1－4－10　心电图机故障应急处置流程

四、注意事项

1. 各护理单元的监护仪、输液泵、注射泵应专柜存放，心电图机应定点放置，所有护士均应知晓上述仪器的放置地点。

2. 责任护士应熟知本护理单元、本班使用的监护仪、输液泵、注射泵的种类、特征及其操作步骤，报警识别及处置。

3. 在使用监护仪、输液泵、注射泵的过程中，应随时巡视，观察仪器参数的动态变化，确保监护仪正常工作、参数正常显示，保证输液泵、注射泵实际运行参数与设置参数相符合。

4. 责任护士应熟知本护理单元心电图机的操作，各班护士应严格交接班，检查心电图机有无及时充电、导联是否完整、有无心电图纸等。

5. 仪器管理员应定期检查暂未使用的备用监护仪、输液泵、注射泵、心电图机，保证其性能完好，随时处于备用状态（有无电源线，监护仪导线及氧饱和度指套、血压计袖带是否完好，心电图机及时充电、导联完整、有心电图纸），并按规定做好登记。

6. 设备维修科应定期巡查监护仪、输液泵、注射泵、心电图机的工作情况，确保仪器性能良好，并做好维修、维护登记。

第八节　使用呼吸机突然断电或故障应急处置

使用呼吸机突然断电是指使用中的呼吸机出现意外断电、跳闸导致呼吸机不能正常工作。使用呼吸机故障是指使用中的呼吸机在电源正常的情况下不能正常工作。

一、适用范围

全院所有使用呼吸机的护理单元。

二、目的

1. 指导护士如何正确识别呼吸机在使用中发生的故障。

2. 明确使用中的呼吸机发生突然断电或故障的应急流程。

3. 明确使用中的呼吸机发生突然断电或故障时各岗位人员的职责及工作内容。

4. 确保患者治疗与护理的连续性，保障患者护理质量与安全。

三、流程

呼吸机断电处置流程，呼吸机故障应急处置流程分别见图1－4－11、图1－4－12。

四、注意事项

1. 各护理单元备用的呼吸机应定点放置，所有护士均应知晓放置地点。

2. 责任护士应熟知本护理单元、本班使用的呼吸机的操作，报警识别及处置，严密观察使用呼吸机患者的病情及生命体征。

3. 在使用呼吸机的过程中，应严密观察参数的动态变化，确保呼吸机正常工作、参数正常显示，保证实际运行参数与设置参数相符合。

4. 各护理单元应该常备数量不少于配备呼吸机数量的简易呼吸器，每一台正在使用的呼吸机床旁都应备有一套简易呼吸器，连接好氧源，保持其随时处于备用状态，所有护士均应知晓放置地点。

5. 责任护士应熟练掌握简易呼吸器的使用。

6. 仪器管理员应定期检查暂未使用的备用呼吸机，保证其性能完好，随时处于备用状态，并做好登记。

7. 呼吸机、简易呼吸器的消毒应符合医院感染相关要求。

8. 设备维修科应定期巡查呼吸机的工作情况，确保仪器性能良好，并做好维修、维护登记。

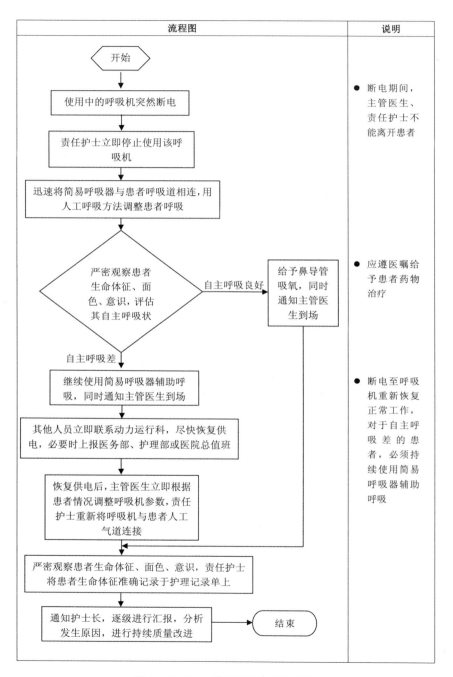

| 流程图 | 说明 |

开始

使用中的呼吸机突然断电

责任护士立即停止使用该呼吸机

迅速将简易呼吸器与患者呼吸道相连,用人工呼吸方法调整患者呼吸

严密观察患者生命体征、面色、意识,评估其自主呼吸状   自主呼吸良好 → 给予鼻导管吸氧,同时通知主管医生到场

自主呼吸差

继续使用简易呼吸器辅助呼吸,同时通知主管医生到场

其他人员立即联系动力运行科,尽快恢复供电,必要时上报医务部、护理部或医院总值班

恢复供电后,主管医生立即根据患者情况调整呼吸机参数,责任护士重新将呼吸机与患者人工气道连接

严密观察患者生命体征、面色、意识,责任护士将患者生命体征准确记录于护理记录单上

通知护士长,逐级进行汇报,分析发生原因,进行持续质量改进 → 结束

说明:
● 断电期间,主管医生、责任护士不能离开患者

● 应遵医嘱给予患者药物治疗

● 断电至呼吸机重新恢复正常工作,对于自主呼吸差的患者,必须持续使用简易呼吸器辅助呼吸

图 1-4-11 呼吸机断电处置流程

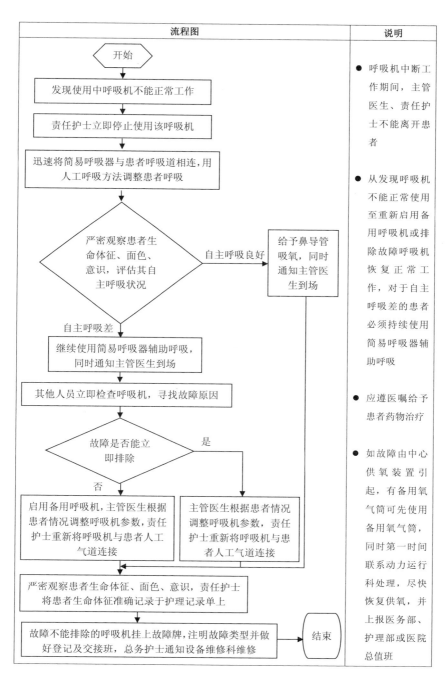

流程图	说明
开始 → 发现使用中呼吸机不能正常工作 → 责任护士立即停止使用该呼吸机 → 迅速将简易呼吸器与患者呼吸道相连,用人工呼吸方法调整患者呼吸 → 严密观察患者生命体征、面色、意识,评估其自主呼吸状况	● 呼吸机中断工作期间,主管医生、责任护士不能离开患者

图 1-4-12 呼吸机故障应急处置流程

第九节　中心供氧装置故障应急处置

中心供氧装置故障是指中心供氧装置不能正常供氧。

一、适用范围

全院所有使用中心供氧装置的护理单元。

二、目的

1. 指导护士如何正确识别中心供氧装置发生的故障。

2. 明确中心供氧装置发生故障的应急流程。

3. 明确中心供氧装置发生故障时各岗位人员的职责及工作内容。

4. 确保患者治疗与护理的连续性，保障患者护理质量与安全。

三、流程

中心供氧装置故障应急处置流程见图 1 - 4 - 13。

四、注意事项

1. 各护理单元应根据收治患者病情特点准备一定数量的备用氧气袋或氧气筒，定点放置，所有护士均应知晓放置地点。

2. 仪器管理员应每天检查病房备用氧气袋或氧气筒，保证其处于备用状态。

3. 动力运行科应定期巡查各科室的中心供氧装置，确保正常供氧，并做好巡查、维修登记。

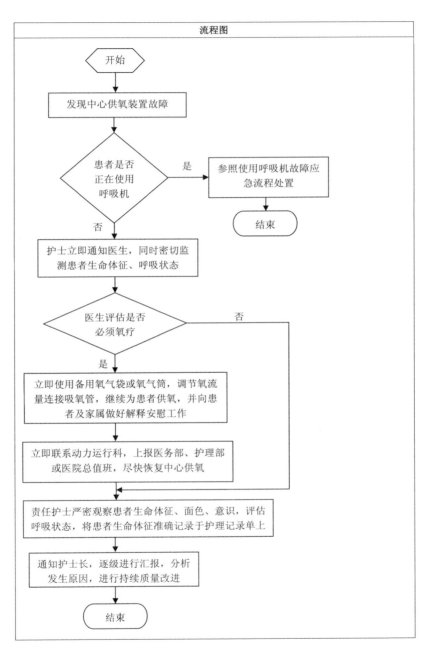

图 1-4-13　中心供氧装置故障应急处置流程

第十节　中心负压、吸引器故障应急处置

中心负压故障是指中心负压在使用过程中出现负压消失。吸引器故障是指吸引器在使用中不能正常工作。

一、适用范围

全院所有使用中心负压、吸引器的护理单元。

二、目的

1. 指导护士如何正确识别中心负压、吸引器发生的故障。

2. 明确中心负压、吸引器发生故障的应急流程。

3. 明确中心负压、吸引器发生故障时各岗位人员的职责及工作内容。

4. 确保患者治疗与护理的连续性，保障患者护理质量与安全。

三、流程

中心负压故障应急处置流程，吸引器故障应急处置流程分别见图1-4-14、图1-4-15。

四、注意事项

1. 各护理单元应根据收治患者病情特点确定是否准备备用吸引器，备用吸引器应定点放置，所有护士均在知晓放置地点。

2. 责任护士应熟知中心负压装置及备用吸引器的操作。

3. 仪器管理员应定期检查备用吸引器的性能是否完好，确保其随时处于备用状态，并按规定做好登记。

4. 动力运行科应定期巡查中心负压装置，设备维修科应定期检查备用吸引器工作情况，确保仪器性能良好，并做好维修维护登记。

流程图	说明
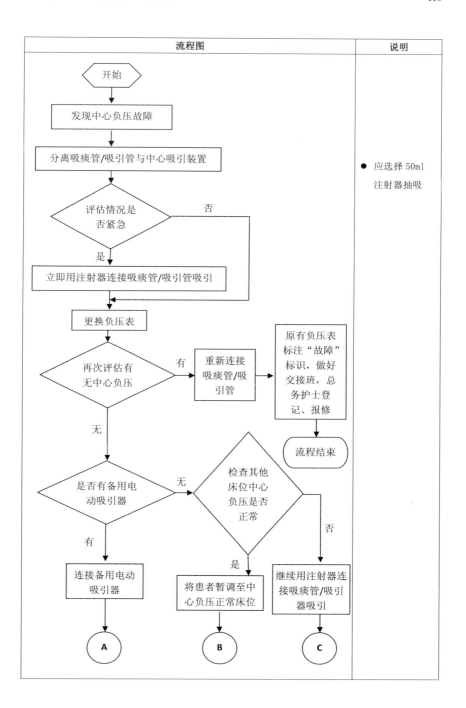	● 应选择 50ml 注射器抽吸

流程图	说明

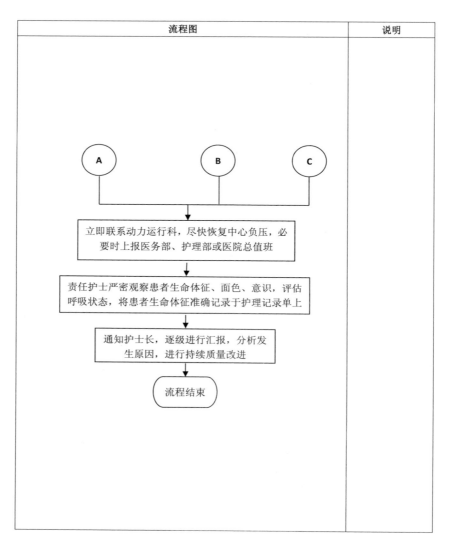

图 1 -4 -14 中心负压故障应急处置流程

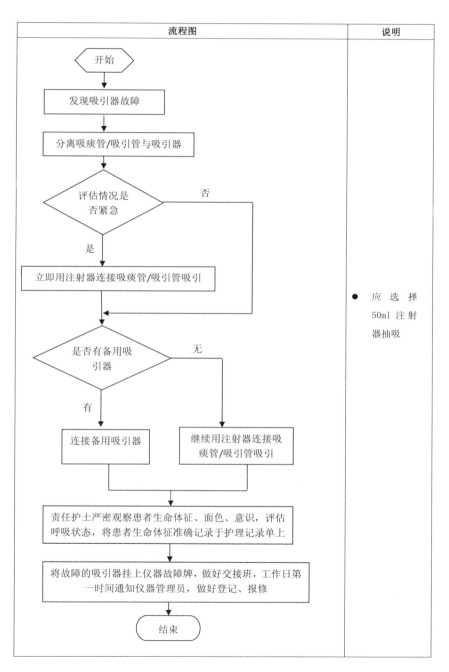

流程图	说明

开始

发现吸引器故障

分离吸痰管/吸引管与吸引器

评估情况是否紧急

否

是

立即用注射器连接吸痰管/吸引管吸引

是否有备用吸引器

无

有

连接备用吸引器

继续用注射器连接吸痰管/吸引管吸引

责任护士严密观察患者生命体征、面色、意识，评估呼吸状态，将患者生命体征准确记录于护理记录单上

将故障的吸引器挂上仪器故障牌，做好交接班，工作日第一时间通知仪器管理员，做好登记、报修

结束

● 应选择50ml注射器抽吸

图1-4-15 吸引器故障应急处置流程

第十一节　除颤仪故障应急处置

除颤仪故障是指除颤仪在使用时出现蓄电池无电、接触不良、不能正常放电等异常情况。

一、适用范围

全院所有备有除颤仪的护理单元。

二、目的

1. 指导护士如何正确识别除颤仪使用时的故障。

2. 明确除颤仪发生故障的应急流程。

3. 明确除颤仪发生故障时各岗位人员的职责及工作内容。

4. 确保患者抢救的及时性，保障患者抢救质量与安全。

三、流程

除颤仪故障应急处置流程见图 1 - 4 - 16。

四、注意事项

1. 责任护士应熟知本护理单元及相邻护理单元使用的除颤仪的操作。

2. 各护理单元的除颤仪应定点放置，所有护士均应知晓放置地点。

3. 未封存的除颤仪，总务护士应每天检查除颤仪功能（完成除颤仪自检、打印自检条图、评估自检结果），检查导电糊的量及有效期，确保除颤仪性能完好，随时处于充电备用状态，妥善保管除颤仪自检条图。

4. 封存于抢救车内的除颤仪，每次封存抢救车时应检查除颤仪的功能、电池情况、电极有效期等。

流程图	说明

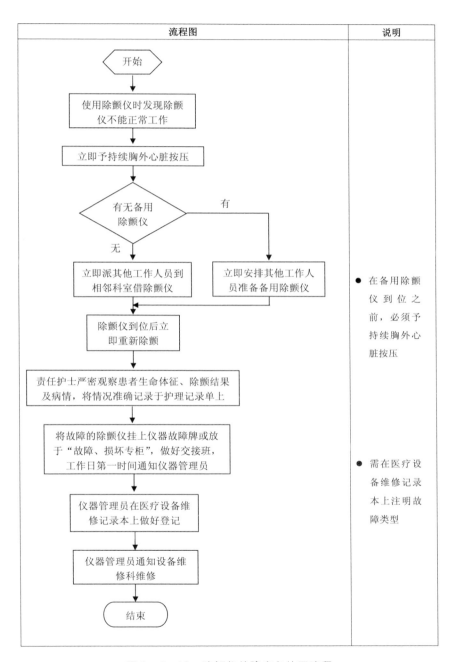

图 1 −4 −16　除颤仪故障应急处置流程

5. 各护理单元应根据收治患者病情特点确定病房常备除颤仪的数量，无备用除颤仪的护理单元应与相邻护理单元提前做好沟通，互为备用除颤仪。

6. 设备维修科应定期巡查除颤仪的工作情况，确保仪器性能良好，并做好维修、维护登记。

第十二节　暖箱故障应急处置

暖箱故障是指暖箱在使用过程中出现温度、湿度异常，异常报警不能排除或其他导致暖箱不能正常、安全工作的情况。

一、适用范围
全院所有使用暖箱的护理单元。

二、目的
1. 指导护士正确识别暖箱在使用过程中发生的故障。
2. 明确暖箱在使用中发生故障的应急流程。
3. 明确暖箱在使用中发生故障时各岗位人员的职责及工作内容。
4. 确保患儿治疗与护理的连续性，保障患儿护理质量与安全。

三、流程
暖箱故障应急处置流程见图 1 - 4 - 17。

流程图	说明

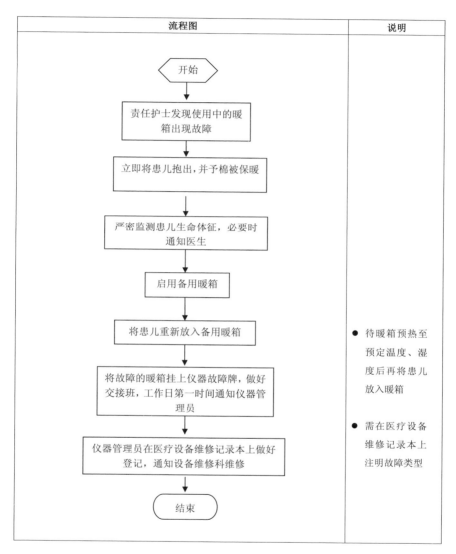

图 1 - 4 - 17 暖箱故障应急处置流程

四、注意事项

1. 各护理单元的暖箱应定点放置，所有护士均应知晓放置地点。

2. 责任护士应熟知本护理单元使用的暖箱操作步骤，报警识别及处置，严密观察使用暖箱患儿的病情及生命体征。

3. 在使用暖箱的过程中，应随时巡视，观察暖箱温度、湿度的动态变化，确保暖箱正常工作，温度、湿度正常显示，与设置温度、湿度相符合。

4. 仪器管理员应每天检查暂未使用的备用暖箱，保证其性能完好，随时处于备用状态，并按规定做好登记。

5. 应根据医院感染管理要求做好使用中及备用暖箱的消毒。

6. 设备维修科应定期巡查暖箱的工作情况，确保暖箱性能良好，并做好维修、维护登记。

第十三节 患者猝死应急处置

猝死是指平素身体健康或貌似健康的患者，在出乎意料的短时间内突然死亡。

一、适用范围

适用于全院范围患者猝死应急处置，包括因心血管系统疾病、呼吸系统疾病、中枢神经系统疾病、消化系统疾病、泌尿生殖系统疾病、内分泌系统疾病、传染病及其他因素（精神因素、体力活动），而引起的心搏骤停和呼吸停止的患者。

二、目的

为规范救治在出乎意料的短时间内，因自然疾病而突然发生心跳呼吸停止患者，医务人员能及时、规范、高效地采取一系列的急救措施，提高抢救成功率，减少医疗风险。

三、流程

患者猝死应急处置流程见图 1 - 4 - 18。

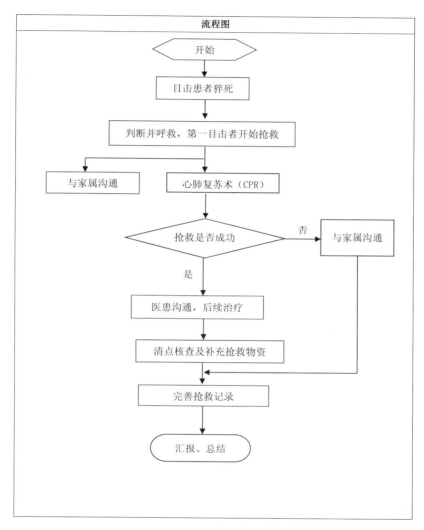

图 1 - 4 - 18　患者猝死应急处置流程

四、注意事项

（一）重视团队有效协作

抢救过程中由组长统一发出指令并监督，参与抢救医护人员明确任务职责，互相密切配合，有条不紊，严格查对工作。

（二）复苏团队合作八大要素

1. 封闭式循环交流：由组长向参加抢救的组员发出统一命令，组长通过收到该组员的明显应答，确认其已收到并理解该任务。在向同一组员分配另一项任务之前，组长需听到组员确认任务已完成。

2. 清楚的提示信息：指派任务用恰当的语调，简短的语言，肯定的语气来传递，所有提示信息和命令均应以平静和直接的方式表达，不能大叫或呼喊。

3. 明确的任务和职责：组长明确、均衡地给每位组员分配任务，组员应清楚并执行其任务和履行职责。如果被分配的任务超出自己的经验或能力，要求换一项新的任务。

4. 知道自己的局限性：组长要清楚每位组员的情况，组员要知道自己的局限性和能力，必要时寻求帮助。

5. 知识共享：组长应鼓励形成一种知识共享的环境，如不确定下一步的最佳措施，可以寻求建议。组员应通知组长关于患者的任何病情变化，以确保组长在充分了解全部信息的基础上做决定。

6. 建设性干预：如在抢救过程中发生在当时可能不适当的操作，组长或组员可能需要进行干预，干预应巧妙进行，避免发生冲突。

7. 重新评估和总结：组长应随时关注患者的状况和已进行的干预，评估干预效果并相应调整干预方案。定期评估保持改变治疗计划的灵活性。

8. 互相尊重：最佳的团队是由彼此相互尊重，且以一种平等的支持方式共同工作的成员组成。

（三）心肺复苏生命链

1. 早期识别与激活急救医疗服务体系。

2. 早期心肺复苏。

3. 早期心脏除颤。

4. 早期高级生命支持。

5. 早期综合的心搏骤停后处理。

第十四节 过敏性休克应急处置

休克是指机体在各种致病因素作用下，引起有效循环血量急剧减少，导致全身微循环功能障碍，使脏器血流灌注不足，引起缺血、缺氧、代谢障碍及重要脏器损害，直到细胞死亡为特征的临床综合征。过敏性休克是指抗原进入体内与相应抗体结合后，发生Ⅰ型变态反应，使组织释放出生物活性物质，导致全身的毛细血管扩张、通透性增加，血浆渗出到组织间隙，有效循环血量迅速减少，导致休克。

一、适用范围

适用于全院护理单元，尤其是过敏性休克的常规护理。

二、目的

规范过敏性休克病员抢救管理，确保医疗质量和医疗安全。

三、准备

1. 用物准备：抢救车、简易呼吸器、吸氧装置、气管切开包、负压吸引装置、手电筒、压舌板、心电监护仪、听诊器、输液用物。

2. 环境准备：患者家属离开床旁、用帘子隔开。

3. 护士准备：着装整齐。

4. 患者准备：去枕平卧，头偏向一侧，解开衣领、裤带。

四、流程

过敏性休克应急处置流程见图1-4-19。

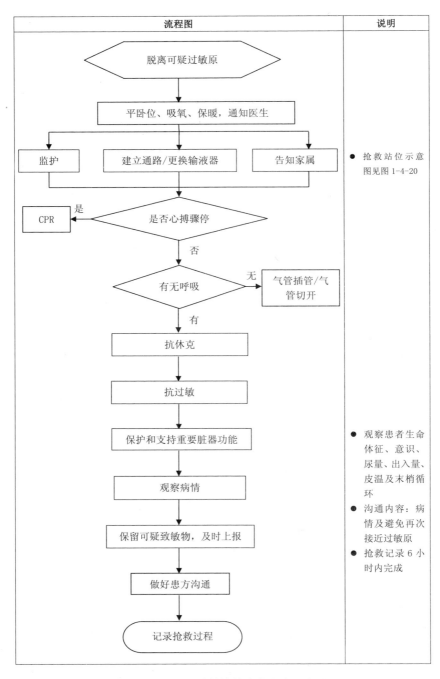

图 1-4-19　过敏性休克应急处置流程

五、注意事项

1. 参与抢救人员：医疗组长/住院总、主管/值班医生、护理组长/当班高年资护士、责任护士、护士 A。

（1）白班时间：由医疗组长负责组织抢救，主管医生配合抢救及家属沟通。

（2）夜班时间：由住院总负责组织抢救，值班医生配合抢救及家属沟通。

（3）护理组长/当班高年资护士负责组织护理人员抢救，负责记录抢救时间、抢救用药、病情观察等；责任护士负责建立静脉通道、执行抢救过程中的口头医嘱；必要时护士 A 协助抢救。

2. 抢救站位示意图见图 1 - 4 - 20，特殊情况时，具体站位可根据情况进行调整。

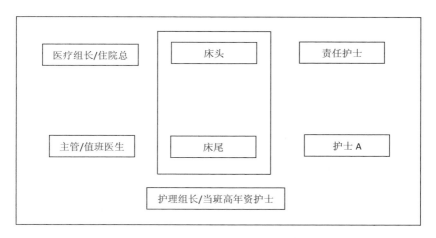

图 1 - 4 - 20　抢救站位示意图

3. 主要抢救措施

（1）抗休克治疗

a. 补液：必要时双通道补液；原则：先盐后糖，先晶后胶，先浓后淡，先快后慢，见尿补钾。

b. 升压药：多巴胺注射液和去甲肾上腺素注射液。

（2）抗过敏治疗

a. 特效药：盐酸肾上腺素注射液。

b. 抗组胺药：盐酸异丙嗪注射液。

c. 肾上腺皮质激素：地塞米松注射液。

（3）保护和支持重要脏器功能

a. 并发心力衰竭：控制入量，强心利尿。

b. 并发呼吸衰竭：呼吸支持。

c. 并发肾衰竭：利尿、透析。

d. 并发肝衰竭：护肝治疗。

第二篇

专 科 篇

第一章

特需患者护理管理

特需患者护理管理是根据患者病情、医疗模式等情况对签约会员及优质患者进行护理工作的管理，包括入院、门诊、检查等方面。

第一节　特需医疗中心入院

特需医疗中心入院是指根据患者病情、医疗模式等合理安排患者入院，是对签约会员及优质患者提供门诊到住院治疗的举措，是确保特需医疗中心双医疗模式顺利推进的一个重要环节，从而确保患者医疗质量和安全。

一、适用范围

特需医疗中心。

二、目的

1. 明确特需医疗中心入院流程和内容，提升特需门诊护理工作的质量与效率。

2. 明确特需门诊各岗位护士的职责，规范护士行为。

3. 明确特需门诊入院提供的服务对象，确保患者护理质量和安全。

4. 熟悉特需病房开展双医疗模式中患者收治范围及流程。

5. 培养、锻炼护士的专业素养能力；提高护士的沟通和组织协调能力；提高护士对病情的预判能力和掌握能力，提高患者及家属对护理工作的满意度。

三、流程

特需医疗中心入院流程见图 2 - 1 - 1。

四、注意事项

1. 入院前准备

（1）入院证由双医疗权限的医生开具，按双医疗模式收入。

a. 双医疗外科手术患者必须请手术医生在入院证上注明预计手术的具体日期，登记入院日期至少为术前三日。

b. 双医疗内科患者需判断开入院证医生专业与患者疾病是否相符。有疑问需与医生电话确认。

（2）若不在双医疗名单上的专科医生应电话联系该医生是否需要开通双医疗权限（报工牌号＋科室＋姓名给信息中心后，可开通双医疗模式权限）。

2. 登记告知

（1）患者或家属持入院证到特需门诊总服务台，办理预约入院登记。

（2）护士告知特需医疗中心床位类型及价格，可报销的社保类型以及诊疗费上浮比例。

程序	流程图	说明
办理入院前准备工作	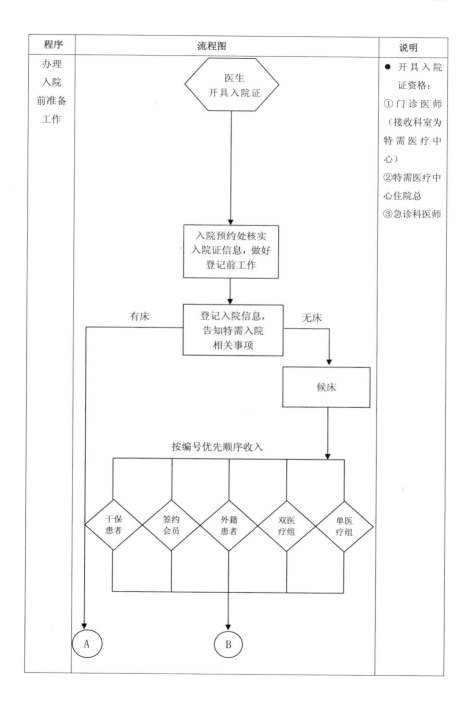	● 开具入院证资格：①门诊医师（接收科室为特需医疗中心）②特需医疗中心住院总③急诊科医师

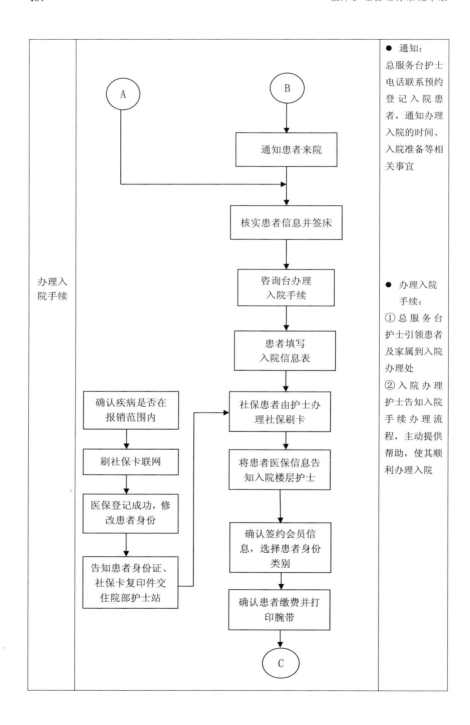

办理入院手续

通知患者来院

核实患者信息并签床

咨询台办理入院手续

患者填写入院信息表

确认疾病是否在报销范围内

刷社保卡联网

医保登记成功，修改患者身份

告知患者身份证、社保卡复印件交住院部护士站

社保患者由护士办理社保刷卡

将患者医保信息告知入院楼层护士

确认签约会员信息，选择患者身份类别

确认患者缴费并打印腕带

● 通知：
总服务台护士电话联系预约登记入院患者，通知办理入院的时间、入院准备等相关事宜

● 办理入院手续：
①总服务台护士引领患者及家属到入院办理处
②入院办理护士告知入院手续办理流程，主动提供帮助，使其顺利办理入院

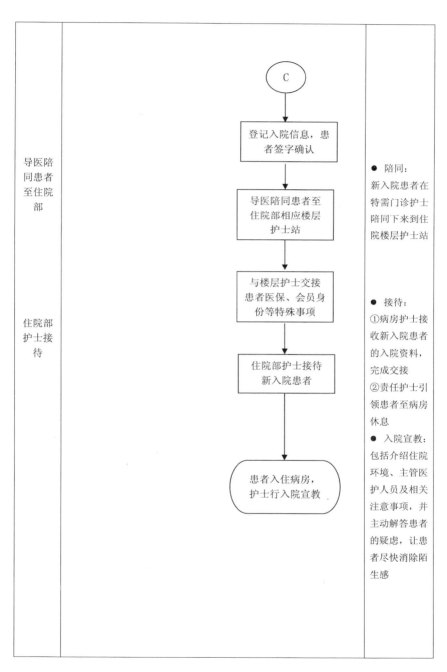

图 2 - 1 - 1　特需医疗中心入院流程

3. 候床事项

（1）各医疗组每日出院床位由总务护士统一报给一楼总服务台。

（2）收住院患者的优先顺序：干保患者、家庭医生签约患者、外籍患者、双医疗组长患者、单医疗组长患者。

（3）家庭医生签约患者收入病房注意事项：①专科医疗组长门诊开入院证，双医疗模式优先入院；②急诊科患者入特需病房必须由住院总会诊后收入；③严禁不经过专科看诊或住院总会诊直接收入病房，减少医疗风险。

4. 签床

（1）若患者为双医疗模式，总服务台工作人员在入院证上签注"双医疗＋医生姓名＋床号"，并电话通知入院楼层护士，强调该患者为双医疗模式。

（2）确认床位后总服务台工作人员将病员姓名、床号、预计到院时间发送给第一医疗组长。

（3）特需总服务台护士核实患者信息，若为家庭医生签约患者，做好身份识别，签好病房号。

5. 其他特殊事项

（1）若患者未缴够住院费，电话告知主任或医疗组长，若有专人担保则继续办理入院。

（2）患者入院手续办理后需由咨询台另一名护士及时核查患者身份并签字。

（3）特殊住院患者修改身份：需负责人在"特需医疗中心住院特殊患者身份类别更改登记本"上签字同意，然后由咨询台护士修改身份并签字。

（4）急诊科联系的入院患者，总服务台护士应该做到以下几点：①通知急诊科住院总下请会诊开具医嘱，患者病情危急的情况提醒特需病房住院总医生及时会诊；②核查入院患者信息办理情况。

（5）每天下班前咨询台负责护士必须核查当日办理入院患者信息的准确性。

第二节 特需医疗中心门诊检查

特需医疗中心门诊检查是特需医疗中心门诊护理工作优质、快捷的体现，是特需医疗中心门诊护理工作的重要内容之一，是对签约会员及优质患者提供整体化护理的举措。

一、适用范围

特需门诊。

二、目的

1. 明确特需门诊检查流程和内容，提升特需门诊护理服务的质量与效率。

2. 明确特需门诊各岗位护士的职责。

3. 明确特需门诊检查提供的服务对象，确保患者护理质量和安全。

4. 培养、锻炼护士的专业素养能力；提高护士的沟通和组织协调能力。

三、流程

特需医疗中心门诊检查流程见图2-1-2。

程序	流程图

安排
检查
前就
诊卡
识别

按类
别安
排检
查

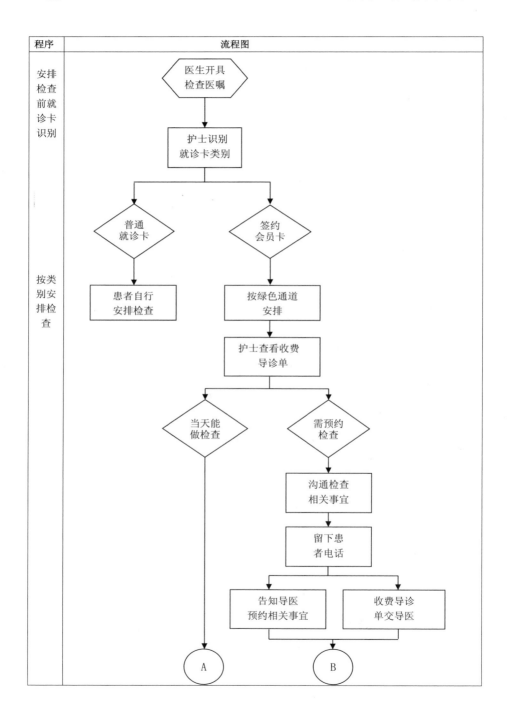

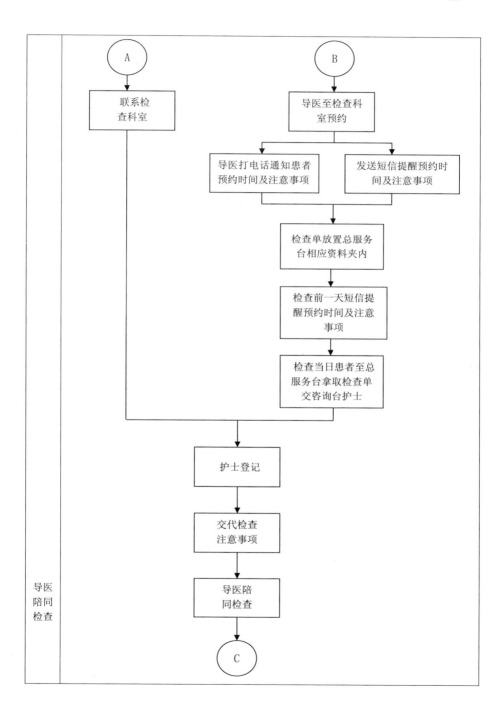

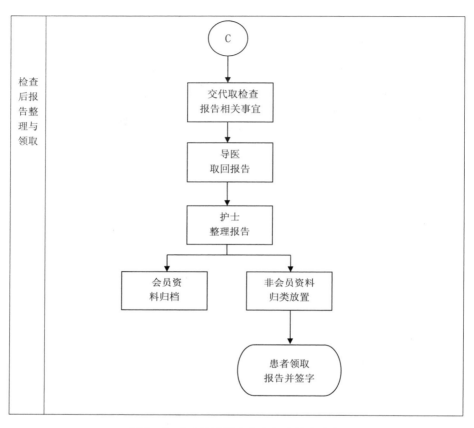

图 2 - 1 - 2　特需医疗中心门诊检查流程

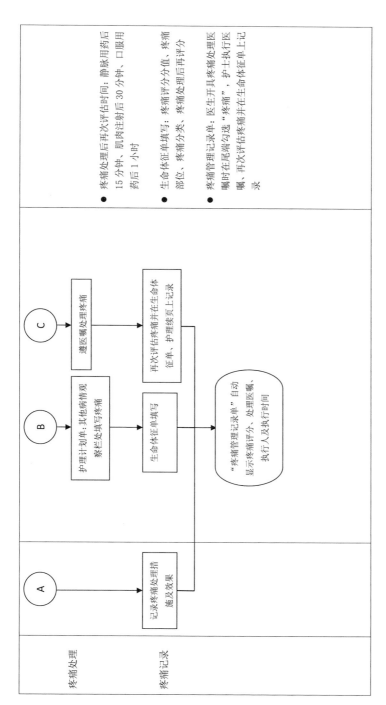

图 2－4－6 疼痛管理流程

第五章

心理卫生中心护理管理

心理卫生中心护理管理包括对心理卫生中心患者的出院和入院管理、探视管理、陪护人员管理、口服药管理、危险品管理、擅自离院管理、开放式病房与封闭式病房转科管理等内容，确保心理卫生中心患者的安全与质量。

第一节 心理卫生中心患者出院管理

心理卫生中心患者出院是指在心理卫生中心住院患者结束住院，离开医院。

一、适用范围

心理卫生中心开放式病房性质的护理单元。

二、目的

1. 明确出院管理的流程和内容，提升患者出院办理的质量与效率。

第三节 双医疗组长工作模式入院患者管理

双医疗组长工作模式是指专科医疗组长做主导，特需医疗组长做支撑，专科和特需双医疗组长共同制定诊疗方案，为患者提供最优秀的医疗技术和最优质的医疗服务。入院患者是指办入院当天住进病房接受治疗、检查或观察的患者。

一、适用范围

特需医疗中心。

二、目的

1. 明确入院患者管理责任。

2. 明确入院患者管理的内容和流程。

3. 协助患者了解和熟悉病室环境，满足患者的各种合理需求，做好健康教育。

4. 确保入院患者得到快捷、优质的治疗护理，保障患者的医护质量与安全。

5. 培养、锻炼护士专业素养能力：提高护士接待患者的沟通能力，加强护士对患者的环境介绍意识，及时了解患者需求并做出相应应对措施，提高其临床工作应变能力。

三、流程

双医疗组长工作模式入院患者管理流程见图2-1-3。

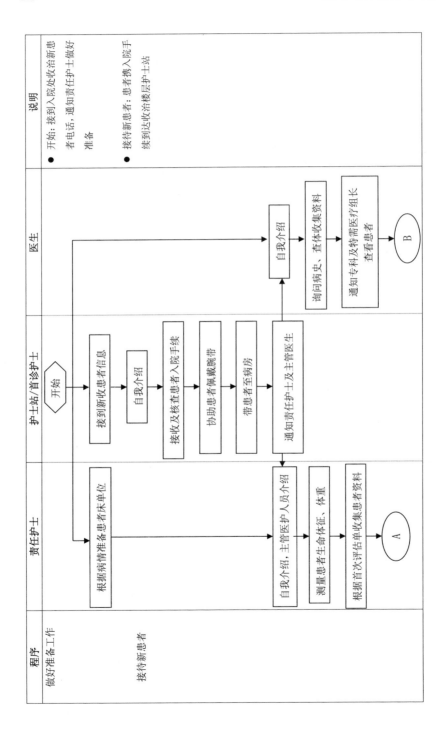

程序	责任护士	护士站/首诊护士	医生	说明
做好准备工作	根据病情准备备患者床单位	开始 → 接到新收患者信息 → 自我介绍 → 接收及核查患者入院手续 → 协助患者佩戴腕带 → 带患者至室病房 → 通知责任护士及主管医生	自我介绍 → 询问病史、查体收集资料 → 通知专科及特需医疗组长查看患者 → B	● 开始：接到入院处收治新患者电话，通知责任护士做好准备 ● 接待新患者：患者携入院手续到收治楼层护士站
接待新患者	自我介绍，主管人员介绍 → 测量患者生命体征、体重 → 根据首次评估单收集患者资料 → A			

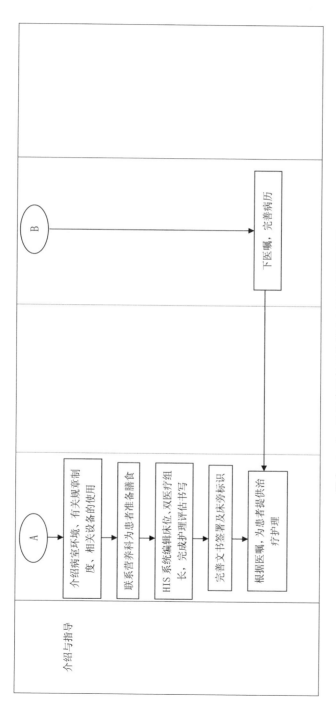

图 2－1－3 双医疗组长工作模式入院患者管理流程

四、注意事项

1. 接待患者时，面带微笑，礼貌用语，与患者及家属面对面沟通，交谈中保持目光接触。

2. 双医疗组长资质及授权：全院所有医疗组长。

3. 专科组长权限获取：特需医疗中心审核资质后通知运管部开通执业权限。

4. 介绍病室环境，包括床单位及病室内设施如冰箱、微波炉、热水器、保险柜等使用方法。

第四节　双医疗组长工作模式出院患者管理

出院患者是指经过住院期间的治疗和护理，病情好转、稳定、痊愈需出院或转院（科），或不愿接受医生的建议而自动离院的患者。

一、适用范围

特需医疗中心。

二、目的

1. 明确出院患者管理责任。

2. 明确出院患者管理的内容和流程。

3. 对患者进行出院指导，协助其尽快适应原工作和生活，并能遵照医嘱继续按时接受治疗或定期复诊。

4. 协助患者办理出院手续。

5. 清洁、整理床单位。

6. 培养、锻炼护士专业素养能力：提高护士与患者的沟通能力，增强护士健康指导能力。

三、流程

双医疗组长工作模式出院患者管理流程见图 2 - 1 - 4。

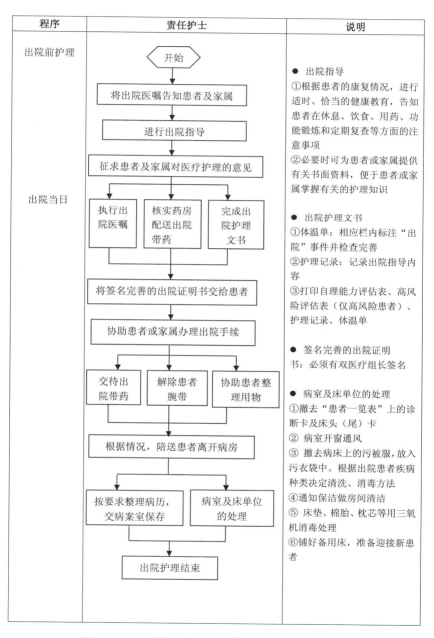

程序	责任护士	说明
出院前护理 出院当日	开始 将出院医嘱告知患者及家属 进行出院指导 征求患者及家属对医疗护理的意见 执行出院医嘱／核实药房配送出院带药／完成出院护理文书 将签名完善的出院证明书交给患者 协助患者或家属办理出院手续 交待出院带药／解除患者腕带／协助患者整理用物 根据情况，陪送患者离开病房 按要求整理病历，交病案室保存／病室及床单位的处理 出院护理结束	● 出院指导 ①根据患者的康复情况，进行适时、恰当的健康教育，告知患者在休息、饮食、用药、功能锻炼和定期复查等方面的注意事项 ②必要时可为患者或家属提供有关书面资料，便于患者或家属掌握有关的护理知识 ● 出院护理文书 ①体温单：相应栏内标注"出院"事件并检查完善 ②护理记录：记录出院指导内容 ③打印自理能力评估表、高风险评估表（仅高风险患者）、护理记录、体温单 ● 签名完善的出院证明书：必须有双医疗组长签名 ● 病室及床单位的处理 ①撤去"患者一览表"上的诊断卡及床头（尾）卡 ② 病室开窗通风 ③ 撤去病床上的污被服，放入污衣袋中。根据出院患者疾病种类决定清洗、消毒方法 ④通知保洁做房间清洁 ⑤ 床垫、棉胎、枕芯等用三氧机消毒处理 ⑥铺好备用床，准备迎接新患者

图 2-1-4　双医疗组长工作模式出院患者管理流程

四、注意事项

1. 与患者交流沟通时，面带微笑，礼貌用语，交谈中保持目光接触，及时解答患者或家属提出的问题。

2. 出院证明书必须有双医疗组长签名方可给患者或家属。

3. 出院带药用法指导以出院证明书上所写为准。

4. 在做病室及床单位的处理时，要注意检查病室内设施设备的性能，及时维修。

第五节　双医疗组长工作模式住院患者查房

查房是指医疗工作中最主要和最常用的方法之一，是保证医疗质量和培养医务人员的重要环节，各级医务人员应自觉参加。

一、适用范围

特需医疗中心。

二、目的

1. 掌握患者病情变化，加强与患者及家属的沟通，遵守医患关系准则，满足患者的合理要求。

2. 制定医疗决策及规范医疗行为。

3. 审核实施医疗服务过程中的有关行为。

4. 实行逐级检控、医疗质量控制及部分质量协调管理。

5. 通过查房进行临床教学、技术指导，对下级医师进行"三基"培训。

三、流程

医护共同查房流程、护理查房管理流程分别见图 2－1－5、图 2－1－6。

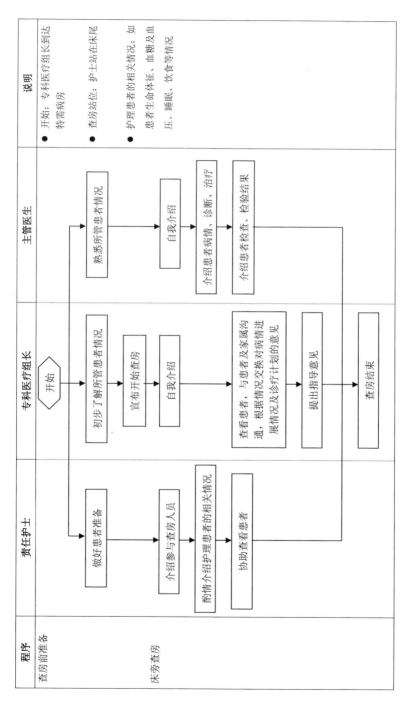

图 2-1-5 医护共同查房流程

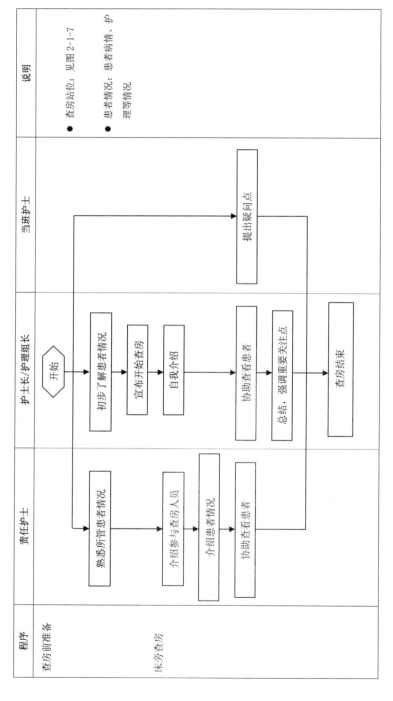

程序	责任护士	护士长/护理组长	当班护士	说明
查房前准备		开始		● 查房站位：见图 2-1-7
	熟悉所管患者情况	初步了解患者情况		● 患者情况：患者病情、护理等情况
床旁查房	介绍参与查房人员	宣布开始查房		
	介绍患者情况	自我介绍		
	协助查看患者	协助查看患者	提出疑问点	
		总结，强调重要关注点		
		查房结束		

图 2-1-6 护理查房管理流程

四、注意事项

1. 查房过程中应做到准备充分，态度认真，记录详实，严格执行《保护性医疗制度》，避免造成不利于患者康复的影响或伤害。

2. 查房前，主管医生/责任护士应做好汇报前准备：系统掌握、熟悉所管患者的病情及有关检查结果。

3. 如果对专科医嘱有疑问，责任护士通知特需主管医师协调处理，特需主管医师负责联系专科医师确认医嘱。

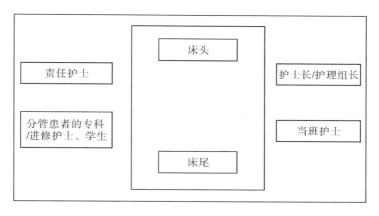

图2-1-7　护理查房站位示意图

第二章

感染患者护理管理

感染患者护理管理包括对各类感染性疾病患者的护理以及对感染患者所使用仪器设备的清洁消毒，以确保感染患者的护理措施落实到位，减少医院感染的发生。

第一节　发热患者物理降温管理

发热是指机体在致热原的作用下，通过体温调节中枢，使产热和散热不能保持动态平衡，而引起的调节性体温升高（超过 0.5℃）。通常将腋窝温度 >37.0℃，或 1 天内体温变化超过 1℃ 视为发热。物理降温是指采取物理的方法使体温下降，是发热患者首选的降温方法，是基础护理的重要部分。

一、适用范围

全院有发热患者的护理单元。

二、目的

1. 明确物理降温的流程和内容，有效减轻发热患者的不适，提高患者的治疗质量。

2. 确保患者的治疗与护理的连续性，保障患者护理质量与安全。

3. 培养、锻炼护士专业素养能力，提高护士物理降温方法的掌握能力，对伴随症状的观察能力，及时给予患者干预，提高新护士的评判性思维。

三、流程

发热患者物理降温管理流程见图 2 - 2 - 1。

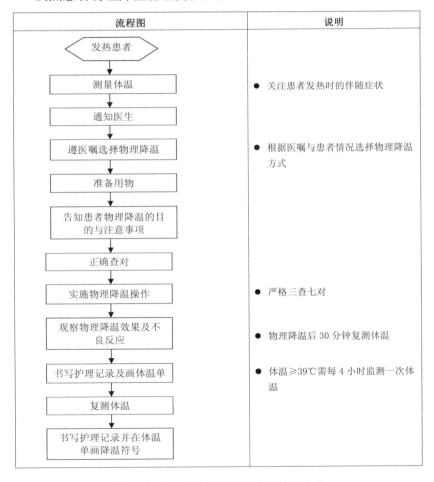

图 2 - 2 - 1 发热患者物理降温管理流程

第二节　发热患者药物降温管理

药物降温是指通过使用药物的方法让发热患者降温。给药途径包括口服、肌肉注射、静脉注射、透皮贴、栓剂直肠给药等。

一、适用范围

全院有发热患者的护理单元。

二、目的

1. 明确对发热患者的药物降温处理流程。

2. 为患者正确实施局部消肿，限制炎症扩散，减轻疼痛。

三、准备

1. 用物准备：体温计、弯盘、药物、PDA 等。

2. 环境准备：干净、整洁、室内温度适宜。

3. 护士准备：洗手、戴口罩。

四、流程

药物降温管理流程见图 2 - 2 - 2。

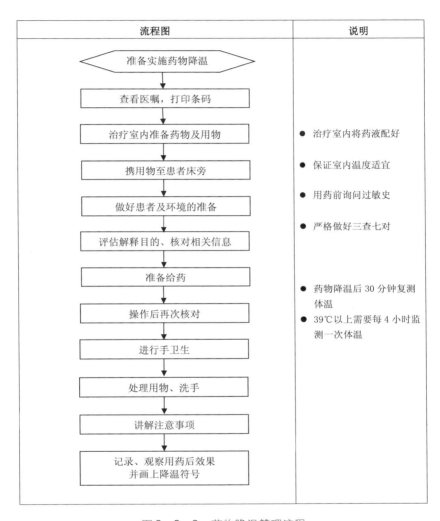

流程图	说明
准备实施药物降温 → 查看医嘱，打印条码 → 治疗室内准备药物及用物 → 携用物至患者床旁 → 做好患者及环境的准备 → 评估解释目的、核对相关信息 → 准备给药 → 操作后再次核对 → 进行手卫生 → 处理用物、洗手 → 讲解注意事项 → 记录、观察用药后效果并画上降温符号	● 治疗室内将药液配好 ● 保证室内温度适宜 ● 用药前询问过敏史 ● 严格做好三查七对 ● 药物降温后30分钟复测体温 ● 39℃以上需要每4小时监测一次体温

图 2 - 2 - 2　药物降温管理流程

第三节　感染病房降低血培养假阳性率管理

血培养是指将新鲜离体的血液标本接种于营养培养基上，在一定温、湿度等条件下，使对营养要求较高的细菌生长繁殖并对其进行鉴别，从而确定病原菌的一种人工培养法。血培养假阳性是指被血流之外的病原菌污染导致的阳性结果。

一、适用范围

适用于全院临床科室。

二、目的

1. 提高血培养阳性率。

2. 为临床诊断提供依据。

3. 降低血培养假阳性率（低于5%）。

三、准备

1. 护士准备：严格做好手卫生、戴口罩。

2. 血培养瓶的准备：检查培养瓶的表面、培养基和传感器，确保培养瓶在效期内，无渗漏、破裂或明显的污染，确保培养液清澈，传感器完整。

3. 病房环境准备：空间开阔、减少人员走动、环境整洁、光线明亮。

4. 用物准备：治疗车（锐器盒、医疗废物垃圾袋、胶带），安尔碘，棉签，血培养瓶，采血器，压脉带。

四、流程

降低血培养假阳性率管理流程见图 2 - 2 - 3。

流程图	说明
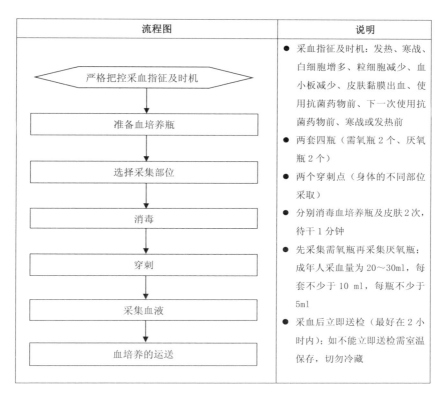	● 采血指征及时机：发热、寒战、白细胞增多、粒细胞减少、血小板减少、皮肤黏膜出血、使用抗菌药物前、下一次使用抗菌药物前、寒战或发热前 ● 两套四瓶（需氧瓶 2 个、厌氧瓶 2 个） ● 两个穿刺点（身体的不同部位采取） ● 分别消毒血培养瓶及皮肤 2 次，待干 1 分钟 ● 先采集需氧瓶再采集厌氧瓶；成年人采血量为 20～30ml，每套不少于 10 ml，每瓶不少于 5ml ● 采血后立即送检（最好在 2 小时内）；如不能立即送检需室温保存，切勿冷藏

图 2-2-3　降低血培养假阳性率管理流程

五、注意事项

1. 用来培养的血应该是静脉血而不是动脉血。

2. 所有的血培养瓶上都应标明采样情况和患者信息等（包括日期、时间、采样位置和诊断）。

3. 采集标本前的皮肤消毒非常重要，使用安尔碘应消毒两遍，从穿刺点向外画圈消毒，直径 2cm，作用 1～2 分钟。

4. 如果用注射器采血，应先接种厌氧瓶，避免空气进入；如果用蝶形采血针采血，应先接种需氧瓶，以免装置里的空气传送到厌氧瓶中；如果抽取的血液量少于推荐量，应先足量接种需氧瓶。

第四节　感染病房仪器设备清洁消毒管理

清洁是指去除物体表面有机物、无机物和可见污染物的过程。消毒是指清除或杀灭传播媒介上的病原微生物，使其达到无害化的处理。有效氯是指与含氯消毒剂氧化能力相当的氯量，其含量用 mg/L 或（g/100ml）浓度表示。环境表面是指医疗机构建筑物内部表面和医疗器械设备表面，前者如墙面、地面、玻璃窗、门、卫生间台面等，后者如心电监护仪、呼吸机、透析机、新生儿暖箱的表面等。清洁单元是指邻近某一患者的相关高频接触表面为一个清洁单元，如该患者使用的病床、床边桌、监护仪、呼吸机、微泵等视为一个清洁单元。高频接触表面是指患者和医务人员手频繁接触的环境表面，如床栏、床边桌、呼叫按钮、监护仪、微泵、床帘、门把手、计算机等。

一、适用范围

感染病房。

二、目的

1. 提高仪器设备的使用率，延长使用寿命。

2. 降低医院运行成本，提高医院的经济效益。

3. 确保护理治疗的顺利完成，防止交叉感染。

4. 使仪器处于100%的完好状态，有效地减少因设备故障引起的不良事件。

三、准备

1. 用物准备：含氯消毒剂、微细纤维材料的擦拭布巾。

2. 环境准备：干净、整洁、空间开阔。

3. 护士准备：佩戴好职业防护用具，如口罩、PE 手套（必要时）。

四、流程

感染病房仪器设备清洁消毒管理流程见图 2 - 2 - 4。

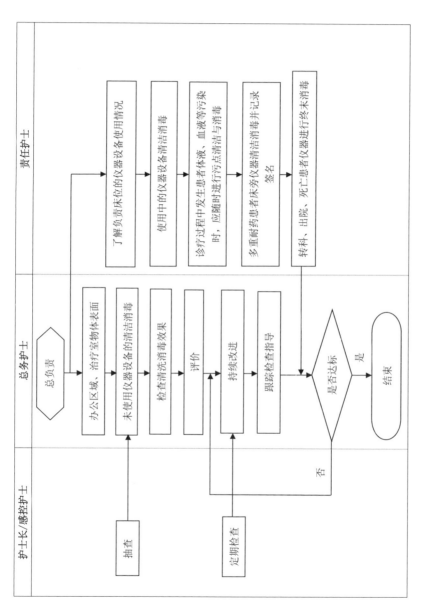

图 2 - 2 - 4　感染病房仪器设备清洁消毒管理流程

五、注意事项

1. 清洁、消毒时应注意职业防护。

2. 本病房清洁消毒方案（含氯制剂 500mg/L）消毒液现配现用。清洁消毒频次如下。

地面：清洁 1 次/日，消毒 1 次/日。

物体表面：消毒 2 次/日。

医疗用品：清洁 1 次/日，终末消毒，多重耐药消毒 1 次/班。

其他物品：治疗车，每日进行清洁消毒。听诊器、血压计，保持清洁，被污染时及时清洁消毒。床单、被套、枕套，应一人一更换；患者住院时间长时应每周更换；遇污染应及时更换。

3. 对精密仪器设备表面进行清洁与消毒时，应参考仪器设备说明书选择适合的清洁与消毒产品。不能让液体进入机壳、将液体倾倒在设备或附件上；清洁及消毒后，需对仪器重启进行检查。

4. 不应将使用后或污染的擦拭布巾重复浸泡至清洁用水和消毒剂内。

5. 有明确病原体污染的环境表面，选择有效的消毒剂。

第五节　普通病房多重耐药菌患者的管理

多重耐药菌（MDRO）是指对临床使用的三类或三类以上抗菌药物同时呈现获得性耐药的细菌。我院重点监控的多重耐药菌主要包括以下几种：耐甲氧西林金黄色葡萄球菌（MRSA）、耐万古霉素肠球菌（VRE）、耐碳青霉烯类肠杆菌科细菌（CRE）、耐碳青霉烯类鲍曼不动杆菌（CRAB）、耐碳青霉烯类铜绿假单胞菌（CRPA）。标准预防是指基于患者的血液、体液、分泌物、非完整皮肤和黏膜均可能含有病原微生物的原则，针对医院所有的患者和医务人员采取的一组预防感染的措施。包括手卫生，根据预期可能的暴露选用手套、隔离衣、口罩、护目镜或防护面屏以及安全注射，也包括穿戴合适的防护用品处理患者环境中污染的物品与医疗器械。

一、适用范围

适用于全院各临床、医技科室和需要协作的职能部门、后勤管理部门。

二、目的

为进一步加强全院多重耐药菌的管理工作，建立、健全多学科协作机制，落实各项预防与控制措施，降低多重耐药菌在医院内流行的风险，保障医疗质量、医疗安全和工作人员的职业安全。

三、流程

普通病房多重耐药菌患者的管理见图 2－2－5。

四、注意事项

1. 多重耐药菌防控知识培训由医院感染管理部负责具体实施，各科室感控护士配合开展。培训人群包括：全院在职职工、新职工、进修生、实习生、保洁工人等。

2. 科室在 7 天内有 3 例以上新发的同种 MDRO 感染的患者或当日交班时在院患者中同时有 3 例及以上的同种 MDRO 感染的患者时，应及时报告医院感染管理部，并配合开展流行病学调查工作。

3. 对于 MDRO 患者，应在标准预防的基础上采取接触隔离预防措施。

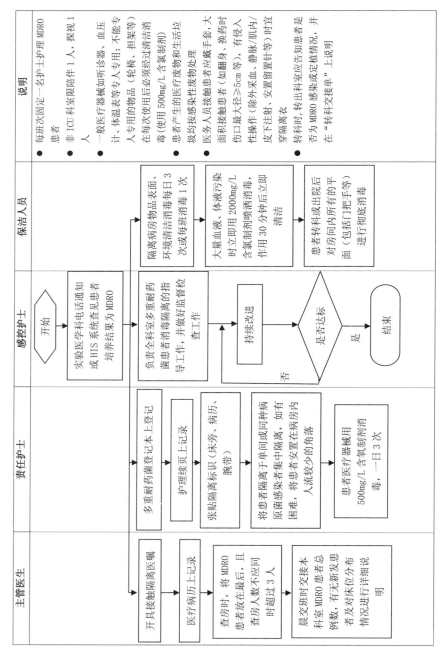

图 2-2-5　普通病房多重耐药菌患者的管理

主管医生	责任护士	感控护士	保洁人员	说明
开具接触隔离医嘱	多重耐药菌登记本上登记	开始		● 每班次固定一名护士护理 MDRO 患者
医疗病历上记录	护理续页上记录	实验医学科电话通知或患 HIS 系统查见患者培养结果为 MDRO	隔离病房物品表面、环境清洁消毒每日 3 次或每班清消毒 1 次	● 非 ICU 科室限制陪伴 1 人
查房时，将 MDRO 患者放在最后，且查房人数不超过 3 人	张贴隔离标识（床头、病历、腕带）	负责全科室多重耐药菌患者消毒隔离的指导工作，并做好监督检查工作	大量血液、体液污染时立即用 2000mg/L 含氯制剂喷洒消毒，作用 30 分钟后立即清洁	● 一般医疗器械如听诊器、血压计、体温表等专人专用；不能专人专用的物品（轮椅、担架等）在每次使用后必须经过清洁消毒（使用 500mg/L 含氯制剂） ● 患者产生的医疗废物和生活垃圾均按感染性废物处理
晨交班时交接本科室 MDRO 患者总例数，有无新发患者及对床位分布情况进行详细说明	将患者隔离于单间或同种病原菌感染者集中隔离，如有原菌隔离于单间或同种同病原菌感染者集中隔离，如有困难，将患者安置在病房内人流较少的角落	持续改进	患者转科或出院后对房间内所有的平面（包括门把手等）进行彻底消毒	● 医务人员接触患者（如翻身、换药时、有侵入性操作（除外采血、静脉/皮下注射、安置留置针等）时宜穿隔离衣
	患者医疗器械用 500mg/L 含氯制剂消毒，一日 3 次	是否达标 否　是 结束		● 转科时，转出科室应告知患者是否为 MDRO 感染或定植情况，并在 "转科交接单" 上说明

第三章

ICU 护理管理

ICU 护理管理包括对患者收治、外出检查、转科、出院办理管理，对重症患者进行饮食护理、身体约束、谵妄处理的管理，对 ICU 护理单元自备药品、重要仪器设备管理，以及对家属的探视管理，以确保病房规范运行，患者的护理措施落实到位。

第一节　ICU 患者出院管理

ICU 患者自动出院是指 ICU 患者在疾病未痊愈的情况下，患者或亲属由于各种原因提出放弃继续住院治疗请求，并签署《自动出院同意书》，由医生开具"自动出院"医嘱后出院。ICU 患者痊愈出院是指 ICU 患者治疗痊愈后出院。

一、适用范围

全院 ICU 性质的护理单元。

二、目的

1. 明确 ICU 患者出院管理的流程和内容，保障出院相关准备工作的质量与效率。

2. 明确各岗位人员出院准备的职责。

3. 确保 ICU 患者出院交接的流畅性与完整性，保障患者的转运安全，提高患方满意度。

三、流程

ICU 患者自动出院流程、ICU 患者痊愈出院流程分别见图 2 - 3 - 1、图 2 - 3 - 2。

四、注意事项

1. 出院当日不结账的患者，医生需查看患者住院押金余额，请家属缴费至不欠费，并检查患方签字是否完整，是否为授权委托人，签字完善后患者方可离院。

2. 出院证由医疗组主管医生负责开具。

3. 医护人员可视情况护送患者出院。

4. 结账及复印病历等相关办理流程应主动告知患方，做好解释工作。

5. 婴幼儿出院时，须与家属仔细核对患儿腕带，并对家属身份证号码进行登记，确定家属与患儿是直系亲属关系，管床护士与家属进行双签字。

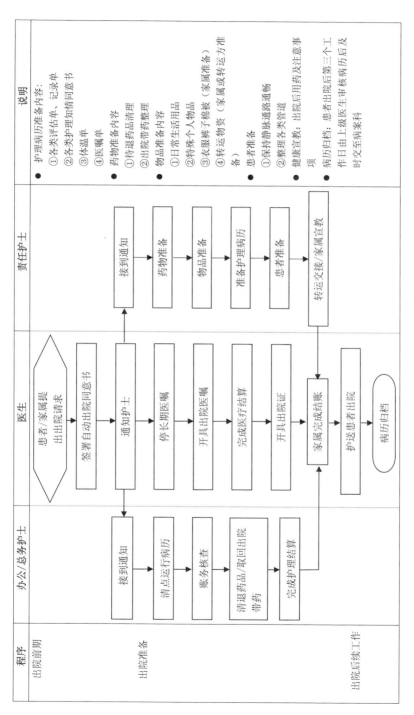

图 2-3-1 ICU 患者自动出院流程

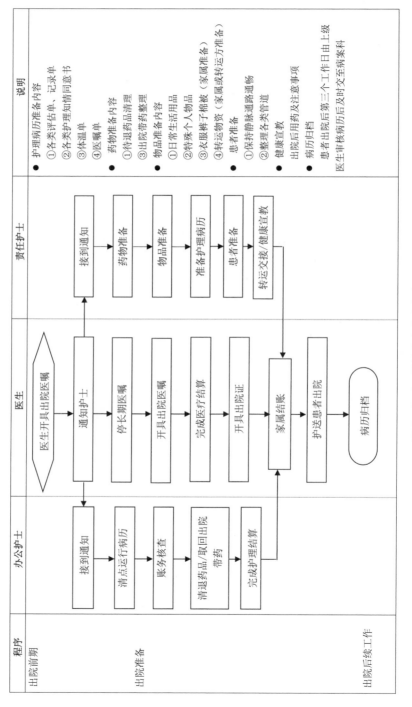

图2-3-2 ICU患者痊愈出院流程

第二节 ICU 危重患者收治管理

危重患者是指各种原因导致一个或多个器官与系统功能障碍、危及生命或具有潜在高危因素的患者。

一、适用范围

全院 ICU 性质的医疗护理单元。

二、目的

1. 明确 ICU 患者收治的流程和内容，提高相关准备工作的质量与效率。

2. 明确准备收治患者时，各岗位人员的工作职责。

3. 确保 ICU 患者在住院过程中得到及时、安全、有效的护理服务。

三、流程

ICU 危重患者收治管理见图 2 - 3 - 3。

四、注意事项

1. 患者转入 ICU 前，ICU 住院总应充分评估患者是否符合 ICU 重症患者转入标准，如果符合，应在患者情况相对稳定的条件下进行转运，以保证患者转运途中安全。

2. 住院总会诊后，需要告知办公室护士患者情况，办公室护士负责协调患者床位，多重耐药和传染病患者尽量安排在单间，开放伤口的患者不宜安置在多重耐药及传染病患者旁边。

3. 患者进入 ICU 后，住院总、责任医生和护士应在安置好患者，知晓患者生命体征的情况下再进行交接班。

4. ICU 住院总电话 24 小时保持通畅。

程序	管床医生	住院总	办公室护士	责任护士	说明

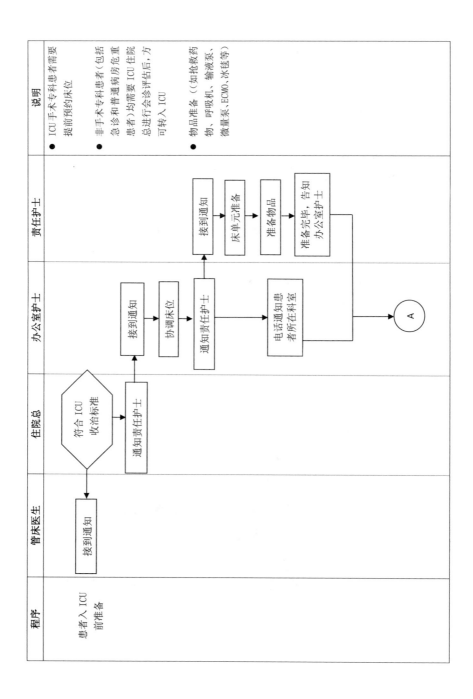

患者入 ICU 前准备

管床医生：接到通知

住院总：符合 ICU 收治标准 → 通知责任护士

办公室护士：接到通知 → 协调床位 → 通知责任护士 → 电话通知患者所在科室 → A

责任护士：接到通知 → 床单元准备 → 准备物品 → 准备完毕，告知办公室护士

说明：
● ICU 手术专科患者需要提前预约床位
● 非手术专科患者（包括急诊和普通病房危重患者）均需要 ICU 住院总进行会诊评估后，方可转入 ICU
● 物品准备（（如抢救药物、呼吸机、输液泵、微量泵、ECMO、冰毯等）

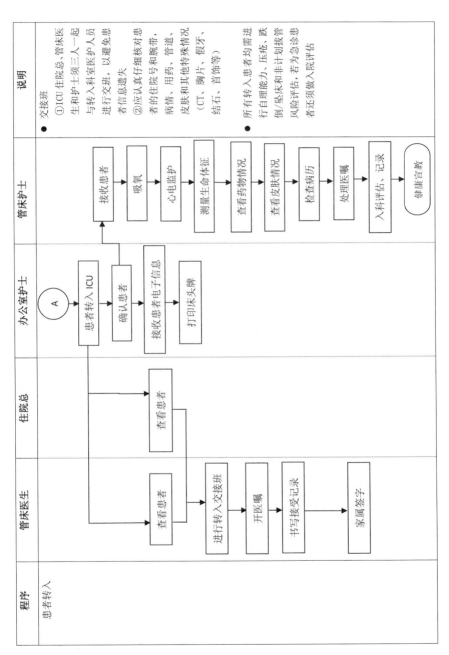

图 2 - 3 - 3 ICU危重患者收治管理

5. 向家属健康宣教时，告知 ICU 探视制度和患者所需物品准备；同时核对家属电话，告知 24 小时保持电话通畅。

6. 如果遇到重大灾害或公共卫生事件（如地震、泥石流等），ICU 将成立科主任牵头的救援小组，第一时间协调床位、物资和人力等，做好应急救援。

第三节　ICU 患者探视管理

探视是指患者在 ICU 住院期间，其家属、同事、亲友等人员按照科室管理规范进入 ICU 病室看望患者。

一、适用范围

全院 ICU 性质的医疗护理单元。

二、目的

1. 降低患者及家属紧张、恐惧心理。

2. 有助于家属了解并参与患者治疗计划。

3. 保证临床工作有序进行。

三、准备

1. 环境准备：环境安静、整洁，光线充足，病室温、湿度适宜，探视前 15 分钟应减少侵入性操作。

2. 护士准备：着装整洁，责任护士熟悉并整理所管患者的病情相关资料。

3. 医生准备：评估患者生命体征、意识状况，熟悉当日检查结果，确定下一步治疗计划。

4. 患者准备：体位舒适，冷暖适宜，床单元整洁。

5. 家属准备：洗手、戴口罩、戴帽子、穿隔离衣。

四、流程

ICU 患者探视管理流程见图 2 - 3 - 4。

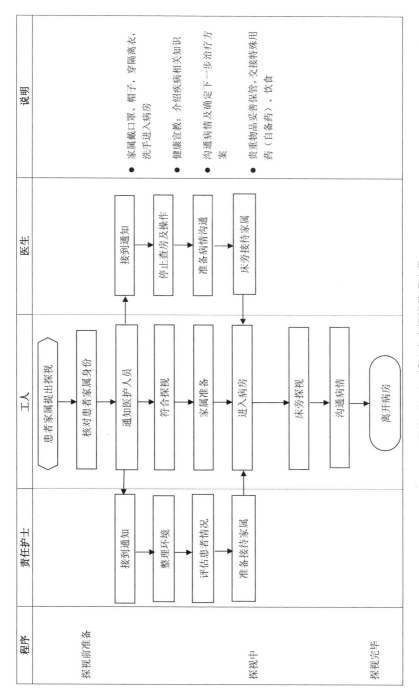

图 2 - 3 - 4　ICU 患者探视管理流程

五、注意事项

1. 家属对 ICU 环境陌生，容易产生恐惧心理，在救治患者的过程中应重视对家属的照护。

2. 关注家属的需求，定期开展公休会，缓解家属的不良情绪，增加其信任感，使其更好地配合救治工作。

3. 探视者不得在病区内随意使用电子产品，勿在病区内随意走动，防止交叉感染。

4. 特殊情况下，应灵活掌握探视时间，但需经过医疗组长、护士长或护理组长同意。

5. 探视者在探视过程中应遵守法律法规，尊重医护人员，并有维护医疗秩序的义务。

6. 尽量减少不必要的访客探视。

7. 探视人有疑似或证实呼吸道感染症状时，或探视人为婴幼儿，禁止进入 ICU 探视。

8. 探视者进入 ICU 前穿隔离衣、戴口罩，进入病室前后应洗手或用快速手消毒液消毒双手。探视期间尽量避免触摸患者及周围物体表面，探视时间不超过 30 分钟。

9. 对于疑似有高传染性的感染如禽流感、SARS 等应避免床旁探视。

第四节　ICU 患者外出检查管理

ICU 患者外出检查是指危急重症患者因病情需要外出检查，为临床诊断和治疗提供依据，是诊疗过程的重要环节，外出检查环节涉及多部门医护技工的共同协作，保障外出检查过程中危急重症患者的生命安全。

一、适用范围

适用于全院 ICU 性质的护理单元。

二、目的

1. 明确危急重症患者外出检查的流程和内容，做到流程化管理。

2. 有利于多部门医、护、技、工在外出检查环节共同协作，保障工作顺利进行。

3. 保障危急重症患者转运途中及检查治疗过程中的生命安全。

三、准备

1. 用物准备：便携式心电监护仪、氧气枕、氧气瓶、便携式呼吸机、连接用管路、外出气管插管箱、外出药品急救箱、带蓄电功能微量泵、带蓄电功能容量泵、手动或脚动吸痰器。按需准备棉被，防止患者受凉。

2. 环境准备：整理所有管道管线，清理不必要带出的管道、管线；保持各引流管畅通。整理床单元。

3. 护士准备：核实外出检查风险告知书、核实医嘱。按患者实际情况准备外出检查所需物品、药品。整理核查所有管道线路，标识清楚，保障气道及静脉通畅，血管活性药物持续输注；通知中央运输科。

4. 患者准备：告知患者及家属外出检查的意义，做好心理、生理准备。

四、流程

ICU 患者外出检查管理流程见图 2－3－5。

五、注意事项

1. 充分评估病情，确认检查，告知家属检查的必要性和风险并签署医疗文书，核实对方为授权委托人。

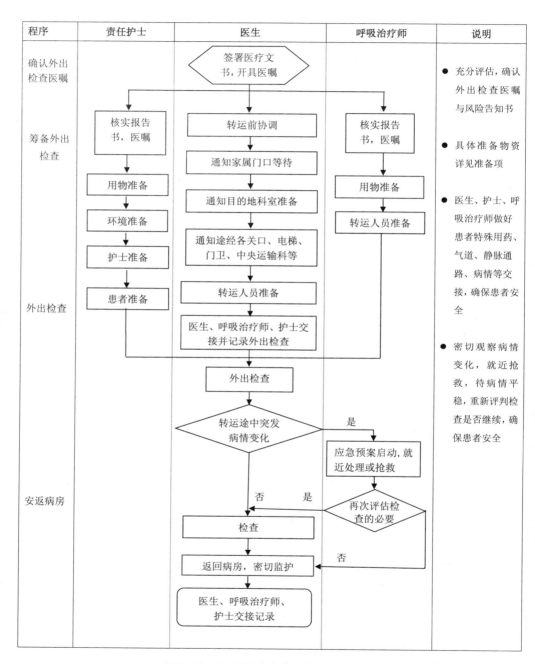

图 2 -3 -5 ICU 患者外出检查管理流程

2. 外出检查前注意转运风险的评估，做好准备，只带必须的管路和液体，暂停不必要的液路；搬动患者时夹闭各种引流管（气胸除外），避免返流，预防管道脱出。

3. 保证各种生命支持仪器设备正常运行，密切监测患者各项生命体征，注意保暖。

4. 保护各种管道通畅，妥善固定，以防脱落。

5. 防止患者发生意外损伤。

6. 检查过程中密切观察患者病情、意识状态、生命体征等，如有特殊病情变化，及时处置，就近抢救，待病情平稳，重新评判检查是否继续，或根据病情停止检查，确保患者安全。

7. 检查完毕返回 ICU 后，妥善安置患者，继续监护，并做好详细记录。

8. 整理、清点用物，及时处理、消毒，放回原处备用。

第五节　ICU 患者约束管理

身体约束是指出于某种目的，采用物理或药物方法对患者约束，或限制其身体的自由活动，或干预其做出某种决定，即以减少其自伤或伤害他人的风险。

一、适用范围

全院 ICU 性质的护理单元。

二、目的

1. 控制患者危险行为（如自杀、自伤、极度兴奋冲动、有明显攻击性行为），避免伤害他人或自伤。

2. 防止小儿或意识不清者发生坠床、抓伤、撞伤或拉扯治疗性管道、伤口等，而给患者带来伤害或影响治疗护理。

3. 保护患者，减少因意识、思维和注意力改变造成的自伤行为，以及危害他人安全，扰乱医疗秩序的行为。

4. 确保治疗及护理工作顺利进行。

5. 减少镇静药物的使用。

三、流程

ICU 患者约束管理流程见图 2 - 3 - 6。

四、注意事项

1. 手术患者转回 ICU，医护共同评估患者病情、意识、配合程度、镇静药物使用等，决定是否使用约束。

2. 患者约束必须有医生开具的医嘱，术后患者开具约束临时医嘱。如遇紧急情况护士可先对患者实施约束，再由医生开具约束医嘱。

3. 根据约束需求及目的选择约束患者的部位，如腕部、踝部、肩部、胸部、腰部。

4. 向患者及家属介绍约束的目的，可能出现的风险、意外及不可预见的危险情况，并征得患者及家属同意。

5. 紧急约束：患者发生或将要发生伤害自身、危害他人安全、扰乱医疗秩序行为等紧急情况，来不及告知患者监护人情况下，医务人员将对患者实施保护性约束医疗措施，由医生在 2 小时内开具医嘱，并在实施后尽快告知患者监护人。

6. 对清醒患者，护士应向患者解释约束的目的、意义、必要性，争取患者的配合，倾听患者的感受，并尽量满足患者的合理需求。

7. 烦躁、谵妄患者经医生评估后可适度镇静，加强巡视及心理护理，减少患者恐惧及伤害行为。

8. 经常检查约束部位，避免患者自行将约束带解开或受到其他伤害。

9. 及时修剪患者指甲或为患者戴上手套以防抓伤。

步骤	流程	说明

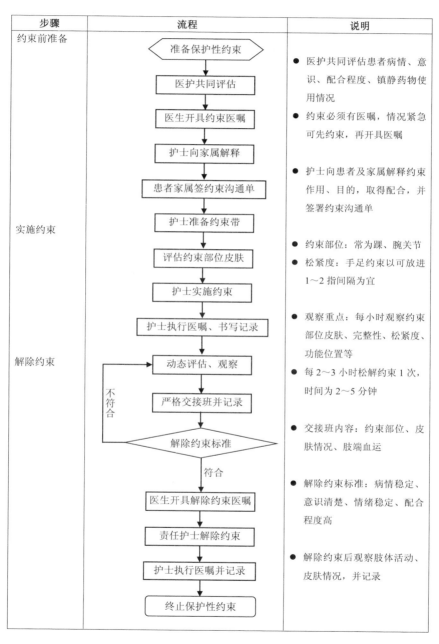

图2-3-6 ICU患者约束管理流程

第六节 ICU 患者谵妄处置管理

谵妄是一种急性的、可逆的精神紊乱综合征，以精神状态急性变化及波动为特点，主要表现为注意力易转移、思维混乱、感觉异常（存在幻觉与错觉）及意识障碍、精神活动亢进、行为异常（活动过度或活动减少）、睡眠觉醒周期紊乱和情绪波动。

一、适用范围

全院 ICU 性质的护理单元。

二、目的

1. 识别引起谵妄发生的危险因素，如长时间约束、睡眠剥夺、使用精神类药物等，及时去除诱因，减少谵妄发生。

2. 早期发现谵妄患者，及时给予干预，保障患者护理质量与安全。

3. 护士正确使用评估工具对患者谵妄的发生进行评估，针对评估结果能够和医生团队一起进行处理，缩短谵妄持续的时间。

4. 培养、锻炼护士专业素养能力：提高护士病情评估和预见性处理能力，提高全面关注患者治疗环境的意识。

三、流程

ICU 患者谵妄处置管理流程见图 2 - 3 - 7。

四、注意事项

（一）评估人员

1. 应该由医生、护士一起参与评估，医生和护士必须经过专科理论和操作的培训，且对 CAM - ICU 评估法熟悉，能够正确使用和判断。

2. 医护人员应该共同制定镇痛镇静目标，共同预防和处理谵妄的发生，按照指南推荐意见做好预防、观察和处理。

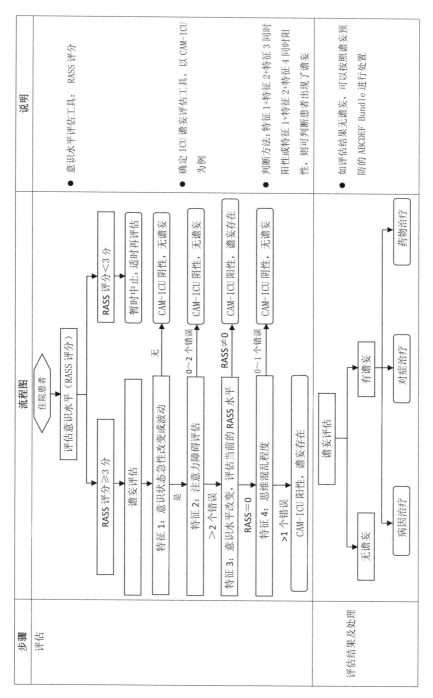

图 2 - 3 - 7 ICU 患者谵妄处置管理流程

（二）评估工具

1. RASS 评分法

表 2 -3 -1　　RASS 评分表

+4	有攻击性	明显的好战行为、暴力行为、对工作人员构成直接的危险
+3	非常躁动	抓或拔除引流管或各种插管；具有攻击性
+2	躁动焦虑	频繁的无目的动作，与呼吸机抵抗
+1	不安焦虑	焦虑不安，但动作不是猛烈的攻击
0	清醒安静	清醒自然状态
-1	昏昏欲睡	不能完全清醒，但声音刺激能够叫醒并维持觉醒状态（睁眼/眼睛接触，≥10 秒）
-2	轻度镇静	声音能叫醒并有短暂的眼睛接触（<10 秒）
-3	中度镇静	声音刺激后有动静或睁眼反应（但无眼睛接触）
-4	重度镇静	对声音刺激无反应，但身体刺激后有动静或睁眼反应
-5	不可叫醒	对声音或身体刺激均无反应

2. ICU 意识迷糊评估法（CAM - ICU）

（1）意识评估内容：与基线情况相比，患者的意识状态是否发生急性改变，或过去 24 小时之内，患者的意识状态是否有波动。

（2）注意力障碍评估方法："当我读到数字'8'时，请捏一下我的手"，按顺序读以下数字：6、8、5、9、8、3、8、8、4、7。错误情况：读"8"时没有捏手或读其他数字时做出捏手动作。如果不能完成数字法（听力有问题），可以采用图片法。

（3）思维混乱评估方法：石头是否能浮在水面上？海里面是否有鱼？1 斤（1 斤 =0.5 kg）是否比两斤重？你是否能用榔头钉钉子？执行指令："伸出这几根手指"（检查者在患者面前伸出两根手指），"现在用另一只手伸出同样多的手指"（这次检查者不做示范）或"再增加一根手指"（如果患者只有一只手能动）。

（三）谵妄分类

谵妄分为极度活跃型、不活跃型、混合型，所以医护人员在日常工作中一定要做好观察，动态评估，不要忽略掉非典型症状患者。成人ICU应该常规监测谵妄。

（四）谵妄的治疗

1. 病因治疗：控制感染，避免或减少使用影响认知功能的药物，纠正低氧，纠正贫血，补充营养，治疗脱水、水电解质紊乱等。

2. 对症处理保持环境安静，增加定向力刺激，减少对患者的约束，管理疼痛，减轻焦虑情绪，保持良好的睡眠周期，家人多陪护，早期运动康复等。

3. 药物治疗指南不主张使用药物预防谵妄，抗精神病药物的安全性和有效性的证据是缺乏的，故主张以预防为主。

第七节　ICU患者转科处置管理

ICU患者转科是指重症监护病房的患者经过精心的监护治疗及护理后病情平稳，经过医生评估确定后，转移至其他专科病房继续治疗护理的过程。

一、适用范围

全院ICU性质的护理单元。

二、目的

1. 明确ICU患者转科的流程及内容，提高工作效率。

2. 明确ICU患者转科涉及人员的工作职责。

3. 确保ICU患者治疗与护理的连续性，保障患者护理质量与安全。

4. 培养、锻炼护士的专业素养能力：提高护士对患者重点病情的掌握能力，与接收科室及接班护士交接沟通能力。

5. 提升护士及工人在ICU患者转运途中对突发事件的处理应对能力及预估处理能力。

三、流程

ICU患者转科处置流程见图2-3-8。

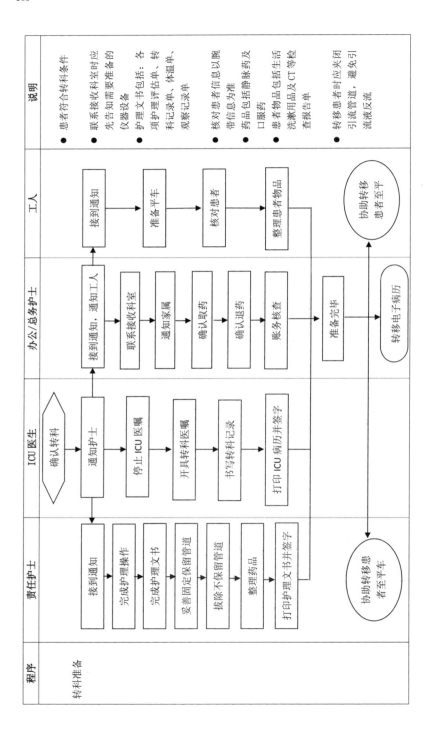

程序	责任护士	ICU 医生	办公/总务护士	工人	说明
转科准备	接到通知 → 完成护理操作 → 完成护理文书 → 妥善固定保留管道 → 拔除不保留管道 → 整理药品 → 打印护理文书并签字 → 协助转移患者至平车	确认转科 → 通知护士 → 停止 ICU 医嘱 → 开具转科医嘱 → 书写转科记录 → 打印 ICU 病历并签字	接到通知，通知工人 → 联系接收科室 → 通知家属 → 确认取药 → 确认退药 → 账务核查 → 准备完毕 → 转移电子病历	接到通知 → 准备平车 → 核对患者 → 整理患者物品 → 协助转移患者至平车	● 患者符合转科条件 ● 联系接收科室时应先告知需要准备的仪器设备 ● 护理文书包括：各项护理评估单、护理记录单、体温单、观察记录单 ● 核对患者信息以腕带信息为准 ● 药品包括静脉药及口服药 ● 患者物品包括生活洗漱用品及 CT 等检查报告单 ● 转移患者时应夹闭引流管道，避免引流液反流

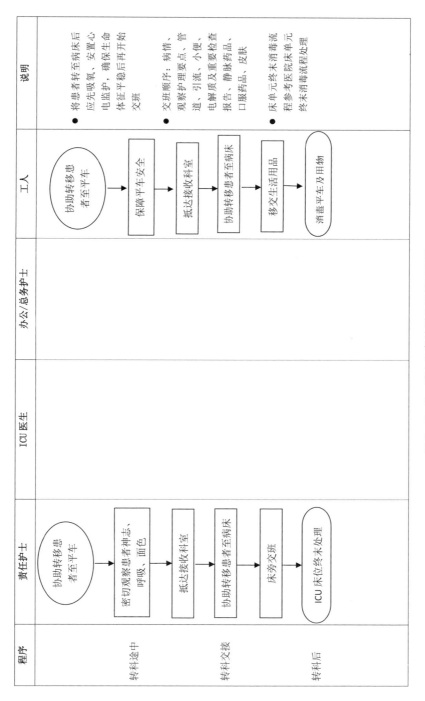

程序	责任护士	ICU 医生	办公/总务护士	工人	说明
转科途中	协助转移患者至平车 → 密切观察患者神志、呼吸、面色			协助转移患者至平车 → 保障平车安全	● 将患者转至病床后应先吸氧、安置心电监护，确保生命体征平稳后再开始交班
转科交接	抵达接收科室 → 协助转移患者至病床 → 床旁交班			抵达接收科室 → 协助转移患者至病床 → 移交生活用品	● 交班顺序：病情、观察护理要点、管道、引流、小便、电解质及重要检查报告、静脉药品、口服药、皮肤
转科后	ICU 床位终末处理			消毒平车及用物	● 床单元终末消毒流程参考医院床单元终末消毒流程处理

图 2 - 3 - 8 ICU 患者转科处置管理流程

四、注意事项

1. 应确保患者安全，生命体征平稳才能开始转科。

2. 患者若为多重耐药菌感染，应先与接收科室沟通，尽量安排在单间隔离。

3. 护理评估单包括压疮评估单、跌倒评估单、自理能力评估单、非计划拔管评估单、营养评估单、深静脉血栓风险评估单。

4. 转运过程中如果遇到突发情况，以保护患者安全为先，遇到需要抢救的情况，可马上将患者转回 ICU 抢救。

第八节　ICU 患者自备饮食管理

自备饮食是指患者在住院期间由患者家属自行准备的饮食。

一、适用范围

ICU 性质的护理单元。

二、目的

1. 保障患者饮食质量和安全。

2. 减少差错、纠纷的发生。

3. 制定自备饮食落实的有效方式。

三、准备

1. 用物准备：患者家属的自备饮食。

2. 环境准备：干净、整洁、床旁桌。

3. 护士准备：着装整洁，佩戴口罩、帽子。

4. 患者准备：抬高床头、协助进食。

四、流程

ICU 患者自备饮食管理流程见图 2 - 3 - 9。

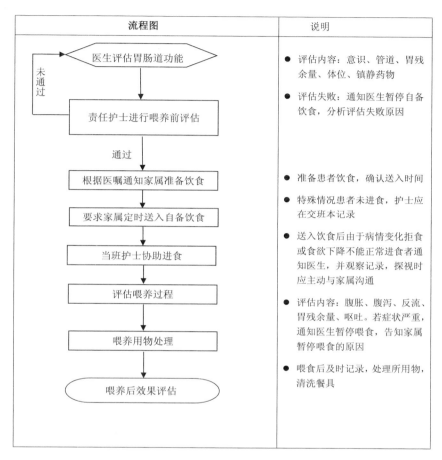

图2-3-9 ICU患者自备饮食管理流程

五、注意事项

1. 护士应主动、勤询问患者是否需要进食。

2. 所有熟食应加热后给患者管喂。

3. 协助进食时应避免患者发生呛咳而引起的窒息。

4. 意识障碍的患者在管喂前应该进行胃肠减压，抬高床头30°（无体位特殊要求）。

5. 专业组长每日监督患者饮食执行完成情况。

第九节　ICU仪器设备外出维修管理

医疗器械是指单独或者组合使用于人体的仪器、设备、器具、材料或者其他物品，包括所需要的软件；其用于人体体表及体内的作用不是用药理学、免疫学或者代谢的手段获得，但是可能有这些手段参与并起一定的辅助作用。

一、适用范围

全院ICU性质的护理单元

二、目的

1. 保证仪器设备安全用于临床监测、治疗、护理和急救等工作。

2. 保证临床医疗护理工作能及时获得需要的相关仪器设备使用。

3. 通过对维修仪器的管理，以便掌握仪器维修情况和防止维修时发生遗失。

三、流程

ICU仪器外出维修管理流程见图2-3-10。

四、注意事项

1. 对外出维修设备时间较长者，总务护士应定期打电话了解设备维修情况。

2. 经设备科专业人员鉴定无法维修的设备，总务护士应汇报护士长后，在医院综合运营管理系统上申请"报废"。

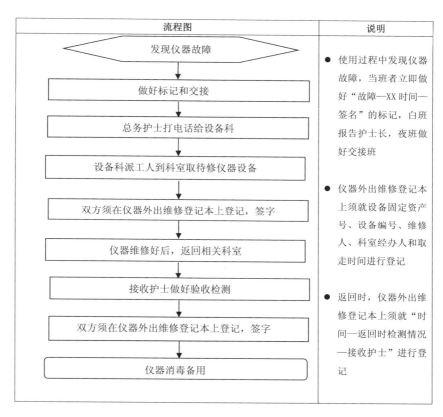

图 2 -3 -10　ICU 仪器外出维修管理流程

第十节　ICU 患者自备药品管理

自备药品是指在住院期间患者使用本人或家属带入本医疗机构内而非本院药剂科提供的药品。

一、适用范围

全院 ICU 性质的护理单元。

二、目的

1. 明确自备药品交接的流程和内容，保障自备药品使用管理流程化。

2. 保证临床用药安全，预防治疗用药不良事件发生。

3. 确保患者治疗与护理的连续性，促进患者及家属参与治疗，加强患者用药安全。

三、流程

ICU 患者自备药品管理流程见图 2 – 3 – 11。

四、注意事项

1. 医患双方需签署《自备药品使用知情同意书》，并将该医疗文书放于患者病历存档。

2. 医生开具医嘱时注明"自备药品"。

3. 患者应提供自备药品说明书及购药发票原件，交予所在临床科室药品护士审验，特殊自备药品说明书应留存于病历。

4. 药品护士接收自备药品时，应记录其规格、剂量、剂型、数量、效期、批号。

5. 责任护士执行医嘱时，严格进行三查七对，观察用药后反应。

6. 存在以下问题的自备药品一律不得接受使用。

（1）自备药品标签不清楚或无药品说明书的。

（2）要求避光、冷藏等一些特殊药品，如家属未按要求进行保管送入的。

（3）自备药品出现混淆沉淀的。

（4）过期或一个月内到期的。

（5）国产药品无国药准字号的。

（6）进口药品未标明进口药品注册证号的。

（7）无正规发票或无发票的自备药品。

（8）适应证与诊断不相符的。

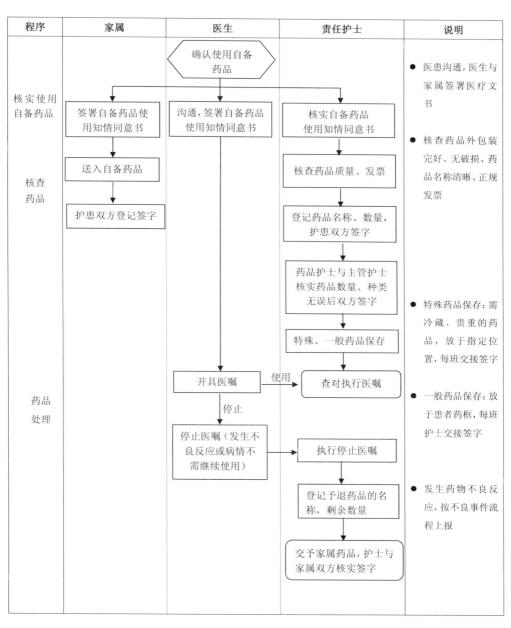

图 2 -3 -11 ICU 患者自备药品管理流程

第四章
疼痛患者护理管理

疼痛护理管理旨在解除患者疼痛，提升患者生活质量，其工作内容包括对患者用药后跌倒/坠床风险管控，微创手术并发症、围术期管理，疼痛识别、评估，用药护理等内容，确保患者安全，提升护理质量，促进无痛病房建设。

第一节　疼痛科微创手术围术期管理

疼痛微创手术治疗是指在疼痛患者的脑神经、脊神经或内脏神经的神经节、根、干、丛或末梢等处的神经内或神经附近注入局部麻醉药、神经毁损药或以物理方法调节、阻断、毁损神经传导功能，以达到镇痛效果的治疗技术；也包括椎间孔镜手术、鞘内药物输注系统、脊髓电刺激等微创手术，均可在超声诊断仪、C 型臂 X 线机、CT 引导下进行精准治疗。

一、适用范围

疼痛科护理单元。

二、目的

保证医疗质量，保障患者安全。

三、流程

疼痛科微创手术围术期管理流程见图 2 - 4 - 1。

四、注意事项

椎间孔镜手术在手术室进行，亦适用本流程。

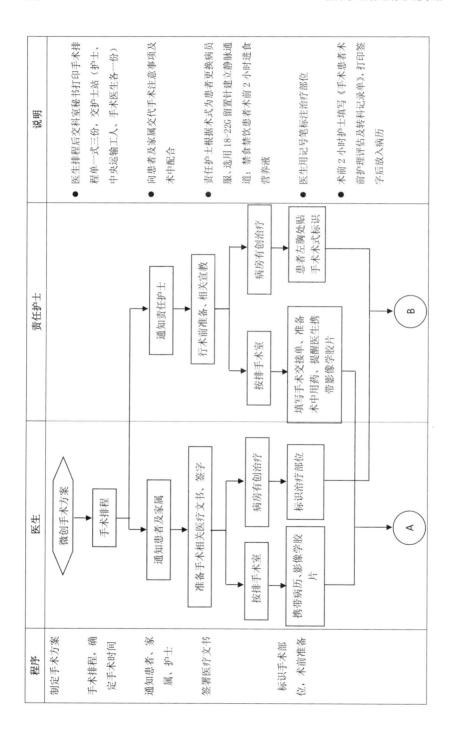

程序	医生	责任护士	说明
制定手术方案	微创手术方案		
手术排程，确定术时间	手术排程		● 医生排程后交科室秘书打印手术排程单一式三份，交护士站（护士、中央运输工人、手术医生各一份）
通知患者、家属、护士	通知患者及家属	通知责任护士	● 向患者及家属交代手术注意事项及术中配合
签署医疗文书	准备手术相关医疗文书，签字	行术前准备、相关宣教	● 责任护士根据术式为患者更换病员服，选用18~22G留置针建立静脉通道；禁食禁饮患者术前2小时进食营养液
标识手术部位、术前准备	按排手术室　病房有创治疗　标识治疗部位　携带病历、影像学胶片	按排手术室　病房有创治疗　填写手术交接单、准备术中用药、提醒医生携带影像学胶片　患者左胸处贴手术式标识	● 医生用记号笔标注治疗部位 ● 术前2小时护士填写《手术患者术前护理评估及转科记录单》，打印签字后放入病历
	A	B	

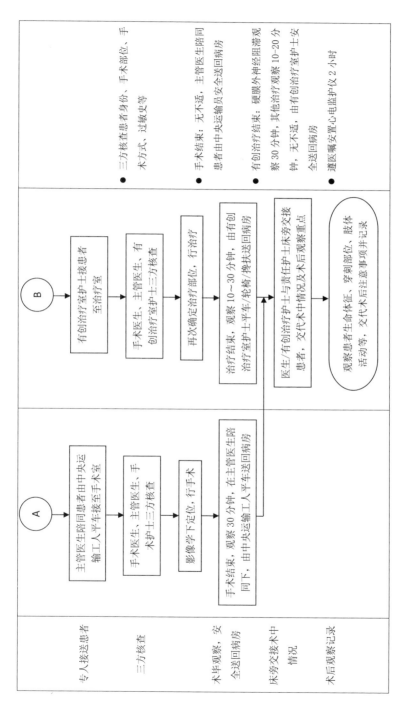

图 2 - 4 - 1　疼痛科微创术术围手术期管理流程

第二节 疼痛科微创手术并发症管理

疼痛科微创手术后可发生的并发症有：血气胸、全脊髓麻醉、皮下出血/血肿、局部麻醉药毒性反应、感染等。血气胸是指气体、血液进入胸膜腔，造成积血、积气状态，称为血气胸。全脊髓麻醉是指局部麻醉药误入蛛网膜下腔或硬脊膜下腔所致，表现为突然意识消失、呼吸停止、低血压。皮下出血/血肿是指发生在治疗部位的出血，根据其发生部位的深浅和出血量，分为皮下出血和血肿。局部麻醉药毒性反应是指局部麻醉药血液浓度快速或持续不断升高，超过机体内的负担能力和代谢速度而引发的病理反应，主要表现为中枢神经系统和心血管毒性反应。感染是指细菌、病毒、真菌等病原体侵入人体所引起的局部组织和全身性炎症反应。麻醉平面是指痛觉消失的阻滞平面，表示脊神经阻滞范围。

一、适用范围

疼痛科护理单元。

二、目的

及时发现、处理并发症，保障患者安全。

三、流程

疼痛科微创手术并发症管理流程（一）、疼痛科微创手术并发症管理流程（二）分别见图2-4-2、图2-4-3。

四、注意事项

1. 手术前有创治疗室护士/责任护士根据术式对患者行术前宣教，详细讲解术中配合及注意事项。

2. 有创治疗室护士协助患者正确摆放体位，充分暴露穿刺部位皮肤，严格消毒。

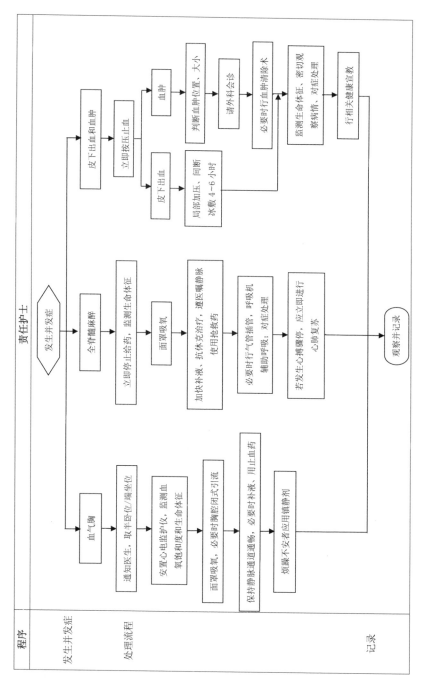

图 2 - 4 - 2　疼痛科微创手术并发症管理流程（一）

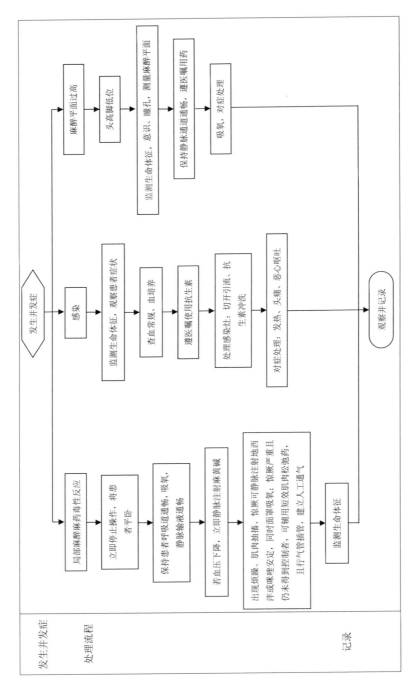

图 2 - 4 - 3　疼痛科微创手术并发症管理流程（二）

3. 手术医生严格无菌操作，遵守操作规程，穿刺到位注射药物前先行回抽，排除是否误入血管，方可推药。

4. 术毕回病房，责任护士严密观察患者生命体征、穿刺部位情况及术后症状。

5. 面部神经阻滞完毕，遵医嘱常规予穿刺点间断冰敷 4～6 小时。

6. 有创治疗室护士至床旁行术后健康指导。

第三节　疼痛评估

疼痛评估是指在疼痛治疗前后及治疗过程中利用一定的方法测定和评价患者的疼痛强度和性质，还包括对疼痛全过程中不同因素相互作用的评定。

一、适用范围
全院病房性质的护理单元。

二、目的
规范全院各科室疼痛评估流程，保证疼痛评估结果的准确性。

三、用物准备
疼痛评分尺、记录本或移动电脑、笔、PDA。

四、准备
1. 环境：整洁、安静。

2. 护士：着装整洁，洗净双手；熟练掌握疼痛评估方法及相关注意事项。

3. 患者：体位合适，情绪稳定。

五、流程
疼痛评估管理流程见图 2－4－4。

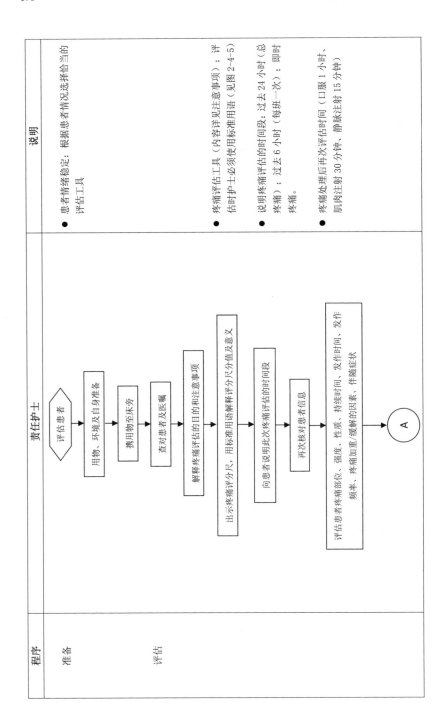

程序	责任护士	说明
准备	评估患者 → 用物、环境及自身准备 → 携用物至床旁 → 查对患者及医嘱	● 患者情绪稳定；根据患者情况选择恰当的评估工具
评估	解释疼痛评估的目的和注意事项 → 出示疼痛评分尺，用标准用语解释评分尺分值及意义 → 向患者说明此次疼痛评估的时间段 → 再次核对患者信息 → 评估患者疼痛部位、强度、性质、持续时间、发作时间、发作频率、疼痛加重/缓解的因素、伴随症状 → Ⓐ	● 疼痛评估工具（内容详见注意事项）；评估时护士必须使用标准用语（见图2-4-5） ● 说明疼痛评估的时间段：过去24小时（总疼痛）；过去6小时（每班一次）；即时疼痛。 ● 疼痛处理后再次评估时间（口服1小时、肌肉注射30分钟、静脉注射15分钟）

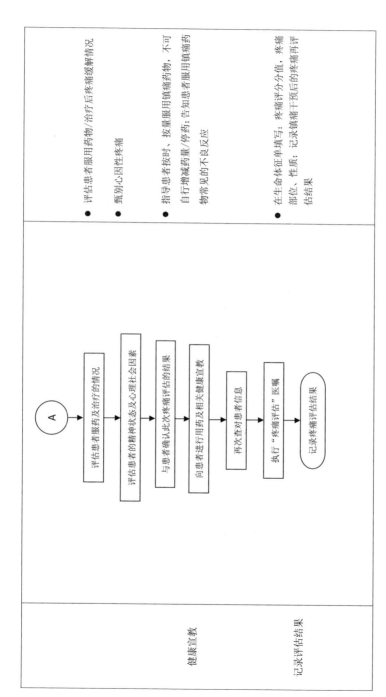

图 2-4-4 疼痛评估管理流程

- 评估患者服用药物/治疗后疼痛缓解情况
- 甄别心因性疼痛
- 指导患者按时、按量服用镇痛药物，不可自行增减药量/停药；告知患者服用镇痛药物常见的不良反应
- 在生命体征单填写：疼痛评分值、疼痛部位、性质；记录镇痛干预后的疼痛再评估结果

评估患者服药及治疗的情况

评估患者的精神状态及心理社会因素

与患者确认此次疼痛评估的结果

向患者进行用药及相关健康宣教

再次查对患者信息

执行"疼痛评估"医嘱

记录疼痛评估结果

健康宣教

记录评估结果

六、注意事项

1. 护士应根据患者情况选择合适的疼痛评估工具。

2. 常用疼痛评估工具：视觉模拟评分法（VAS）、数字评分法（NRS）、面部表情量表（Wong – Baker）、行为疼痛评估量表、重症监护疼痛观察工具（COPT）、口述分级评分量表（VRS）、prince – henry 评分法等。

3. 评估时护士应使用标准的评估用语，以保证疼痛评估结果的准确性，见图 2 – 4 – 5。

> XXX，您好！
> 这是一把疼痛评分尺，它是用一条10 cm的直线表示
> **0分，表示"无痛"**
> **10分，表示"最病"（十分疼痛）**
> 中间部分表示从0分到10分之间不同程度的疼痛
> 请您根据自己的疼痛程度拉动滑标，标出自己的疼痛
> 有多少分？

图 2 – 4 – 5　疼痛评估标准用语（VAS）

4. 疼痛程度评分值的意义：0 分（不痛）；1~3 分（轻度疼痛：生活质量、活动能力及睡眠不受影响）；4~6 分（中度疼痛：生活质量、活动能力及睡眠受影响）；7~10 分（重度疼痛：严重影响生活质量、活动能力及睡眠）；10 分（无法忍受的疼痛）。

5. 相信患者的"主诉"是疼痛评估的金标准，不能诱导患者。

6. 责任护士应对患者及家属进行疼痛相关健康教育，帮助患者正确认识和应对疼痛，让其了解疼痛评估的正确方法及重要性，提高患者主动报告疼痛的意识及疼痛评估的准确性。

第四节 疼痛管理

疼痛是指由实际或潜在的组织损伤，或对此类损伤的描述，所引起的不愉快的感觉和情感经历。急性疼痛是指继发于机体损伤或功能异常而产生的疼痛，这种疼痛通常在数天或几周内消失，持续时间不超过 3 个月。慢性疼痛是指持续或间歇性持续 3 个月以上的疼痛。

一、适用范围

全院病房性质的护理单元。

二、目的

规范全院各科室疼痛评估及管理流程。

三、准备

1. 护士：熟练掌握疼痛评估方法，使用评分标准用语，了解注意事项，向患者做好解释工作，衣帽整洁，洗净双手。

2. 患者：体位合适，情绪稳定。

3. 环境：整洁、安静。

4. 用物：疼痛评分尺、记录本、笔、PDA。

四、流程

疼痛管理流程见图 2 - 4 - 6。

五、注意事项

1. 疼痛是第五大生命体征，应与体温（T）、脉搏（P）、呼吸（R）、血压（BP）一样进行常规监测。

2. 健康宣教：责任护士应对患者及家属进行疼痛相关健康教育，帮助患者正确认识和应对疼痛，让其了解疼痛评估的正确方法及评估的重要性，提高患者主动报告疼痛的意识及疼痛评估的准确性。

3. 用药指导：责任护士应对患者进行镇痛药物的用药指导，确保患者按时、正确服用镇痛药物，并观察镇痛效果及不良反应并及时通知医生处理。

程序	医生	责任护士	说明

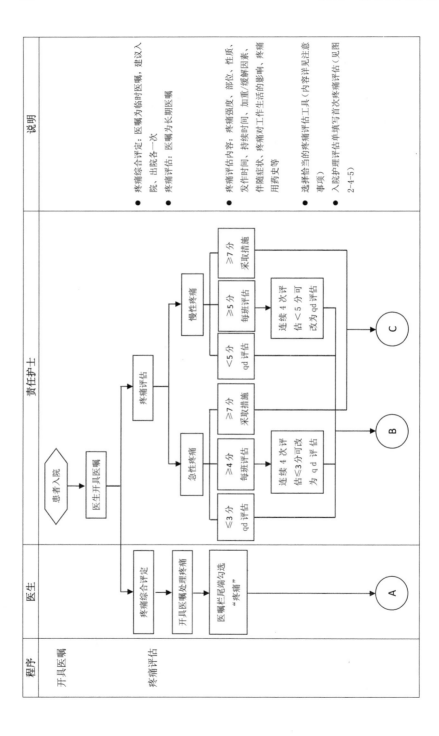

程序
开具医嘱
疼痛评估

医生
疼痛综合评定 → 开具医嘱处理疼痛 → 医嘱栏尾端勾选"疼痛" → Ⓐ

责任护士
患者入院 → 医生开具医嘱 → 疼痛评估

急性疼痛：
- ≤3分 qd评估
- ≥4分 每班评估
- ≥7分 采取措施
- 连续4次评估≤3分可改为qd评估 → Ⓑ

慢性疼痛：
- <5分 qd评估
- ≥5分 每班评估
- ≥7分 采取措施
- 连续4次评估<5分可改为qd评估 → Ⓒ

说明
- 疼痛综合评定：医嘱为临时医嘱，建议入院、出院各一次
- 疼痛评估：医嘱为长期医嘱
- 疼痛评估内容：疼痛强度、部位、性质、发作时间、持续时间、加重/缓解因素、伴随症状、疼痛对工作生活的影响、疼痛用药支等
- 选择恰当的疼痛评估工具（内容详见注意事项）
- 入院护理评估单填写首次疼痛评估（见图2-4-5）

2. 明确出院时相关岗位人员的工作职责。

3. 确保患者出院办理的顺畅性，提高患者的出院满意度。

三、流程

心理卫生中心患者出院管理流程见图 2-5-1。

四、注意事项

1. 除计划出院外，特殊情况需临时出院者，应提前（至少 2 小时）告知主管医生。

2. 自动出院患者应签署相关医患沟通书后再办理出院。

3. 住院期间，市、省社保应先预付住院总费用的 50%，出院时在医院社保办公室结算。外地社保全额支付，出院后回当地报销。（具体程序及所需手续应咨询当地社保局）。

4. 若需复印病历相关资料者需出院 15 个工作日后，持出院病情证明书、患者身份证或户口本（若非患者本人无法到场，则需代理人身份证明及患者签名的授权委托书）至医院病案科办理相关手续。

5. 需办理特殊门诊的患者，需持已盖财务章的出院病情证明书、就诊卡及医保卡在下次门诊就诊时进行办理，办理时需在门诊挂号（主治医生以上级别），由医生开特殊门诊申请单，患者再至二楼特殊门诊窗口办理相关手续。

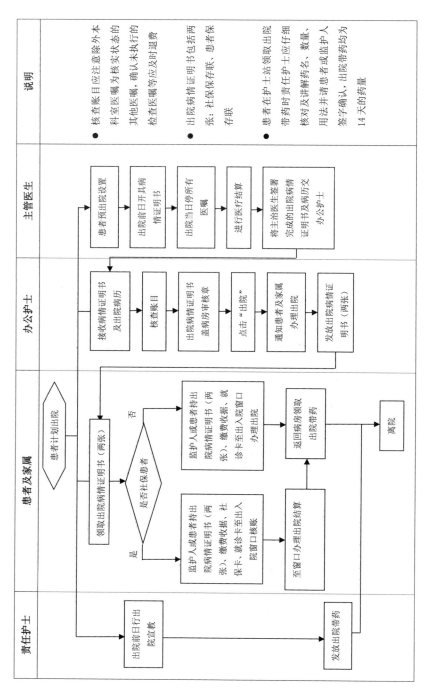

图 2-5-1 心理卫生中心患者出院管理流程

第二节　心理卫生中心患者入院管理

心理卫生中心患者入院是指符合心理卫生中心收治范围的患者经心理卫生中心专科医生开具入院证后，转运至住院部病房的过程。

一、适用范围

心理卫生中心开放式病房性质的护理单元。

二、目的

1. 明确患者入院的流程和内容，优化入院办理流程，提高患者入院办理的质量与效率。

2. 明确患者入院时相关岗位人员的工作职责。

3. 缩短患者入院等待时间，保证患者安全，提高患者入院满意度。

三、流程

心理卫生中心患者入院管理流程见图 2 - 5 - 2。

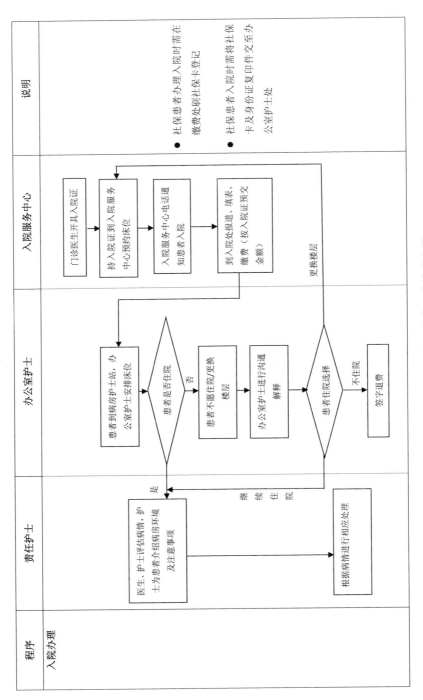

图 2 – 5 – 2　心理卫生中心患者入院管理流程

四、注意事项

1. 社保患者需在三天内办理相应手续，具体流程见社保办理流程。

2. 到入院处办理好手续后，应将入院证、腕带条码带等交至病房办公室护士处，就诊卡、入院缴费收据由患者监护人妥善保管，出院时结账用。

3. 腕带条码带由护士为患者戴在手腕上，告知患者出院之前不能自行将其取下，住院期间治疗、检查等多处都将使用条码识别患者身份。该条码带可防水，若遗失或脱落请及时告知其主管护士，并前往入院处重新打印。

4. 患者入院时提供的相关资料均应全面、真实、准确。

5. 患者至病房后，如无家属陪同，办公室护士应要求患者联系家属尽快来院签署相关知情同意书并办理入院手续，患者信息保留至等待区直至患者家属来院。如患者拒绝留陪，办公室护士应及时请住院总或所属医疗组住院医生评估，医生评估后如要求必须留陪且患方拒绝者，与患方做好沟通解释并签字退费。如患者不愿退费，患者家属尚未来院且患者病情需要及时处理，应以先救治患者为原则，及时联系患者监护人告知患者病情以及需要来院签署相关知情同意书及留陪等，并进行电话录音，电话不能接通者应用住院总值班手机短信通知联系，截屏存档。联系家属未果应及时报医疗组长并上报不良事件。

6. 患者至病房后，如因自身原因要求更换楼层或退费，请办公岗位老师在《入院知情告知书》背面据实书写"患者要求（更换楼层/退费），护士已进行解释沟通，患者仍坚持（更换楼层/退费）"，并让办公室护士签字、患方签字。

第三节　心理卫生中心封闭式病房探视管理

精神科探视是指精神疾病患者在住院期间，有权利会见来访探视者，医院及工作人员不能侵害其探视自由。

一、适用范围

心理卫生中心封闭式病房。

二、目的

1. 明确患者探视权，协助患者进行探访活动。

2. 明确探视时间内工作人员的职责。

3. 标准化探视流程，更好地提高探视效率，减少等待，保障患者安全。

4. 提高工作人员与患者、家属的沟通交流、协调能力。

三、流程

心理卫生中心封闭式病房探视管理流程见图 2 - 5 - 3。

四、注意事项

1. 探视时间：每周安排固定时间探视。

2. 探视地点：固定探视区，除特殊情况外。

3. 探视人员：持探视证的来访者，每次不宜超过 2 人，谢绝年老体弱、7 岁以下儿童及传染性疾病患者探视。

4. 探视期间，安排 2 位工作人员，主要负责人工登记来访者信息，核对探视证与患者信息是否符合，辅助工作人员维护探视区域秩序和危险品排查管理。

5. 探视人员在规定时间和地点内探视，自觉遵守医院正常的工作秩序。

6. 探视结束，患者先回病房，家属后离开。

程序	流程图	流程说明

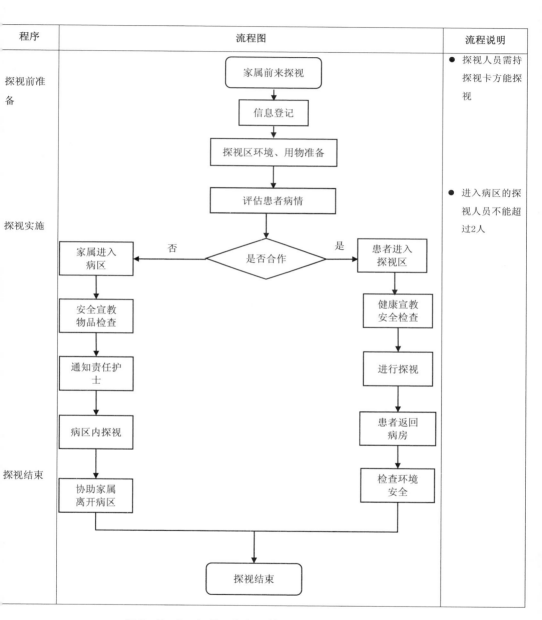

图 2-5-3 心理卫生中心封闭式病房探视管理流程

第四节　心理卫生中心开放式病房门禁管理

门禁是指门的禁止权限，是对病房的戒备防范。

一、适用范围

心理卫生中心开放式病房。

二、目的

1. 减少病房区域人员流动，创建安静、安全的医疗环境。

2. 杜绝无关人员进入办公区、治疗室、值班室等特殊区域。

3. 减少闲杂人员进入病区，保障患者治疗安全。

4. 进行有效的物理隔离，减少医院感染风险。

三、流程

心理卫生中心开放式病房门禁管理流程见图 2 - 5 - 4。

四、注意事项

1. 门禁是用于限制无关人员进入病区，为医疗查房、治疗时间段提供相对安静的环境，而不是用于限制病员出入。

2. 对患者和家属进行动态宣教门禁管理制度和危险物品管理制度。

说明	流程图
● 门禁定期检查，如发现问题及时电话报修	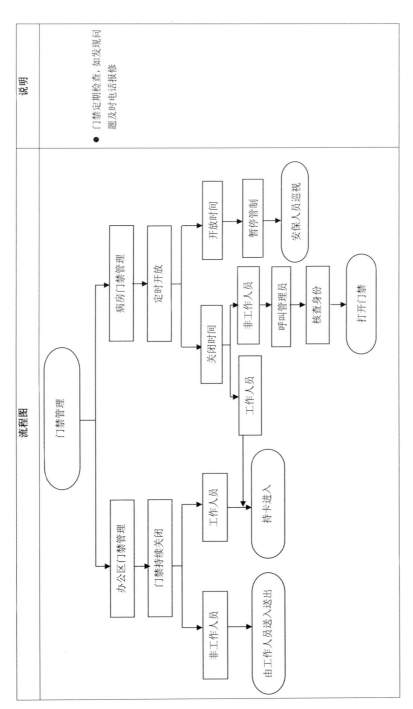

图 2 - 5 - 4 心理卫生中心开放式病房门禁管理流程

第五节　心理卫生中心口服药管理

口服药包括口服基数药、患者自备药和药房配送药。口服给药法是指药物经口服后被胃肠道吸收入血，通过血液循环到达局部或全身组织，达到治疗疾病的目的。

一、适用范围

心理卫生中心病房性质的护理单元。

二、目的

1. 规范药品的保存和发放。

2. 明确各级人员在药品管理中的职责。

3. 保障患者护理质量与安全。

三、流程

心理卫生中心口服药管理流程见图 2 - 5 - 5。

四、注意事项

1. 药品保管：药品原则上放在第二治疗室，注意干燥，通风，温、湿度适宜。

（1）基数药：①根据收治患者的病种和使用情况，病房内可以保存一定数量的基数药品；②办公室护士负责，根据药品的种类和性质分别标识，定位、定数存放；③设置基数药品卡，确定药品的基数和种类，定时清点、补充、清理。

（2）患者自备药：①由病房统一管理，定位放置；②建立登记本，和家属共同清点，签字；③没有正式发票的药物，不能在病房内使用。

流程图	流程说明

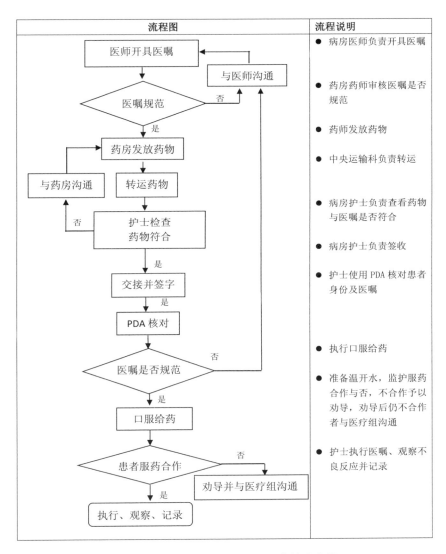

图 2 - 5 - 5　心理卫生中心口服药管理流程

2. 药品的发放

（1）药品配送到病房后，由各专业组定点存放。

（2）严格按医嘱要求时间执行。

（3）严格查对后推送到病房（三查八对）。

（4）准备好温水（患者自备或 PICU 病房准备）和一次性药杯、PDA。

（5）亲自看患者服下并检查后才可离开。

（6）有执行条码的医嘱需使用 PDA 扫描，执行者签字确认；无执行条码的医嘱在执行后应当在该项医嘱上点击确认执行。

（7）向患者和家属做药物治疗的健康教育；不合作的患者，必要时专人监护（家属）或集中监护（PICU），避免患者假服药。

（8）需要下一班执行的医嘱，上一班护士需交代清楚，并在护士交接班记录本上注明。

（9）观察用药后的反应，必要时做好记录。

（10）遇有陌生药品，仔细阅读说明书，了解用法与不良反应后再使用。

（11）遇到有疑问的医嘱，与医生核对后再执行。

第六节　心理卫生中心陪护人员管理

陪护是指对住院患者进行陪伴，为患者提供生活方面照顾的人。

一、适用范围

心理卫生中心开放式和封闭式病房。

二、目的

1. 满足患者住院期间的亲情抚慰需求。

2. 确保医患沟通顺畅及时。

3. 提供监护，确保患者安全，减少风险事件发生。

4. 确保医疗护理活动顺利进行。

三、流程

心理卫生中心陪护人员管理流程见图 2－5－6。

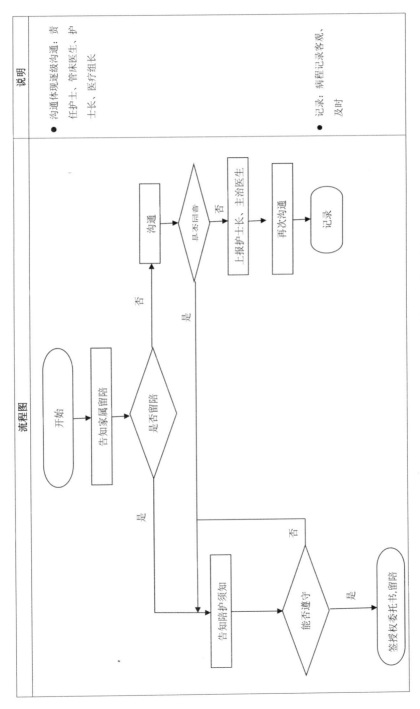

图 2-5-6 心理卫生中心陪护人员管理流程

第七节　心理卫生中心患者擅自离院管理

擅自离院是指患者未经医护人员允许离开治疗场所，给自己或他人带来安全威胁的状态。擅自离院多为患者主观意愿，其结果是导致医护人员无法掌握患者病情变化，无法根据患者病情变化及时采取有效措施，会造成治疗的中断，轻则影响疗效，重则发生难以预料和防范的不良后果。患者擅自离院也可导致医疗记录无法据实完成，造成记录的不完整，同时可增加患者外出途中发生意外事故的风险，如突发新的疾病、交通事故、摔伤、碰伤等。

一、适用范围

心理卫生中心开放式病房。

二、目的

1. 及时识别患者可能出现擅自离院的迹象，采取有效措施，尽可能减少患者擅自离院，保障患者安全。

2. 及时发现患者擅自离院，降低患者发生意外事故的风险。

3. 规范病房管理，减少医疗纠纷。

三、流程

心理卫生中心患者擅自离院管理流程见图2－5－7。

流程图

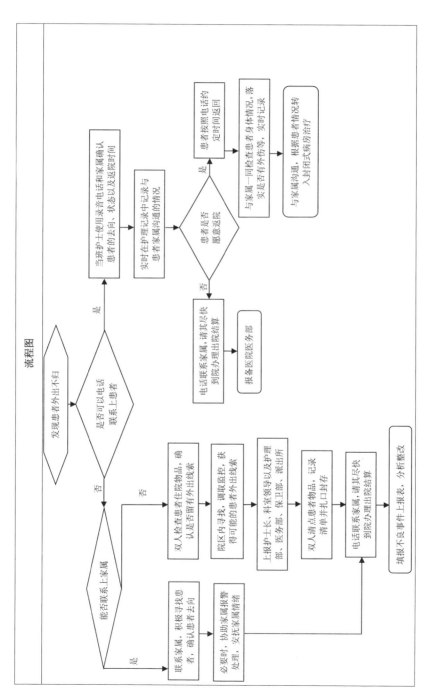

图 2-5-7 心理卫生中心患者擅自离院管理流程

四、注意事项

1. 所有患者入院第一时间内必须签订完善《离院责任书》。

2. 入院后需要客观准确地评估患者的外走风险，如果患者为高风险，要签订风险告知单，并建议其限制活动范围为病区，24 小时留陪护。

3. 发现患者擅自离院后，要通过录音电话和家属联系，并且留下联系的记录。

4. 理解支持家属，协助家属报警，积极寻找。

5. 患者返院后一定要对其全身进行检查，以落实是否有外伤，并且要仔细询问患者，落实是否有院外自杀、自伤或被伤害的事件发生。

6. 要积极和家属沟通，理解家属的感受，给予人道主义的关怀。

第八节　心理卫生中心患者外出检查管理

心理卫生中心患者外出检查是指住院患者由中央运输工人带领离开病房到其他部门完善检查。

一、适用范围

心理卫生中心病房性质的护理单元。

二、目的

1. 规范中央运输工人和病房工作人员的职责。

2. 保障患者护理质量与安全。

三、流程

心理卫生中心患者外出检查管理流程见图 2 - 5 - 8。

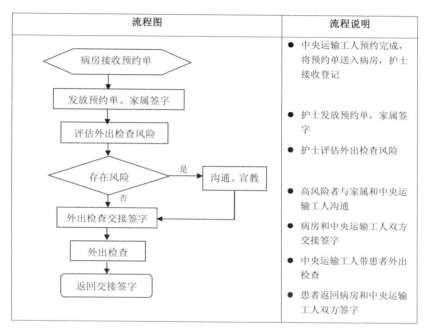

图 2 -5 -8　心理卫生中心患者外出检查管理流程

四、注意事项

护士评估患者外出风险，有高风险的患者根据病情做好外出的安全宣教。封闭式病房患者必要时推迟检查或请保安协助护送。

第九节 心理卫生中心危险品管理

危险品是指具有易爆、易燃、有毒、有害和放射性等物质，在运输装卸和储存保管过程中易造成人员伤亡和财产损毁而需要特别保护的物品，也包括毒麻精药品。精神科危险品是指任何可用于自伤、自杀、伤人、毁物及外逃的物品。

一、适用范围

心理卫生中心病房。

二、目的

1. 明确精神科危险品的定义和范围。

2. 明确危险品管理的流程和内容，提高危险品管理的质量，降低危险品存在率。

3. 降低患者自杀、伤人的发生率和其他意外事件发生率。

4. 标准化管理，杜绝危险品带入病房，保障安全和护理工作的顺利进行。

三、流程

心理卫生中心危险品管理流程见图 2 - 5 - 9。

程序	流程图
重要 时间 点 管理 过程	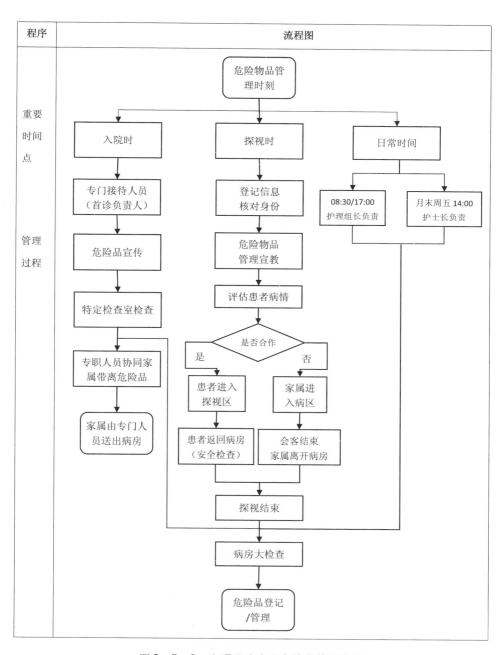

图 2-5-9 心理卫生中心危险品管理流程

四、注意事项

1. 危险品管理中注意保护患者、家属的隐私。

2. 日常危险品管理，由当班护理组长或主班护士负责。

3. 探视时间内危险品管理，由负责探视工作的护理人员负责。

4. 入院时患者危险品管理，由负责接待的护理人员负责。

5. 危险品管理保管物品时切记注意登记，单独保管，并及时嘱家属带离病房。

6. 精神科危险物品清单

（1）锐利物品：刀、剪、针头、剃须刀等。

（2）易燃易爆物品：打火机、火柴、乙醇、汽油等。

（3）绳带类物品：腰带、鞋带、长丝袜等。

（4）刺激性化学品：各种酸类、消毒剂、灭虫剂等。

（5）各类药物。

第十节　心理卫生中心医嘱管理

医嘱是指医师在医疗活动中下达的医学指令。医师应按规定在专用医嘱单上开具医嘱，医嘱单是病历的重要组成部分。

一、适用范围

心理卫生中心病房性质的护理单元。

二、目的

1. 明确医嘱的内涵，不同医嘱的执行要求。

2. 明确护理人员在医嘱管理中的职责。

3. 保障患者医疗护理质量与安全。

三、流程

心理卫生中心医嘱管理流程见图 2 - 5 - 10。

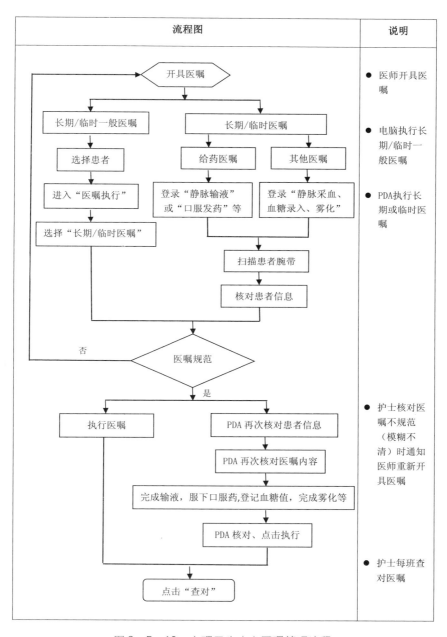

图 2－5－10 心理卫生中心医嘱管理流程

四、注意事项

1. 医嘱执行

（1）长期医嘱：一般长期医嘱在 7：00、11：00、17：00、21：00 检查执行；有执行条码的医嘱在执行时需使用 PDA 扫描，执行者签字确认，无执行条码的医嘱在执行后应当在该项医嘱上点击"确认执行"；原则上一般长期医嘱应在 4 小时内执行；长期备用医嘱，护士在每次执行后签名及填写执行时间。

（2）临时医嘱：即刻医嘱应在医嘱开出 15 分钟内及时执行并签字，抢救时即刻医嘱应立即执行；临时备用医嘱，12 小时内有效，护士执行后签字；若未执行，则由当班护士用红笔在此项医嘱栏内的"执行时间标记"栏注明"未用"，若为电子医嘱，则联系医师将该医嘱取消。药敏试结果记录阳性以"＋"标记，阴性以"－"标记，电子医嘱需在"皮试结果"中选择相应结果；加强医护沟通，医师开具医嘱后及时通知相关专业组护士；需要下一班执行的临时医嘱，上一班护士须交代清楚，并在护士交接班记录本上注明；一般情况下医师不得下达口头医嘱，因抢救急危重患者需要下达口头医嘱时，护士需复述一遍，抢救结束后，医师应当即刻据实补记医嘱。

2. 医嘱查对

（1）严格执行医嘱查对制度。

（2）查对频次：每班查对医嘱；夜班查对当天医嘱；查对后需签全名。

（3）护士执行医嘱必须准确无误，护士对可疑医嘱应及时与医师联系，查清后再执行。

3. 医嘱打印。

4. 医嘱单打印后由护理组长（或参与书写的其他负责人员）审核并在右下角补充手写签字。

第十一节　心理卫生中心开放式病房
与封闭式病房转科管理

开放式病房和封闭式病房是心理卫生中心常见的两种不同的病房管理模式。通常封闭式病房适用于自知力缺失或由于幻觉妄想的支配而出现冲动伤人毁物、自伤、自杀等危害他人或自身的危险行为的患者，开放式病房适用于能够主动求治，没有自伤以及伤人行为的患者。当患者在封闭式病房治疗一段时间好转后，经主治医生评估，上述风险降低且自知力有所恢复，能够主动配合治疗时，可以转入开放式病房管理。同样在开放式病房治疗的患者，因疾病变化出现上述情况时，可以转入封闭式病房治疗。因此，无论是开放式病房还是封闭式病房，均以患者的安全以及利益为首位，在病情需要时应实施通畅的互转模式。

一、适用范围

心理卫生中心开放式与封闭式护理单元。

二、目的

1. 规范转科流程，提高转科效率，促进患者实现快速转科。

2. 明确各岗位人员的职责。

3. 确保患者治疗与护理的连续性，保障患者护理质量和安全。

4. 促进护士对患者病情的观察。

三、流程

开放式病房患者转入封闭式病房流程、封闭式病房患者转入开放式病房的流程见图 2 - 5 - 11、图 2 - 5 - 12。

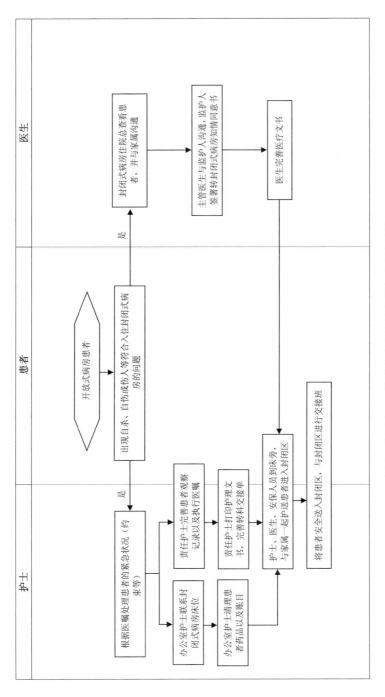

图 2 - 5 - 11 开放式病房患者转入封闭式病房流程

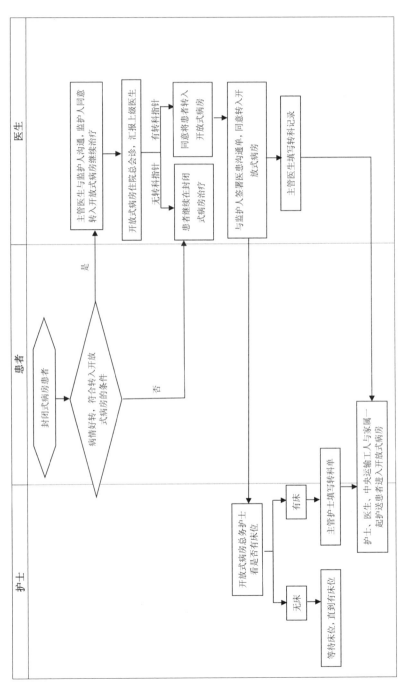

图 2 - 5 - 12　封闭式病房患者转入开放式病房的流程

四、注意事项

1. 患者入住开放式病房治疗期间，如发生冲动伤人或自伤、自杀、不配合治疗等行为时，由主管医生评估是否需要转入封闭式病房治疗，并汇报上级医生，如遇节假日期间或夜间，由住院总进行评估。评估后如需要将患者转入封闭式病房治疗，通知封闭式病房住院总，再次进行评估。如确定可以将患者转入封闭式病房治疗，通知监护人，如监护人未在病房陪护，电话联系监护人，告知其患者需转入封闭式病房治疗的相关手续，由监护人或监护人委托陪护签署医患沟通单。

2. 患者入住封闭式病房治疗期间，病情好转，由主管医生评估是否需要转入开放式病房治疗，并汇报上级医生，如遇节假日期间或夜间，由住院总进行评估。评估后如需要将患者转入开放式病房治疗，通知开放式病房住院总，再次进行评估。如确定可以将患者转入开放式病房治疗，通知监护人，如监护人未在病房陪护，电话联系监护人，告知其患者需转入开放式病房治疗的相关手续，由监护人或监护人委托陪护签署医患沟通单。

3. 主管护士客观准确地填写转科护理申请单并整理患者转科病历。

4. 由主管医生、主管护士及中央运输工人陪同患者转入相应病房。

5. 双方交接患者、病历。

第六章

急诊科护理管理

急诊科护理管理主要是对各种危急重症患者的急救和处理，急诊科患者病种多，病情复杂、变化快，且仪器复杂，护理操作多，发生意外伤害的潜在危险性高。急诊科护理管理的标准化、规范化有助于减少和避免护理差错和护理纠纷。

急诊科护理管理包括患者退费、呼吸机终末处理、院内出诊、院前急救、长疗程注射、重点病种绿色通道、急诊重症监护室管理等内容。

第一节　急诊科退费管理

对急诊患者在转出、入院、离院时已缴费而未做的检查或治疗给予退费。

一、适用范围

适用于急诊科各护理单元。

二、目的

1. 使急诊医护工作人员有章可循，让退费流程标准化、程序化、集中化和便利化。

2. 确保退费各个部门的正确衔接（医生、护士站、收费室、检验室、放射科、药房），明确各部门职责。

3. 更好地为急诊退费患者服务，节省时间，提高急诊患者就医满意度和体验度。

三、流程

急诊科退费管理见图 2－6－1。

四、注意事项

1. 退费所需资料

（1）使用现金、医保卡非自助缴费者需提供：①原始收据发票；②收据发票正面由有权限医生写清退费项目和理由后签全名及胸牌号；③缴费时使用的就诊卡；④缴费时使用的医保卡。

（2）使用银行卡非自助缴费者需提供：①原始收据发票；②收据发票正面由有权限医生写清退费项目和理由后签全名及胸牌号；③缴费时使用的就诊卡；④缴费时使用的银行卡及签购单（如签购单丢失需提供发卡行出具的交易明细或是网上对账）。

（3）使用微信、支付宝、银行卡自助机上缴费者需提供：①自助机打印的缴费凭条及导诊单；②原始收据发票；③收据发票正面由有权限医生写清退费项目和理由后签全名及胸牌号；④缴费时使用的就诊卡；⑤缴费时使用的银行卡。

流程图	说明

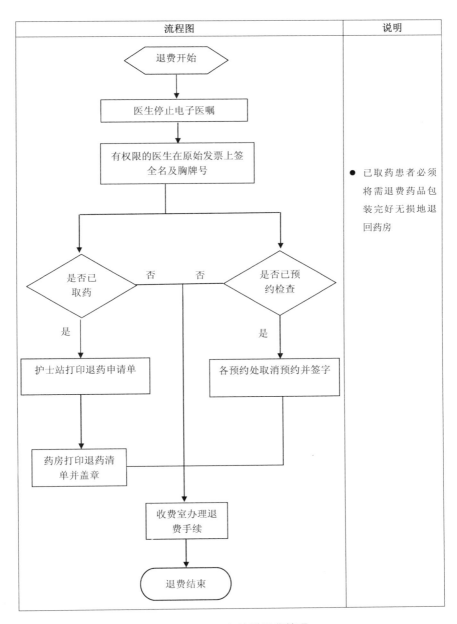

图 2-6-1 急诊科退费管理

2. 其他注意事项

（1）自助缴费者需在人工收费室打印正式发票后，方可进行下一步操作。

（2）需退取检查（如 CT、X 线等）费用的正式收据发票上必须双签名，即开具医嘱医生和检查室医技师的签名和电子解锁。

（3）退取的费用除医保卡、银行卡支付的退回原支付途径外，其余均退现金。

第二节　急诊科有创呼吸机撤机后终末处理管理

有创呼吸机终末处理是指患者停用呼吸机后的消毒处理，需将有创呼吸机的所有管路系统逐一撤下，彻底消毒后，方可再次使用。

一、适用范围

该流程管理办法适用于急诊科各护理单元，适用于因病员撤机、转科、离院或死亡而停止使用有创呼吸机，对有创呼吸机的终末消毒管理。

二、目的

规范有创呼吸机使用后终末消毒流程，提高有创呼吸机管理质量，减少和避免交叉感染。

三、流程

此流程包含"非转运式有创呼吸机的外置回路终末消毒处理""转运式有创呼吸机的外置回路终末消毒处理""呼吸机表面消毒"流程，见图 2 - 6 - 2。

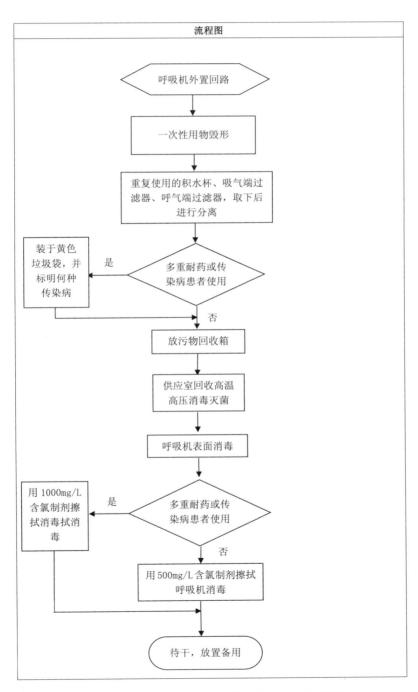

图 2-6-2 急诊科有创呼吸机撤机后终末处理流程

四、注意事项

（一）呼吸机外置回路

1. 包括呼吸管道、螺纹管、湿化器、积水杯、吸气端过滤器、呼气端过滤器。

2. 非转运式有创呼吸机

（1）戴手套将呼吸机外置回路部件完全拆卸。

（2）一次性有创呼吸机管路、一次性螺纹管、一次性湿化罐、一次性过滤器撤下后毁形，直接扔于黄色垃圾口袋。

（3）非一次性过滤器和积水杯，平行取下，并立即分离过滤器和积水杯，并倾倒积水杯中冷凝水，严禁倒置积水杯，避免因积水杯中的冷凝水流入过滤器而导致过滤器再无法使用。普通病员的过滤器和积水杯分离后直接放第二治疗室污物箱送供应室高温高压消毒；多重耐药病员或传染病患者使用过的过滤器和积水杯分离后，统一装入黄色垃圾口袋密封，并在黄色垃圾口袋上标明多重耐药或传染病名称，放第二治疗室污物回收箱送供应室回收高温高压消毒。

3. 转运呼吸机

（1）普通患者使用后的转运管道取下后直接放第二治疗室污物箱，送供应室回收高温高压消毒。

（2）多重耐药患者或传染病患者使用后的呼吸机管道，取下后装入黄色垃圾口袋密封，并在黄色垃圾口袋上标明多重耐药或传染病名称，放第二治疗室污物回收箱供应室回收高温高压消毒。

（3）一次性呼吸过滤器，使用后直接扔黄色垃圾口袋。

（二）呼吸机外表面

1. 呼吸机外表面包括界面、键盘、电源线、臂架、高压氧气管、高压空气管、机身表面等。

2. 普通患者使用后，用 500 mg/L 含氯制剂擦拭消毒。

3. 多重耐药患者使用后 1000 mg/L 含氯制剂擦拭消毒。

（三）呼吸机内置回路

由工程师定期保养维修，定期更换呼吸机内相关部件，呼吸机每工作 1 000 小时，应全面进行检修及消耗品更换，建立档案，登记更换消耗品名称和时间。

（四）消毒效果监测

1. 含氯制剂应现配现用，浓度每日做好监测并记录，保证消毒效果。

2. 由院感护士对消毒效果进行监测，并做好监测记录。

第三节　急诊科院内出诊急救护理管理

院内出诊是指接到院区内呼救指令，由出诊人员到达呼救病区所实施的现场抢救和返回急诊科途中监护的医疗活动。初级评估是指在接触患者后首先快速评估患者是否存在危及生命的情况，包括 A（气道）、B（呼吸）、C（循环）和 D（意识）几方面。次级评估是指在确定患者无危及生命情况的前提下实施的评估，以明确患者的急救问题。

一、适用范围

该流程管理办法适用于急诊科，适用于院内突发疾病需要急救救护或协助急救救护患者（包括住院患者、门诊患者及患者家属）的情况。

二、目的

规范院内出诊流程，提高院内出诊时效性，规范院内出诊医护医疗行为，明确岗位职责，进一步促进院内出诊管理的科学化、规范化、标准化。

三、流程

急诊科院内出诊急救护理管理流程见图 2－6－3。

流程图	说明
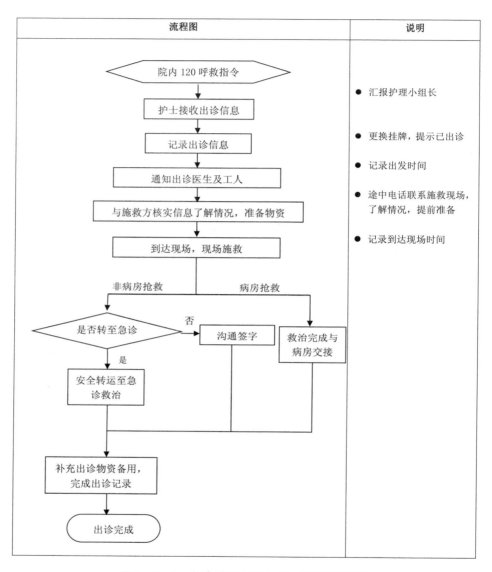	● 汇报护理小组长 ● 更换挂牌，提示已出诊 ● 记录出发时间 ● 途中电话联系施救现场，了解情况，提前准备 ● 记录到达现场时间

图 2-6-3　急诊科院内出诊急救护理管理流程

四、注意事项

（一）获得出诊指令

1. 院内出诊电话有警铃提醒，必须由出诊护士本人接听。

2. 出诊护士接收出诊信息，填写出诊信息单。

3. 出诊护士更换急救电话中的挂牌显示已出诊，并随即告知护理小组长并反馈 120 指挥中心。

4. 出诊人员须服装整齐，标志明显。

（二）集合出诊团队，快速出发

1. 出诊护士电话通知出诊医生及工人，必要时通知救护车司机，确保接到呼救电话 5 分钟内出诊。

2. 出诊护士准备出诊物资。

3. 出诊护士需电话联系呼救电话，了解现场情况，并给予必要指导。

（三）现场急救

1. 到达现场，充分评估环境，确认环境安全，方可进入现场急救。

2. 贯彻"评估—急救—沟通—转运—记录—准备"的院前急救基本流程。

（1）评估：初级评估 ABCD 与次级评估相结合。

（2）急救：根据评估结果综合运用急救护理技术，配合医生完成现场急救。常用急救护理技术包括：生命体征测量、心肺复苏术、气管插管配合、简易呼吸器辅助通气、静脉输液/注射技术、包扎止血固定技术等。

（3）沟通：沟通目的包括收集病史、安抚患者及家属、解释急救目的与大概配合需要、获得患者及家属知情同意等。

（4）转运：正确使用搬运转运技术，坚持就近、就急、尊重家属意愿的原则。转运前获得患者及家属知情同意，转运过程中持续严密监护，如有需要及时联系分诊台及抢救室做好接收准备；到达急诊科后做好患者交接，并开具相应出诊医嘱。

（5）记录：及时在院内出诊登记本上记录关键时间点、患者信息及救治经过，做好急救记录。

（6）准备：出诊护士对出诊物资进行补充检查，以备下次出诊任务使用。

第四节　急诊科院前急救护理管理

院前急救是指具有通讯器材、运输工具和医疗基本要素所构成的专业急救机构，在患者到达医院前所实施的现场抢救和途中监护的医疗活动。

一、适用范围

该流程管理办法适用于急诊科院前急救小组，适用于所有突发疾患的患者需要急诊科院前急救时。

二、目的

规范院前急救流程，提高院前急救时效性，规范院前急救医护医疗行为，明确岗位职责，进一步促进院前急救管理的科学化、规范化、标准化。

三、流程

急诊科院前急救护理管理流程见图2－6－4。

流程图	说明

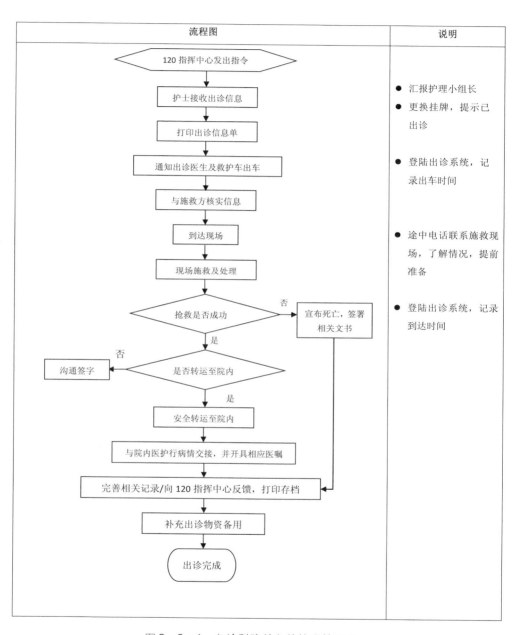

流程图部分：

120 指挥中心发出指令
↓
护士接收出诊信息
↓
打印出诊信息单
↓
通知出诊医生及救护车出车
↓
与施救方核实信息
↓
到达现场
↓
现场施救及处理
↓
抢救是否成功 —否→ 宣布死亡，签署相关文书
↓是
是否转运至院内 —否→ 沟通签字
↓是
安全转运至院内
↓
与院内医护行病情交接，并开具相应医嘱
↓
完善相关记录/向 120 指挥中心反馈，打印存档
↓
补充出诊物资备用
↓
出诊完成

说明部分：

● 汇报护理小组长
● 更换挂牌，提示已出诊

● 登陆出诊系统，记录出车时间

● 途中电话联系施救现场，了解情况，提前准备

● 登陆出诊系统，记录到达时间

图 2－6－4　急诊科院前急救护理管理流程

四、注意事项

（一）获得出诊指令

1. 120 指挥中心接到公众呼救电话后，通过急救电话及出诊系统发出出诊指令，出诊系统声光提醒护士接收信息。

2. 出诊护士接收出诊信息，并且打印出诊信息单。

3. 出诊护士更换急救电话中的挂牌显示已出诊，并随即告知护理小组长。

4. 出诊人员须服装整齐，标志明显。

（二）集合出诊团队，快速出发

1. 出诊护士电话通知出诊医生及救护车，人员及车辆到达后立即出发，确保接到 120 指令后 5 分钟内出车。

2. 出诊护士需电话联系呼救电话，了解现场情况，并给予必要指导及心理干预。

3. 出诊护士再次核查物资准备情况。

（三）现场急救

1. 到达现场，充分评估环境，确认环境安全，方可进入现场急救。

2. 贯彻"评估—急救—沟通—转运—记录—准备"的院前急救基本流程。

（1）评估：初级评估 ABCD 与次级评估相结合。

（2）急救：根据评估结果综合运用急救护理技术，配合医生完成现场急救。常用急救护理技术包括：生命体征测量、心肺复苏术、气管插管配合、简易呼吸器辅助通气、静脉输液/注射技术、包扎止血固定技术等。

（3）沟通：沟通目的包括收集病史、安抚患者及家属、解释急救目的与大概配合需要、获得患者及家属知情同意等。

（4）转运：正确使用搬运转运技术，坚持就近、就急、尊重家属意愿的原则。转运前获得患者及家属知情同意，转运过程中持续严密监护，维持急救，并及时联系后方医院做好接收准备；到达医院后做好患者交接，并开具相应院前急救医嘱。

（5）记录：及时向 120 指挥中心汇报各关键时间点、患者信息及救治经过，做好院前急救记录。

（6）准备：出诊护士对出诊物资进行补充检查，以备下次院前急救任务使用。

3. 注意事项

（1）如果到达现场没发现患者或家属告知不需要救护车，应及时汇报 120 指挥中心，按指挥中心指示执行。

（2）遇到群体伤，患者众多或者危重患者多，及时汇报 120 指挥中心寻求支援，做好检伤分类，先抢救危重患者，病情较轻可安排其他救护车接回。

（3）患者抢救无效宣布临床死亡，家属可当时随车前往医院或可择期前往医院开具死亡证明。

（4）必要时可联系 110 协助处理。

（5）如到达现场病员已死亡，通知 110 及汇报 120 指挥中心，待 110 到达现场后交由 110 处理。

（6）如遇到打架斗殴伤人性质事件需现场处理，应在 110 确认安全的情况下进入现场。

（四）院前急救原则

1. 遵循就近、就急、尊重家属意愿的原则。

2. 急救与呼救并重。

3. 先救治后运送。

4. 先重伤后轻伤。

5. 先复苏后固定。

6. 先止血后包扎。

7. 搬运与医护一致性。

（五）群体伤注意事项

1. 严格执行院前急救原则进行救治。

2. 最快速度对所有伤者进行检伤分类。

3. 汇报 120 指挥中心伤者信息，必要时请求支援。

4. 最大限度地救治更多的生命。

第五节　急诊科长疗程注射管理

急诊科长疗程注射是区别于一般急诊患者单次急诊科注射治疗，部分患者因疾病需要多次反复到急诊科就诊接受的注射治疗。

一、适用范围

该流程管理办法适用于急诊科注射室，适用于所有门诊开具药品需长期不定时到急诊科进行注射（皮下注射、皮内注射、肌内注射等）的患者，如注射用胸腺法新（迈普新）、醋酸戈舍瑞林缓释植入剂（诺雷德）、重组人粒细胞刺激因子注射液（吉赛欣）。

二、目的

规范长期在急诊科行注射治疗的门诊患者就医流程，减少患者在急诊科等待时间，提高患者就医体验，保证急诊科工作顺利进行。

三、流程

急诊科长疗程注射管理流程见图 2-6-5。

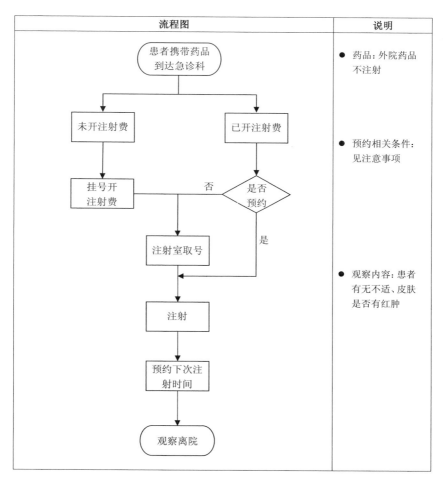

图 2-6-5 急诊科长疗程注射管理流程

四、注意事项

（一）已开具医嘱并缴费

1. 患者可直接于急诊科注射室门口取门诊注射号排队等待注射。

2. 注射时患者需出示就诊卡、注射药品。

3. 注射室护士根据医嘱开具注射券，注射券注明患者姓名、性别、年龄、住院号，注射药品名称、剂量、时间、用法和已开具的注射次数并签名。第二次注射时患者需同时出示就诊卡、注射药品及注射券。

4. 注射完毕后患者可在注射室护士处预约下一次注射时间，注意在预约时间内就诊。

5. 注射完毕后患者需观察 15～20 分钟，若无不适可自行离开。

（二）未开具注射医嘱的患者注射流程

1. 患者需到门诊医生处重新开具注射医嘱。若时间不允许，患者可于急诊科预检分诊处挂号，然后在普通诊断室医生处临时开具一次注射。医嘱并完成缴费需注意药品名称、用法和剂量。

2. 注射时患者需出示就诊卡，注射药品。

3. 注射室护士根据医嘱开具注射券，注射券注明患者姓名、性别、年龄、住院号，注射药品名称、剂量、时间、用法和已开具的注射次数并签名。第二次注射时患者需同时出示就诊卡、注射药品及注射券。

4. 注射完毕后患者可在注射室护士处预约下一次注射时间，注意在预约时间内就诊。

5. 注射完毕后患者需观察 15～20 分钟，若无不适可自行离开。

第六节 急诊科重点病种绿色通道管理

急诊科重点病种包括急性冠脉综合征/主动脉综合征、急性重型颅脑外伤、肺栓塞引起的呼吸衰竭、24 小时内脑出血/6 小时内的缺血性卒中、严重多发伤。

绿色通道是指医院在为畅通急危重症患者抢救流程、挽救患者生命而设置的畅通的诊疗过程，该流程的所有工作人员，应对进入"绿色通道"的伤病员提供快速、有序、安全、有效的诊疗服务。

一、适用范围

本标准化流程适用于急诊科。

二、目的

系统地规范急性危重患者的接诊、分诊、检查、诊断、抢救全程医疗服务行为，使急性危重患者得到及时、规范、高效、周到的医疗服务。提高抢救成功率，减少医疗风险。

三、流程

急诊科重点病种绿色通道管理流程见图 2 - 6 - 6。

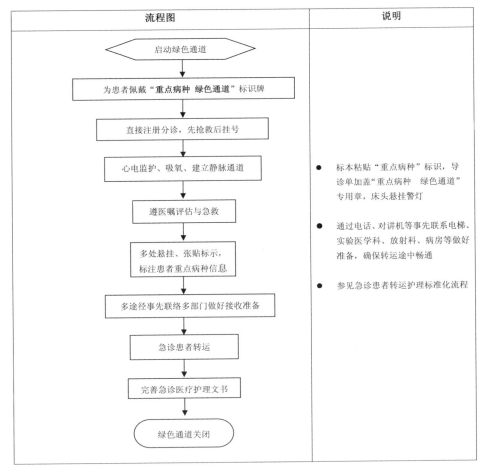

图 2 - 6 - 6　急诊科重点病种绿色通道管理流程

四、注意事项

（一）预检分诊阶段

1. 分诊护士 1（1 分钟内完成）

（1）快速评估病情，确定重点病种绿色通道，启动绿色通道流程。

（2）为患者佩戴"重点病种 绿色通道"标识牌，记录到院时间。

（3）急性重型颅脑外伤、4 小时内脑出血/6 小时内的缺血性卒中、严重多发伤，护送患者送入抢救区；急性冠脉综合征/主动脉综合征、肺栓塞，护送患者送入胸痛中心。若是危重患者，均送入抢救区。

（4）与医疗和护理小组长交接并记录入抢救区时间。

2. 分诊护士 2

直接注册分诊，不用先挂号。

（二）入抢救区/胸痛中心护理阶段

1. 进入抢救区 5 分钟

（1）管床护士安置心电监护仪，遵医嘱给予吸氧，维持生命体征，如患者病情不稳定，积极协助医生按相关流程复苏和抢救直至患者生命体征平稳。

（2）护理小组长建立静脉大通道。

（3）医疗小组长询问病史，查体。

2. 进入抢救区 10 分钟

（1）医疗小组长开具抢救医嘱和入院证，若需专科会诊，应电话通知专科医师，会诊医师需在 10 分钟内到达急诊科，紧急情况 5 分钟内到达，值班医生完成 12 导联心电图，告知家属走绿色通道缴费取药的方法并将"绿色通道"提示牌交予家属；若家属费用不够，由抢救室医疗小组长通知值班医疗二线，值班医疗二线签字记账。

（2）管床护士完成采血、合血及血气分析，粘贴采血条码后需在标本试管最顶端粘贴"重点病种"标识，管床护士将标本送至标本接收处，并与中央运输工人交接。

注：①如果中央运输工人暂时不在，交分诊护理组长处；②中央运输工人组长接收标本后立即送检，并通过对讲机联系实验医学科确认接收标本（对讲机无应答时应拨打实验医学科电话）。

（3）管床护士观察病情变化，保持气道通畅，遵医嘱配合医生完成抢救，必要时开放气道或协助医生行床旁气管插管。

3. 进入抢救区 15 分钟

（1）管床护士进行病情观察，书写并完善护理记录及转运交接单，护理小组长督导。

（2）医疗小组长完成急诊病历、绿色通道质控单、急诊医疗文书，请家属签字。

（3）经专科医师评估，病情危重，需要紧急施行抢救手术的，管床护士需合血及快速做好术前准备，专科医师电话通知手术室做好手术准备，专科医师完成书面手术通知单、术前诊断、手术名称及患者基本信息。

（4）护理小组长或管床护士用对讲机联络转运工人准备转运并在患者床头悬挂警灯。

注：①中央运输工人组长听到一抢护理小组长呼叫后立即到位或安排人员到位，协同 CT 送检和送住院或返回抢救室；②如转运工人均外出由护理小组长安排内勤工人转运。

（5）护理小组长协同管床护士准备好转运所需物资（心电监护仪或氧饱和度指套、氧气瓶、转运呼吸机或简易呼吸器、微量泵）及患者准备，必要时督促医生启用转运核查单，患者离开时将填写完整的转运交接单交由中央运输工人。

（6）转运开始时，中央运输工人需提前呼叫电梯工人做好准备，患者送入手术室及 ICU 的，需管床护士陪同，其他情况由医疗小组长评估患者是否需管床护士陪同。

4. 进入抢救区 60 分钟内及转运结束

（1）患者离开前，护理小组长确认医疗文书（急诊病历首页及续页一式两份、病危通知单、医患沟通书、授权委托书、拒收红包协议、绿色通道质控单）是否准确完整。

（2）管床医师及护士送患者入院返回急诊后，将转科交接单或术前交接单归档并在病历上标记"重点病种　绿色通道"，确认病历资料是否完整。

第七节　EICU 患者管理

EICU，Emergency Intensive Care Unit 的缩写，即急诊重症监护室，是急诊科集中收治需要高级生命支持患者的护理单元。

一、适用范围

急诊科重症监护室。

二、目的

建立 EICU 患者标准化管理系统，规范 EICU 患者常规护理流程，推进高质量持续发展，实现最佳护理效果。

三、流程

EICU 患者管理流程见图 2 - 6 - 7。

流程图	说明

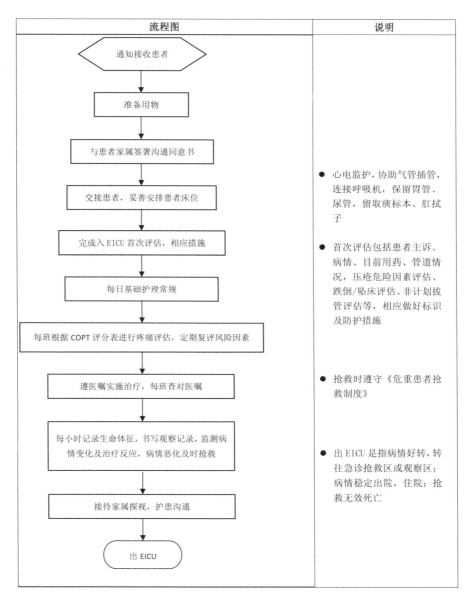

图 2 -6 -7 EICU 患者管理流程

第七章
洗浆消毒供应中心管理

作为后勤的有力保障之一的洗浆消毒供应中心，承担全院物资的洗浆、消毒、转运工作。

第一节　泛水应急管理

泛水是由于设备设施故障或其他原因引起水管爆管，室内出现大面积涨水现象。

一、适用范围

洗浆消毒供应中心。

二、目的

1. 防止管道堵塞影响工作质量。

2. 防止线路漏电。

3. 减少物资损失。

三、流程

泛水应急管理流程见图 2-7-1。

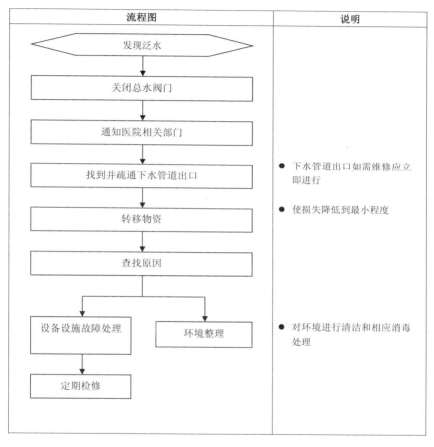

图 2-7-1　泛水应急管理流程

四、注意事项

1. 知晓各阀门开关位置，确定相应后勤保障部门管辖范围。

2. 泛水情况及时汇报科室在岗管理人员，组织其他人员在最短时间内转移物资。

3. 泛水停止后，尽快恢复工作状态，保证工作质量。

第二节　新员工岗前培训管理

岗前培训即是上岗前的培训，是向新员工介绍科室的规章制度、文化等。

一、适用范围

洗浆消毒供应中心。

二、目的

了解专业技能的重要性，提高集体荣誉感，规范管理，保证工作质量。

三、流程

新员工岗前培训管理流程见图 2 - 7 - 2。

四、注意事项

1. 以遵守医院的总体规章制度为原则。

2. 带教老师总负责，轮转区域期间由各区组长负责。

3. 各项考核均应通过管理小组考评确认。

流程图	说明
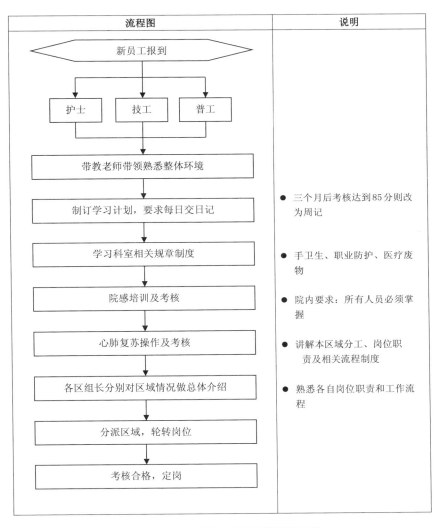	● 三个月后考核达到85分则改为周记 ● 手卫生、职业防护、医疗废物 ● 院内要求：所有人员必须掌握 ● 讲解本区域分工、岗位职责及相关流程制度 ● 熟悉各自岗位职责和工作流程

图 2-7-2 新员工岗前培训管理流程

第三节　交接班管理

交接班管理是实行轮班制的生产单位，上、下班之间交接情况，保证安全生产的一项管理。

一、适用范围

洗浆消毒供应中心。

二、目的

1. 汇报上一班次整体情况。

2. 关注设备设施运行状况，保证工作顺利开展。

3. 特殊事件由专人处理并记录，便于优化流程。

三、流程

交接班管理流程见图 2 - 7 - 3。

四、注意事项

1. 操作人员在设备运转过程中不得擅离职守，如有特殊情况需要离岗，应向作业组长请假并向替班者交代注意事项。

2. 各岗位人员不得私自换班，且换班应遵循同级换班原则。

3. 贵重物资交接数量有误，应及时汇报。

4. 特殊事件由专人处理并记录，必要时优化流程，避免再次出现同类事件。

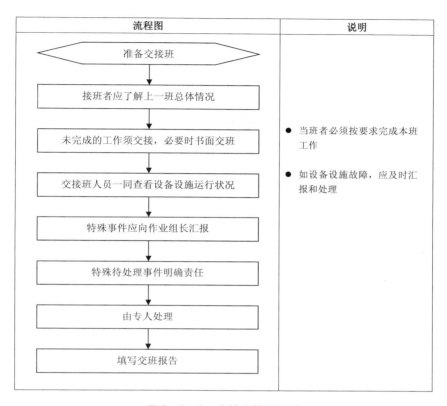

流程图	说明
准备交接班	
接班者应了解上一班总体情况	
未完成的工作须交接，必要时书面交班	● 当班者必须按要求完成本班工作
交接班人员一同查看设备设施运行状况	● 如设备设施故障，应及时汇报和处理
特殊事件应向作业组长汇报	
特殊待处理事件明确责任	
由专人处理	
填写交班报告	

图 2-7-3 交接班管理流程

第四节 仪器设备维护保养管理

维护保养为防止设备性能劣化或降低设备失效的概率，对设备、器材等的检查、修理、配装。

一、适用范围

医疗设备使用科室。

二、目的

1. 减少设备故障率。

2. 保证设备运行质量。

3. 延长设备使用寿命。

三、流程

仪器设备维护保养管理流程见图 2 - 7 - 4。

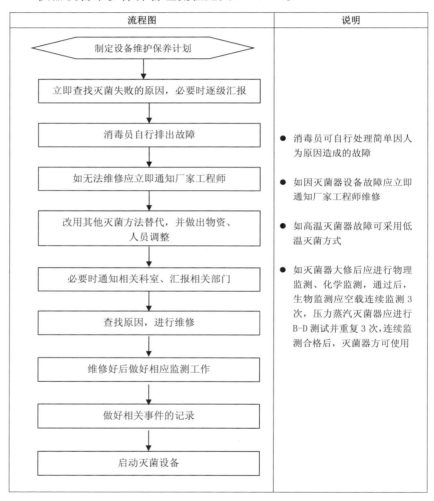

图 2 - 7 - 4　仪器设备维护保养管理流程

四、注意事项

1. 科室设置专人对设备进行管理。

2. 设备管理人员应掌握设备原理、性能。

3. 设备管理人员协同设备厂方共同制定设备保养计划，督促、检查厂方按计划落实，并负责巡视各种仪器设备的性能状态，了解使用情况，发现异常及时处理、汇报。

4. 对设备进行维保后应及时记录维保项目及维保结果。

第五节　信息追溯系统管理

信息追溯系统是指通过应用信息化技术，实时准确地采集器械的清洗、检包、打包、灭菌、仓储、发放、使用、回收等环节的信息，实现对每一个器械包的全流程跟踪和追溯，并对清洗、消毒、灭菌质量的日常监测和定期监测进行记录，达到有效提升器械清洗、清毒和灭菌质量的效果。

一、适用范围

洗浆消毒供应中心。

二、目的

1. 记录器械处理整个流程中的详细参数。

2. 加强物品、器械质量控制，杜绝差错，有效管理人员操作的随意性。

3. 建立有效的灭菌物品召回流程，避免患者和医护人员的感染，减少大量物品需要被召回时的工作量及对临床工作的影响程度。

4. 取代在回收、清洗、消毒、包装、灭菌、发放、使用等各个环节的手工登记工作，简单易行地使用电子信息管理。

5. 实现信息快速流转、数据共享、数字精确统计，实现成本管理的信息化处理。

三、流程

信息追溯系统管理流程见图 2 - 7 - 5。

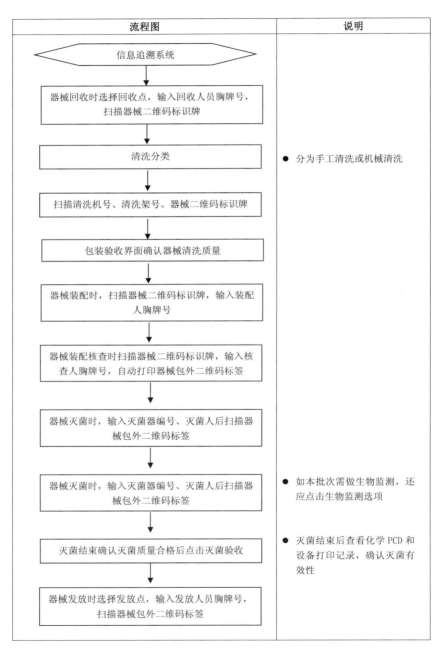

流程图	说明

信息追溯系统

器械回收时选择回收点，输入回收人员胸牌号，扫描器械二维码标识牌

清洗分类　●　分为手工清洗或机械清洗

扫描清洗机号、清洗架号、器械二维码标识牌

包装验收界面确认器械清洗质量

器械装配时，扫描器械二维码标识牌，输入装配人胸牌号

器械装配核查时扫描器械二维码标识牌，输入核查人胸牌号，自动打印器械包外二维码标签

器械灭菌时，输入灭菌器编号、灭菌人后扫描器械包外二维码标签

器械灭菌时，输入灭菌器编号、灭菌人后扫描器械包外二维码标签　●　如本批次需做生物监测，还应点击生物监测选项

灭菌结束确认灭菌质量合格后点击灭菌验收　●　灭菌结束后查看化学PCD和设备打印记录，确认灭菌有效性

器械发放时选择发放点，输入发放人员胸牌号，扫描器械包外二维码标签

图2-7-5　信息追溯系统管理流程

四、注意事项

1. 设立网络中断的应急预案。

2. 定期做好数据维护和备份。

第六节 临床沟通反馈管理

临床沟通反馈是为了给医院临床科室提供更为便利的无菌物品的资源服务，与临床科室之间进行的有目的的联系，实现工作质量的提高。反馈是沟通过程中最重要的环节，包括建议、组织流程的优化以及结果。

一、适用范围

洗浆消毒供应中心。

二、目的

1. 通过与临床科室沟通联系，了解临床需求，以便提供更便捷的服务。

2. 对工作中存在或待改进的问题及时跟进，优化流程，提高工作质量与服务满意度。

三、流程

临床沟通反馈管理流程见图 2-7-6。

流程图	说明
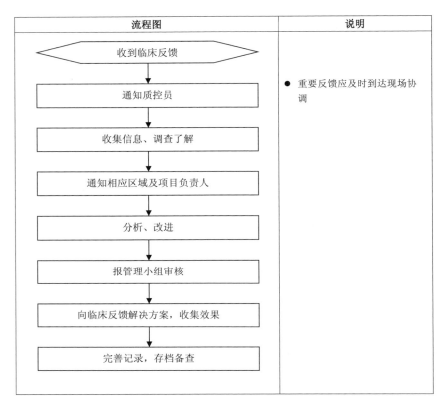	● 重要反馈应及时到达现场协调

图 2 - 7 - 6　临床沟通反馈管理流程

四、注意事项

1. 应设立专人负责临床沟通反馈。

2. 服务窗口应建立完善沟通信息渠道，及时反馈沟通信息、解决临床需求。

3. 定期向各临床科室发放满意度调查表，及时分析改进。

4. 重要反馈应专人到达现场，对收集的信息进行协调，提出改进处理意见，完善并记录。

第七节　灭菌物品质量缺陷应急管理

灭菌物品质量缺陷是在操作过程中发生的，不在计划中的，未预计到的或通常不希望发生的事件，如由于工作人员思想麻痹、责任心不强，灭菌方式程序选择错误或仪器运转故障和维修维护不及时等，导致发生灭菌物品质量缺陷。

一、适用范围

洗浆消毒供应中心。

二、目的

1. 为临床科室提供优质的无菌物品。

2. 防止医院感染。

3. 避免医疗纠纷。

三、流程

灭菌物品质量缺陷应急管理流程见图2－7－7。

四、注意事项

1. 出现灭菌质量缺陷后应及时汇报科室在岗管理人员，组织下收下送人员召回缺陷物品。

2. 及时查找原因，保证工作质量。

3. 建立各岗位标准化流程，明确各岗位职责，杜绝同类质量缺陷事件再次发生。

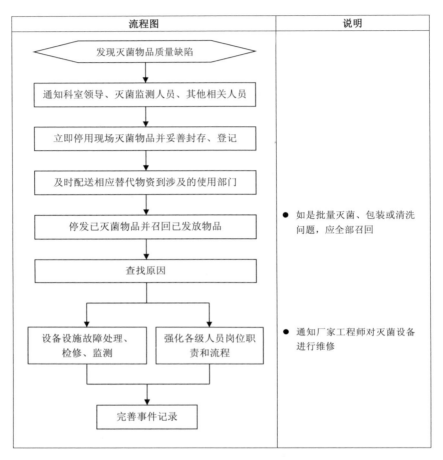

图 2 - 7 - 7　灭菌物品质量缺陷应急管理流程

第八节　灭菌器故障应急管理

灭菌器故障是因灭菌介质、人员操作失误或灭菌器某部件老化、失去功能引起灭菌器无法使用的现象。

一、适用范围

洗浆消毒供应中心、手术室。

二、目的

1. 防止灭菌器故障影响临床工作。

2. 防止出现灭菌物品质量缺陷。

3. 保证灭菌物品产品质量。

三、流程

灭菌器故障应急管理见图 2 - 7 - 8。

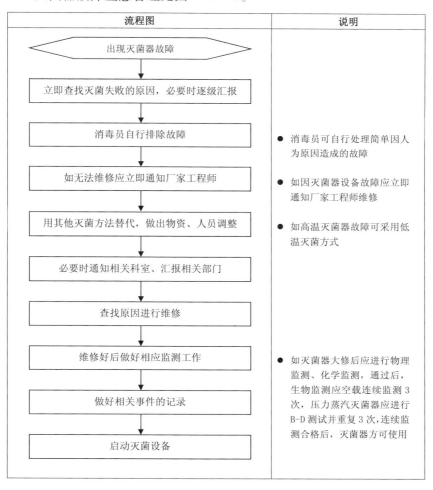

图 2 -7 -8 灭菌器故障应急管理

第九节　精密器械管理

精密器械是指结构精细、复杂、易损，对清洗、消毒、灭菌处理有特殊方法和技术要求的医疗器械。

一、适用范围

洗浆消毒供应中心。

二、目的

1. 延长器械使用寿命，降低感染风险。

2. 提高工作质量与服务满意度。

三、流程

精密器械管理流程见图2-7-9。

四、注意事项

1. 专人专岗责任制，明确岗位职责。

2. 转运及流程应轻拿轻放，避免碰撞引起不必要的损失。

3. 急用器械按急件处理流程执行。

4. 特殊情况及时汇报。

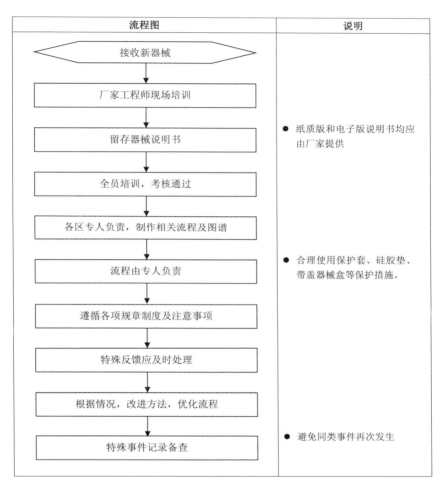

图 2 -7 -9　精密器械管理流程

第十节　全自动洗衣机故障处理管理

故障是指设备在工作过程中，因某种原因"丧失规定功能"或危害安全的现象。

一、适用范围

洗衣房、洗浆消毒供应中心。

二、目的

1. 防止洗涤失败影响工作质量。

2. 防止线路漏电。

3. 减少物资损失。

三、流程

全自动洗衣机故障处理管理见图 2 - 7 - 10。

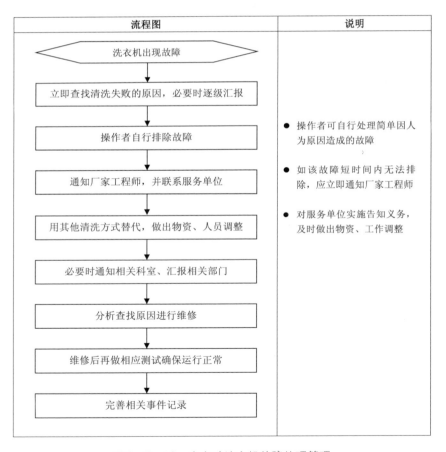

图 2 - 7 - 10　全自动洗衣机故障处理管理

四、注意事项

1. 知晓全自动洗衣机的程序设定参数。

2. 故障情况及时汇报科室在岗管理人员，协调人力、物力。

3. 尽快恢复工作状态，保证工作质量。

第十一节　库房管理

库房是指用于存放物品的房屋，主要包含货物及地龙货架等仓储物流设备。

一、适用范围

洗浆消毒供应中心。

二、目的

1. 合理计划申领，确保物资供给，避免积压浪费，利于成本控制。

2. 规范存放环境，严格入库资质审核和登记，保证物品质量。

三、流程

库房管理流程见图 2 - 7 - 11。

四、注意事项

1. 所有物品必须由医院统一采购，科室不得自行购入。

2. 库房管理人员随时检查库房物资，防止物品发生霉变、损坏、过期和短缺等现象。

3. 非库房管理人员不得随意进入各库房，做好防火、防盗等安全工作。

4. 物品存放要有标识，分类清楚。

5. 库管人员应做好出入库统计，合理计划，控制成本。

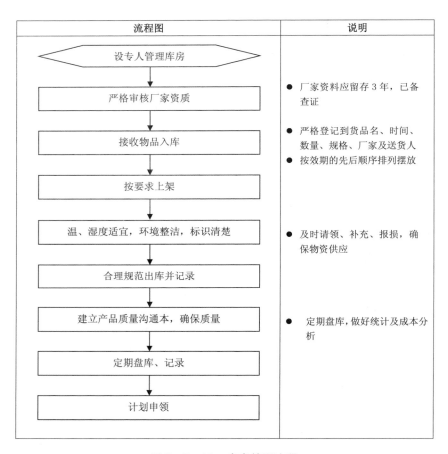

流程图	说明
设专人管理库房	
严格审核厂家资质	● 厂家资料应留存3年, 已备查证
接收物品入库	● 严格登记到货品名、时间、数量、规格、厂家及送货人 ● 按效期的先后顺序排列摆放
按要求上架	
温、湿度适宜, 环境整洁, 标识清楚	● 及时请领、补充、报损, 确保物资供应
合理规范出库并记录	
建立产品质量沟通本, 确保质量	● 定期盘库, 做好统计及成本分析
定期盘库、记录	
计划申领	

图 2 - 7 - 11　库房管理流程

第十二节　医用织物报废管理

医用织物是患者和医务工作者最常接触的物品,常见的有床单、被套、毛巾、个人衣物、病号服、医护服等,受污染的织物往往携带较多的病原体。医用织物报废指由于医用织物不符合使用要求、破损无法修复或污染严重无法洗净而作废。

一、适用范围

洗浆消毒供应中心。

二、目的

1. 防止医用织物损坏影响工作质量。

2. 防止医院感染发生。

三、流程

医用织物报废管理流程见图 2 - 7 - 12。

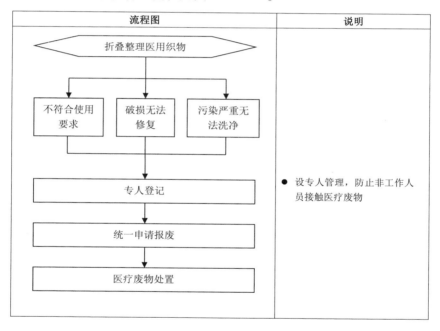

图 2 - 7 - 12　医用织物报废管理流程

四、注意事项

1. 医用织物分类管理，禁止混装、转让及买卖医疗废物。

2. 专人称重交换，并依照"医疗废物院内交接登记本"填写和保存，有记录可查。

第十三节　质量缺陷召回管理

质量缺陷是指物品在生产使用过程中出现质量问题，影响使用者正常开展工作的情况。

一、适用范围

洗浆消毒供应中心。

二、目的

1. 杜绝感染风险。

2. 避免资源浪费，提高工作质量与服务满意度。

三、流程

质量缺陷召回管理流程见图2－7－13。

四、注意事项

1. 应设立专人负责，建立特殊事件登记本，留存备查，避免同类事件发生。

2. 召回物品应按照污染物品处理，遵循清洗—消毒—包装—灭菌原则处理。

3. 重大特殊事件应逐级汇报。

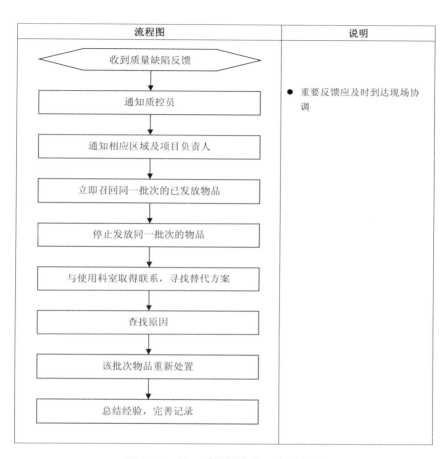

流程图	说明
收到质量缺陷反馈 → 通知质控员 → 通知相应区域及项目负责人 → 立即召回同一批次的已发放物品 → 停止发放同一批次的物品 → 与使用科室取得联系，寻找替代方案 → 查找原因 → 该批次物品重新处置 → 总结经验，完善记录	● 重要反馈应及时到达现场协调

图 2 - 7 - 13　质量缺陷召回管理流程

第十四节　环氧乙烷气体泄漏应急处理管理

环氧乙烷是一种有毒的致癌物质，易燃易爆，不宜长途运输，被广泛地应用于洗涤、制药、印染等行业。环氧乙烷有杀菌作用，对金属不腐蚀，无残留气味，可杀灭细菌（及其内孢子）、霉菌及真菌，因此它是可用于消毒一些不能耐受高温消毒的物品以及材料的气体杀菌剂。

一、适用范围

洗浆消毒供应中心。

二、目的

1. 规范管理，减少物资损失。

2. 保障生命安全。

三、流程

环氧乙烷气体泄漏应急处理管理流程见图 2 - 7 - 14。

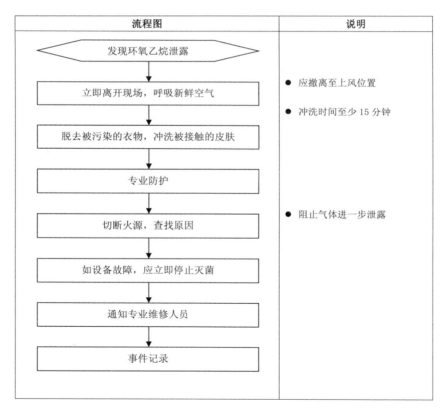

图 2 - 7 - 14　环氧乙烷气体泄漏应急处理管理流程

四、注意事项

1. 如眼部接触液态环氧乙烷或高浓度环氧乙烷，至少冲洗眼部 10 分钟，尽快就诊。

2. 尽快恢复工作状态，保证工作质量。

3. 做好设备设施维修记录登记和应急事件登记。

第十五节　进修生管理

进修生是指普通高等学校在国家招生计划之外接收的为提高某种专业水平而学习的人员。

一、适用范围

洗浆消毒供应中心。

二、目的

规范管理，保证学习质量，提高进修生管理。

三、流程

进修生管理流程见图 2-7-15。

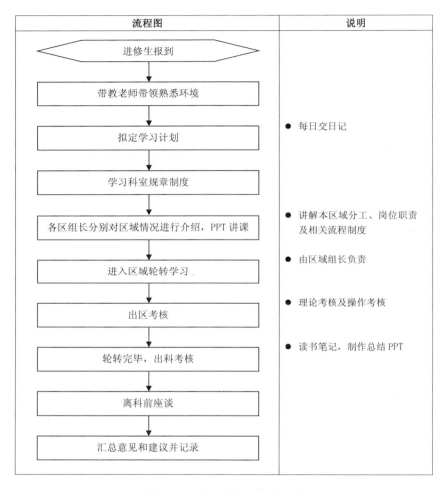

图 2 −7 −15　进修生管理流程

四、注意事项

1. 进修期间由带教老师负责进修生学习和工作内容的安排。

2. 进修生进修期间应严格遵守医院和科室的各项规章制度。

第八章
手术室护理管理

手术室护理管理的工作内容包括制定和规范巡回护士、洗手护士和准备间护士的工作流程，无菌室、血制品取送、交接班、标本留送、外来器械、植入物等的管理，术中大出血、恶性高热、麻醉意外等的处置，以及批量伤员救治和感染手术后终末处理等。

第一节　巡回护士工作流程

巡回护士工作是指做好术前准备，其工作范围是在无菌区以外，负责患者出入手术室的安全，配合麻醉和手术组人员完成手术，并配合处理手术中紧急情况。

一、适用范围

本院手术室、门诊手术室、介入导管室、内镜检查室和可能实施手术的其他侵入性操作的所有区域。

二、目的

为手术室管理者提供巡回护士管理的指导原则及意见，以规范巡回护士的工作，指导高效、安全管理巡回护士，保障患者健康权益；使工作流程更加规范化、标准化，手术配合更顺畅，提高手术效率。

三、准备

1. 用物准备：准备手术用物、手术体位用品及各种手术仪器、设备等手术相关用物。

2. 环境准备：保持手术间明亮、整洁，手术间层流净化运行正常，调节适宜室内温、湿度。

3. 护士准备：术前一天访视患者，了解患者与手术情况，填写手术访视记录单，准备次日手术仪器并检查性能，手术当天进入手术间衣帽整洁，着装规范。

4. 患者准备：取下饰物、义齿及贵重物品，手术区域皮肤准备完善，药物试验结果明确。

四、流程

巡回护士工作流程见图 2 - 8 - 1。

程序	流程图	说明
术前一天 麻醉开始前	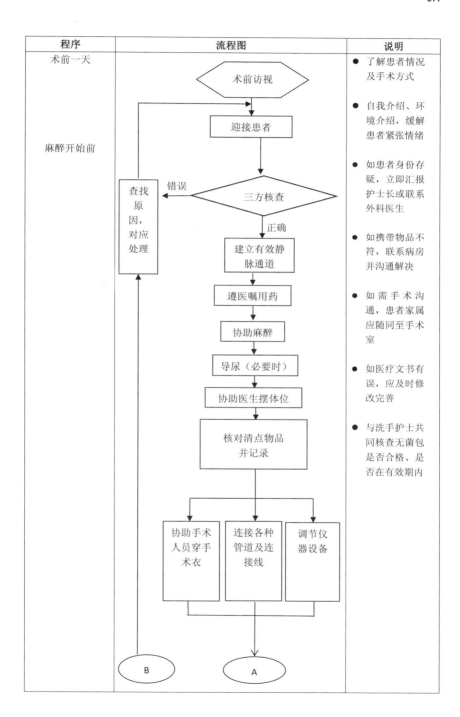	● 了解患者情况及手术方式 ● 自我介绍、环境介绍，缓解患者紧张情绪 ● 如患者身份存疑，立即汇报护士长或联系外科医生 ● 如携带物品不符，联系病房并沟通解决 ● 如需手术沟通，患者家属应随同至手术室 ● 如医疗文书有误，应及时修改完善 ● 与洗手护士共同核查无菌包是否合格、是否在有效期内

程序	流程图	说明
手术开始 手术中	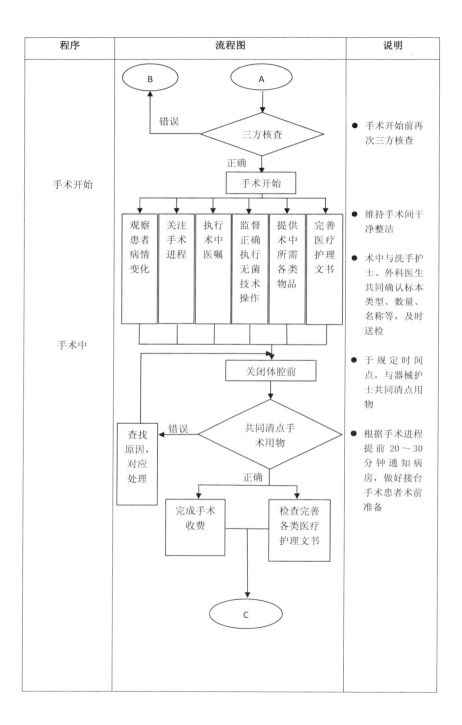	● 手术开始前再次三方核查 ● 维持手术间干净整洁 ● 术中与洗手护士、外科医生共同确认标本类型、数量、名称等，及时送检 ● 于规定时间点，与器械护士共同清点用物 ● 根据手术进程提前 20～30 分钟通知病房，做好接台手术患者术前准备

程序	流程图	说明
术后整理	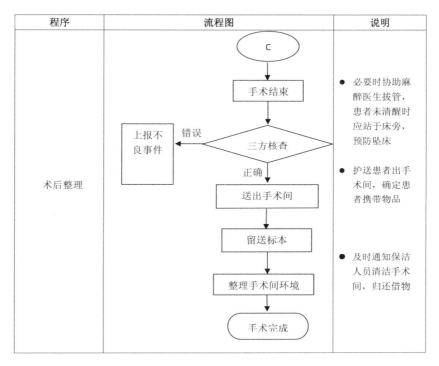	● 必要时协助麻醉医生拔管，患者未清醒时应站于床旁，预防坠床 ● 护送患者出手术间，确定患者携带物品 ● 及时通知保洁人员清洁手术间，归还借物

图 2 -8 -1 巡回护士工作流程

第二节 洗手护士工作流程

洗手护士工作是指准备好手术台上所需物品，严格按照无菌技术操作进行外科洗手、穿手术衣、戴手套，进入无菌区域，合理安排手术器械及用物，以便满足手术过程中所需的无菌器械和物品。

一、适用范围

医院手术室、门诊手术室、介入导管室、内镜检查室和可能实施手术的其他侵入性操作的所有区域。

二、目的

为手术室管理者提供洗手护士管理的指导原则及意见，以规范洗手护士的工作，指导高效、安全管理洗手护士，保障患者健康权益；使工作流程更加规范化、标准化，手术配合更顺畅，提高手术效率。

三、准备

1. 用物准备：无菌器械包、无菌布类、敷料包、一次性用物等手术用物。

2. 环境准备：操作环境清洁、宽敞，减少人员走动。

3. 护士准备：术前一天了解患者病情，复习手术相关解剖、手术步骤、配合要点和特殊准备。手术当天进入手术间衣帽整洁，着装规范。

4. 患者准备：取下饰物、义齿及贵重物品，手术区域皮肤准备完善，药物试验结果明确。

四、流程

洗手护士工作流程见图 2 - 8 - 2。

程序	流程图	说明
术前一天		● 了解患者病情,手术类型、步骤及配合要点
		● 准备手术相关用物
麻醉开始前		● 自我介绍、环境介绍,减轻患者紧张情绪
		● 严格落实查对制度和无菌技术操作规程,与巡回护士共同认真核对无菌物品消毒日期、灭菌效果
		● 与巡回护士共同清点手术用物

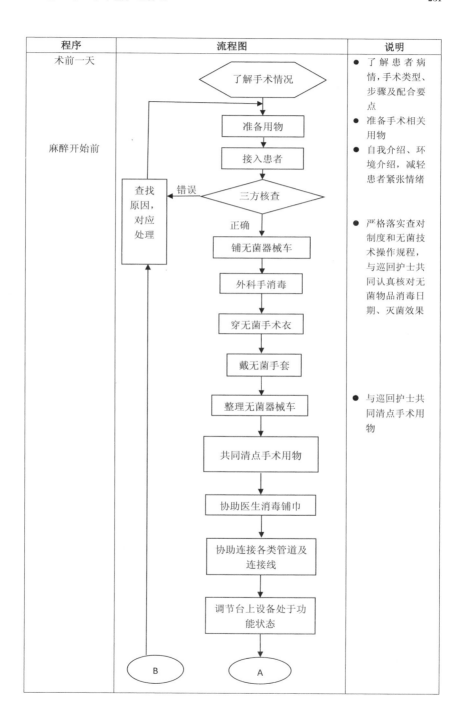

程序	流程图	说明
手术开始 手术中	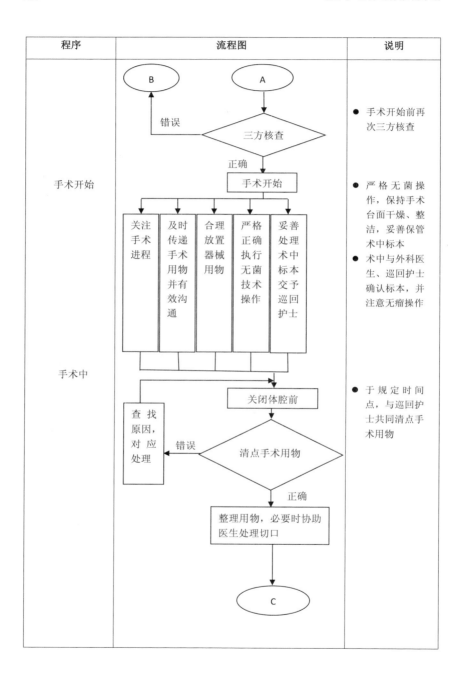	● 手术开始前再次三方核查 ● 严格无菌操作，保持手术台面干燥、整洁，妥善保管术中标本 ● 术中与外科医生、巡回护士确认标本，并注意无瘤操作 ● 于规定时间点，与巡回护士共同清点手术用物

程序	流程图	说明
术后整理	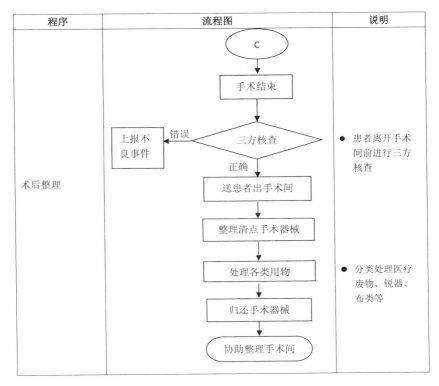	● 患者离开手术间前进行三方核查 ● 分类处理医疗废物、锐器、布类等

图 2-8-2 洗手护士工作流程

第三节 准备间护士工作流程

准备间是指负责手术当日首台、接台及急诊手术患者的接待和手术麻醉前的准备工作的场所，是临床上对围术期患者进行术前准备，帮助其平稳度过麻醉诱导前期的专门场所。

一、适用范围

医院手术室、门诊手术室、介入导管室、内镜检查室和可能实施手术的其他侵入性操作的所有区域。

二、目的

做好首台、急诊手术的术前准备工作及接台手术之间的衔接工作，使工作流程更加规范化、标准化，缩短接台手术患者等待时间，加快手术接台，提高手术室运营效率；缓解手术患者紧张焦虑情绪，体现手术室优质护理服务，提高患者满意度。

三、准备

1. 用物准备：准备间配备抢救车、呼吸机、负压吸引器、监护仪、体外除颤器等各种抢救设备。静脉输液液体、输液（血）管、三通管、动脉穿刺针、留置针、棉签、注射器、止血带等，必要时备约束带、各类布单、体位垫等用物。

2. 环境准备：准备间物品放置恰当有序，保持环境明亮、整洁，适宜的温、湿度，设置特定区域进行相关操作，保护患者隐私。

3. 护士准备：术前一天访视手术患者，了解患者基本情况及手术相关信息，衣帽整洁，着装规范，态度温和，运用恰当的交流技巧，正确解释患者提出的相关问题，取得患者信任。

4. 患者准备：根据情况禁饮禁食，着病员服，取下随身物品（如首饰、手表、项链等贵重物品及假牙等）。手术区域皮肤准备完善，药物试验结果明确。

四、流程

准备间护士工作流程见图 2 - 8 - 3。

流程图	说明

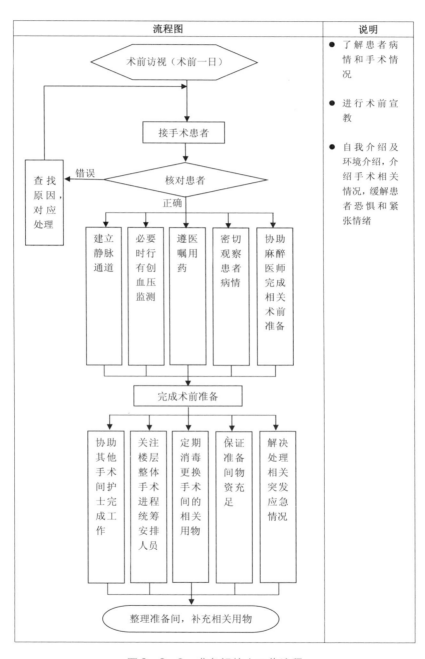

说明:
- 了解患者病情和手术情况
- 进行术前宣教
- 自我介绍及环境介绍,介绍手术相关情况,缓解患者恐惧和紧张情绪

图 2-8-3 准备间护士工作流程

第四节　无菌室管理

无菌室是指手术室内存放、保管、发放无菌物品的区域，为清洁区域。无菌物品是指经过物理或化学方法灭菌后，未被污染的物品。无菌包是指经过灭菌处理后，未被污染的手术包。

一、适用范围

手术室及需要侵入性操作的相关科室。

二、目的

规范手术室无菌物品的管理，保证手术的顺利进行。

三、准备

1. 用物准备

（1）灭菌物品应分类、分架存放，存放位置相对固定，标识清晰，一次性无菌物品应去掉外层大包装存放。

（2）灭菌物品应存放在无菌物品存放间的存放架或存放柜内，存放架或存放柜应便于清洁，不易生锈；物品存放应距地面 20 ~ 25 cm，距墙壁 5 ~ 10 cm，距天花板 50 cm。

（3）消毒后直接使用的物品应干燥、包装后专架存放。

（4）摆放无菌物品时应按照有效期限依次摆放，有效期标志醒目，邻近过期的物品放在方便取用位置；一次性使用无菌用品应一个批次用完再放入下一批次。

（5）灭菌物品的包装应整洁不易松散，密封性好，无破洞，灭菌日期及有效期标志清楚，按照有效期顺序依次放在储存架或储存柜内，有效期标志应明示，便于目测清点。

（6）运送无菌物品的器具使用后，应清洁处理，干燥存放。

（7）建立工作记录。

2. 环境准备

（1）无菌物品存放区域应专室专用，专人管理，限制无关人员出入。

（2）保存环境应清洁、明亮、通风或有空气净化装置，照明光线充足；温度低于24℃，湿度低于70%。

（3）无菌室若采用自然通风，当通风不良时可使用排气扇强制换气；无菌物品保存环境均应每日清洁，物体表面及地面湿式擦拭，避免扬尘。

（4）无菌室的地面和物体表面，应保持清洁、干燥，无明显污染时，采用湿式清洁；每日消毒一次；地面和物体消毒均采用500 mg/L含氯制剂擦拭消毒，作用30分钟；遇明显污染随时去污、清洁与消毒，先用吸湿材料（毛巾或纸巾等）去除可见的污染物，清洁后再用2000 mg/L含氯制剂擦拭消毒，使用后的吸湿材料作为医疗废物处理。

3. 护士准备

进入无菌室前应着工作服，戴帽子、口罩，接触无菌物品前应做手卫生。

四、流程

无菌室管理流程见图2－8－4。

五、注意事项

1. 无菌物品存放区应有专人负责管理。

2. 清点无菌物品时宜采用非手触方式，以目测为主，必须手触清点时，应轻拿轻放，重点查看物品保存环境是否清洁、物品是否在有效期内、灭菌过程指示标志是否变色、灭菌包的外观包装是否完好等。

3. 使用无菌物品时应认真查看包装质量、有效期及包内物品质量。

流程图	说明

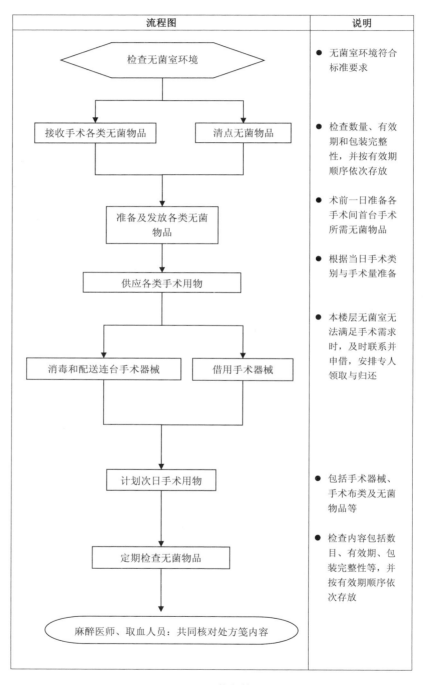

检查无菌室环境	● 无菌室环境符合标准要求
接收手术各类无菌物品　　清点无菌物品	● 检查数量、有效期和包装完整性，并按有效期顺序依次存放
准备及发放各类无菌物品	● 术前一日准备各手术间首台手术所需无菌物品
供应各类手术用物	● 根据当日手术类别与手术量准备
消毒和配送连台手术器械　　借用手术器械	● 本楼层无菌室无法满足手术需求时，及时联系并申借，安排专人领取与归还
计划次日手术用物	● 包括手术器械、手术布类及无菌物品等
定期检查无菌物品	● 检查内容包括数目、有效期、包装完整性等，并按有效期顺序依次存放
麻醉医师、取血人员：共同核对处方笺内容	

图 2 - 8 - 4　无菌室管理流程

4. 接收和发放无菌物品时，应确认无菌物品的有效性。

5. 无菌物品发放时，遵循先进先出的原则。

6. 使用运送无菌物品的器具后，应清洁处理，干燥存放。

第五节　血液制品取送管理

血液制品是指从健康人或经特异免疫的人血浆中分离、提纯或应用重组 DNA 技术制备而来的血浆蛋白组分或血细胞成分的生物制品。全血指血液的全部成分，包括血细胞和血浆中的所有成分。将血液采入含有保存液的血袋中，不做任何加工，即为全血。成分输血是指将血液的各种成分加以分离提纯通过静脉输入体内的治疗方法。

一、适用范围

手术室、输血科。

二、目的

规范血液制品取送的流程，保证患者用血安全。

三、准备

1. 用物准备：取血单，取血专用箱，取血箱清洁干燥，定期消毒。

2. 环境准备：各通道通畅。

3. 护士准备：衣帽整洁，着装规范，佩戴胸牌。

四、流程

血液制品取送管理流程见图 2 - 8 - 5。

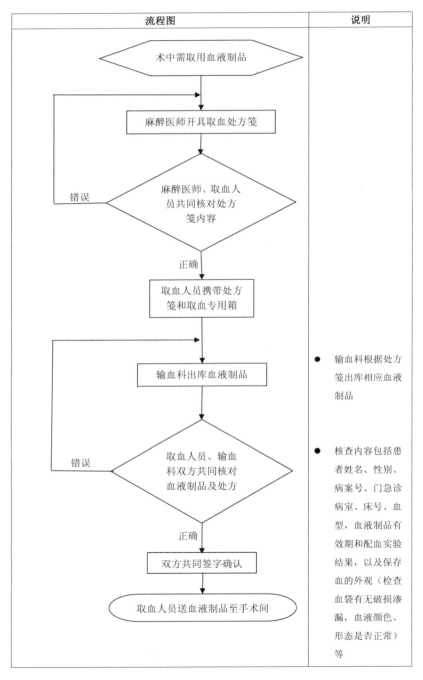

| 流程图 | 说明 |

图 2 - 8 - 5　血液制品取送管理流程

五、注意事项

1. 由专人持取血处方笺及取血箱到输血科取血，取血人员必须着工作服，佩戴胸牌。

2. 取血箱应定期消毒。

3. 严禁一名医护人员同时为两名患者取血。

4. 注意鉴别外观不合格的血液

（1）标签破损、字迹不清。

（2）血袋有明显破损、漏血。

（3）血液中有明显凝块。

（4）血浆呈乳糜状或暗灰色。

（5）血浆中有明量气泡、絮状物或粗大颗粒。

（6）未摇动时血浆层与红细胞的界面不清或交界面上出现溶血。

（7）红细胞层呈紫红色。

（8）过期或其他须查证的情况。

5. 血液制品运输过程中应用专门容器存放，避免剧烈震荡或高温。

6. 血液制品出库后概不能退还。

第六节　手术室交接班管理

手术室交接班是指手术室护理工作的重要衔接环节，目的是交接手术相关信息包括手术患者信息、手术用物情况、注意事项及特殊情况等，以保证手术高效安全地进行。

一、适用范围

手术室。

二、目的

规范手术室交接班管理，明确交接班责任，保证手术质量和医疗安全。

三、准备

1. 用物准备：各类用物摆放有序，便于交接时清点。

2. 环境准备：手术间环境整洁明亮。

3. 护士准备

（1）着装整洁规范。

（2）密切关注患者生命体征、手术进程及用物使用情况。

4. 患者准备：患者各类标识清楚准确，如腕带、静脉通道、引流管标记等。

四、流程

手术室交接班管理流程见图 2 - 8 - 6。

五、注意事项

1. 应减少交接环节，手术进行期间若患者病情不稳定、抢救或手术处于紧急时刻物品交接不清时，不得交接。

2. 手术室交接班原则为：交不清不交，接不清不接。

3. 手术交接的原则是手术室能够安排出接班人员时，应当交接。

4. 对即将结束的手术，原则上不接班。

5. 禁止私自找人接班，禁止私自接他人班。

6. 如有特殊情况，应及时与楼层管理人员联系。

7. 对于私自交接班的情况，应按科室缺陷管理处理。

8. 对于未交接清楚、擅自离岗的情况，应按科室缺陷管理处理。

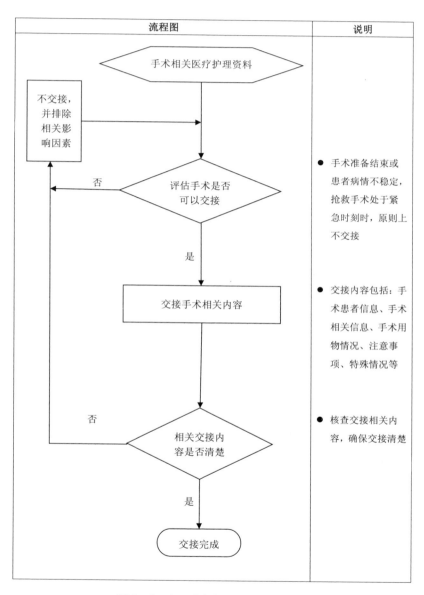

图 2-8-6　手术室交接班管理流程

第七节　标本留送管理

病理标本是指在手术过程中取得的全部或部分组织，用于疾病病理诊断的标本，包括内镜、穿刺等取得的标本。冰冻标本是指手术中为确定患者病变性质而实施进一步的手术方案，需要进行快速冰冻切片病理诊断的标本。焚烧标本是指术中取下的不需要保留做病理诊断的部分。

一、适用范围

手术室、病理科。

二、目的

为医务人员提供手术标本管理及送检的操作规范，以防止手术标本丢失、错误送检等。

三、准备

1. 用物准备：无菌标本盘，标本留送袋，病理检查单，标本留送登记本，10%甲醛液。

2. 环境准备：无菌手术台整洁，各类物品区分明确；标本暂存间明亮整洁，通风良好。

3. 护士准备：衣帽整洁，着装规范。必要时戴口罩、护目镜。

四、流程

标本留送管理流程见图 2 - 8 - 7。

流程图	说明

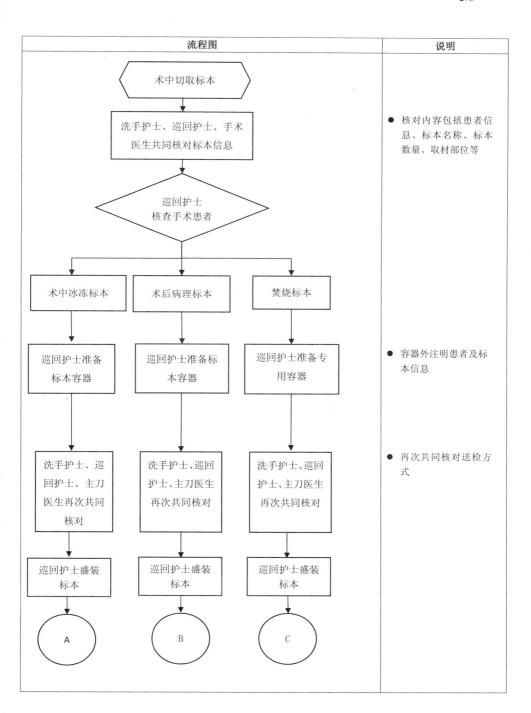

流程图内容：

术中切取标本

洗手护士、巡回护士、手术医生共同核对标本信息

巡回护士核查手术患者

术中冰冻标本 / 术后病理标本 / 焚烧标本

巡回护士准备标本容器 / 巡回护士准备标本容器 / 巡回护士准备专用容器

洗手护士、巡回护士、主刀医生再次共同核对 / 洗手护士、巡回护士、主刀医生再次共同核对 / 洗手护士、巡回护士、主刀医生再次共同核对

巡回护士盛装标本 / 巡回护士盛装标本 / 巡回护士盛装标本

A / B / C

说明内容：

● 核对内容包括患者信息、标本名称、标本数量、取材部位等

● 容器外注明患者及标本信息

● 再次共同核对送检方式

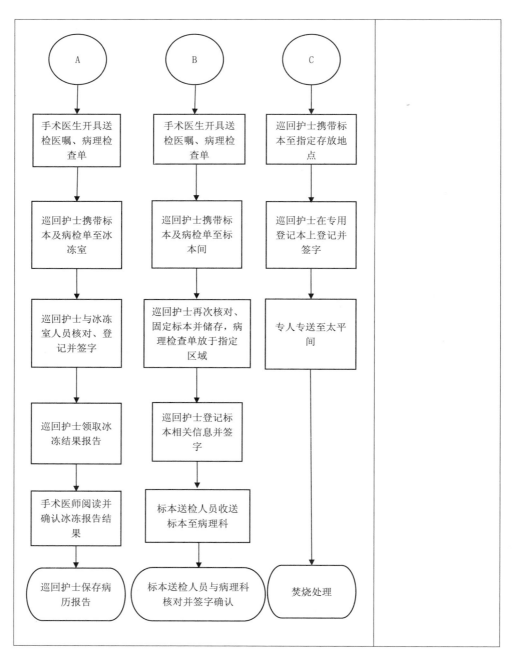

图2-8-7 标本留送管理流程

五、注意事项

1. 管理原则

（1）即刻核对原则：标本产生后洗手护士应立即与主刀医生核对标本来源。

（2）即刻记录原则：标本取出并核对无误后，巡回护士或其他病理处理者应即刻记录标本的来源、名称及数量。

（3）及时处理原则：标本产生后应尽快固定或送至病理科处理。

2. 手术台上暂存标本时，洗手护士应妥善保管，根据标本的体积、数量，选择合适的容器盛放，衬以生理盐水纱布，防止标本干燥、丢失或污染无菌台。

3. 手术标本不得与其他物品混放。

4. 不可随意取走手术标本，如有特殊需求，需经相关部门批示同意，出具相应证明，并做好记录。

5. 固定石蜡切片标本时，应使用 10% 中性甲醛缓冲液，固定液的量不少于病理标本体积的 3 ~ 5 倍，并确保标本全部浸于固定液中。

6. 标本送检时，标本应放在密闭容器内，标明标本相关信息，与病理单一同送检。

7. 准确记录送检标本信息，不得缺项、漏项、错项，明确标本数量并签字确认。

8. 标本送检人员应经过专门培训，送检时应与病理科接收人员进行核对，双方签字确认。

第八节　外来器械管理

医疗器械是指用于诊断、治疗、护理、支持、替代的器械、器具和物品的总称。根据使用中造成感染的危险程度，分为高度危险性医疗器械、中度危险性医疗器械和低度危险性医疗器械。外来医疗器械是指由医疗器械生产厂家、公司租借或免费提供给医院可重复使用的医疗器械。

一、适用范围

手术室。

二、目的

1. 严格规范外来器械使用及交接流程。

2. 保证外来器械使用质量。

3. 避免发生与外来器械相关的医疗安全事故及医院感染。

三、准备

1. 用物准备：已灭菌外来器械包、交接记录本、外来器械包存放架。

2. 环境准备：无菌室清洁、宽敞、明亮。

3. 护士准备：衣帽整洁，着装规范，佩戴口罩。

四、流程

外来器械管理流程见图 2 - 8 - 8。

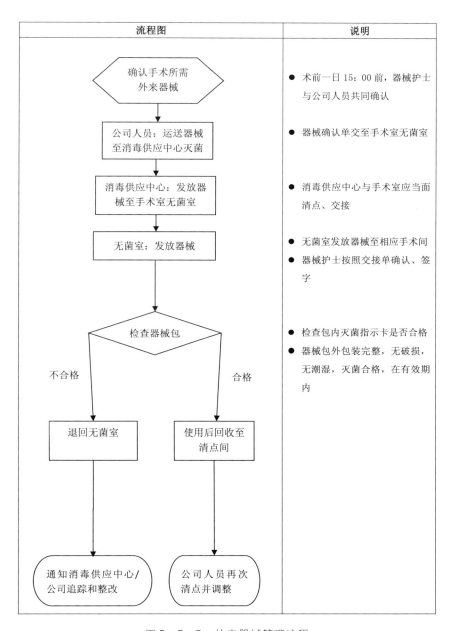

流程图	说明

确认手术所需外来器械

- 术前一日 15：00 前，器械护士与公司人员共同确认

公司人员：运送器械至消毒供应中心灭菌

- 器械确认单交至手术室无菌室

消毒供应中心：发放器械至手术室无菌室

- 消毒供应中心与手术室应当面清点、交接

无菌室：发放器械

- 无菌室发放器械至相应手术间
- 器械护士按照交接单确认、签字

检查器械包

不合格　　　　合格

- 检查包内灭菌指示卡是否合格
- 器械包外包装完整，无破损，无潮湿，灭菌合格，在有效期内

退回无菌室　　　使用后回收至清点间

通知消毒供应中心/公司追踪和整改　　　公司人员再次清点并调整

图 2 -8 -8　外来器械管理流程

第九节　植入物管理

植入物是指放置于外科操作造成的或者生理存在的体腔中，留存时间为 30 天或者以上的可植入型物品。

一、适用范围

手术室。

二、目的

1. 规范植入物管理及使用流程。

2. 保证植入物使用质量。

3. 减少术后感染的发生率。

三、准备

1. 用物准备：灭菌合格植入物、植入物清单，接收记录本，植入物标签。

2. 环境准备：设备物资部库房。

3. 护士准备：衣帽整洁，着装规范，佩戴口罩。

四、流程

植入物管理流程见图 2-8-9。

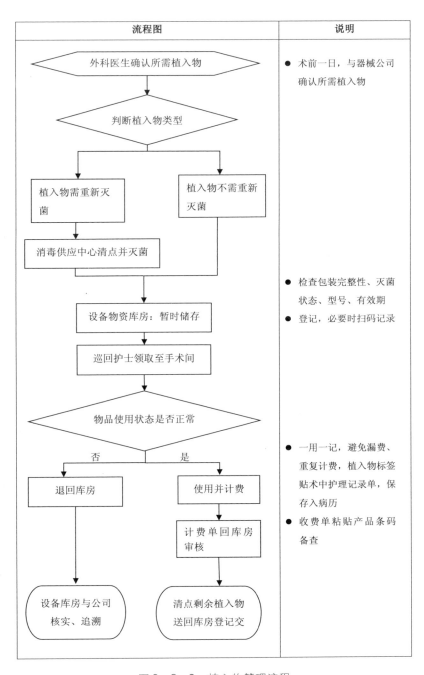

流程图	说明
外科医生确认所需植入物	● 术前一日，与器械公司确认所需植入物
判断植入物类型	
植入物需重新灭菌　　植入物不需重新灭菌	
消毒供应中心清点并灭菌	● 检查包装完整性、灭菌状态、型号、有效期
设备物资库房：暂时储存	● 登记，必要时扫码记录
巡回护士领取至手术间	
物品使用状态是否正常	
否　　　是	● 一用一记，避免漏费、重复计费，植入物标签贴术中护理记录单，保存入病历
退回库房　　使用并计费	● 收费单粘贴产品条码备查
计费单回库房审核	
设备库房与公司核实、追溯　　清点剩余植入物送回库房登记交	

图 2 - 8 - 9　植入物管理流程

第十节 患者术中大出血管理

大出血是指 24 小时内丢失 1 个血容量的血液或 3 小时内失血量 >50% 血容量，或成人出血速度达到 150 ml/min，或出血速度达到 1.5 ml/（kg·min）超过 20 分钟，失血导致收缩压低于 90mmHg。

一、适用范围

手术室。

二、目的

1. 协助外科医生及麻醉医生挽救患者生命。

2. 提高抢救成功率，降低致死率和致残率。

三、准备

1. 用物准备：手术器械、抢救药物、缝合产品、止血产品、血液制品、静脉留置针、加压输液器、高流量加温加压输液装置。

2. 环境准备：清理与手术不相关人员（如参观人员）。

3. 护士准备：呼救，提供手术需要用物，预估进一步出血风险、关注手术进程。

4. 患者准备：建立大的静脉通道，必要时准备 2~3 条输液通道，包括中心静脉。

四、流程

患者术中大出血管理流程见图 2-8-10。

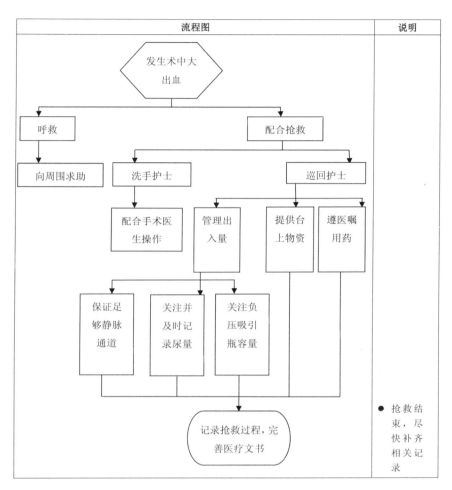

图 2 -8 -10　患者术中大出血管理流程

五、注意事项

1. 发生术中大出血，及时汇报楼层护士长，进行人力支援和调配。

2. 抢救过程中的口头医嘱应复述确认一遍再执行，抢救结束后及时补充医嘱。

3. 医疗文书应完善，抢救的时间点和信息需一致。

4. 抢救记录完整并保存。

第十一节　麻醉意外抢救管理

麻醉意外是指任何与麻醉有关对患者造成的损害或者如果不及时纠正可能造成对患者损害的意外事件。

一、适用范围

手术室。

二、目的

1. 及时地挽救患者生命。

2. 降低患者因麻醉原因导致的致死率和致残率。

三、准备

1. 用物准备：抢救药物、气管插管用物、气管切开用物、静脉穿刺用物、动脉穿刺用物、止血用物。

2. 环境准备：清理与手术不相关人员（如参观人员）。

3. 护士准备：及时呼救并配合医生抢救。

四、流程

麻醉意外抢救管理见图 2 - 8 - 11。

五、注意事项

1. 麻醉意外类型多样，需要根据实际情况判断，护士配合医生快速进行抢救。

2. 抗生素及麻醉药物不应同时输入，避免影响判断。

3. 需每日清点麻醉抢救车物品基数，检查物品的有效期及功能状态。

4. 定期进行抢救培训，提升抢救能力。

5. 麻醉二线应当定时巡视手术间，关注手术进程与麻醉状况，一线麻醉医生遇意外情况需及时联系，禁止越权操作。

6. 手术室护士应关注患者情况，离开手术间需告知医生。

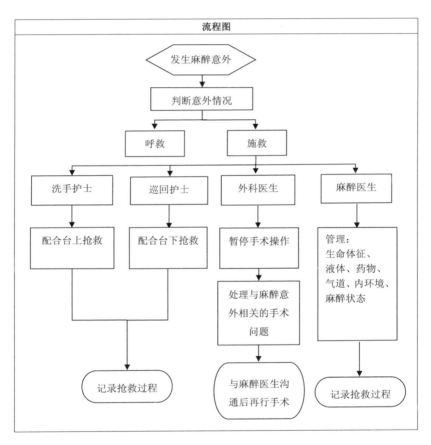

图 2 -8 -11　麻醉意外抢救管理

第十二节　术中发生恶性高热的处理流程

　　恶性高热是目前所知的唯一可由常规麻醉用药引起围手术期死亡的遗传性疾病。它是一种亚临床肌肉病，即患者平时无异常表现，在全麻过程中接触挥发性吸入麻醉药（如氟烷、安氟醚、异氟醚等）和去极化肌松药（琥珀酰胆碱）后出现骨骼肌强直性收缩，产生大量能量，导致体温持续快速增高，在没有特异性治疗药物的情况下，一般的临床降温措施难以控制体温的增高，最终可导致患者死亡。

　　一、适用范围

　　手术室。

　　二、目的

　　及时抢救患者，提高抢救成功率，挽救患者生命。

　　三、准备

　　1. 用物准备：恶性高热急救箱，抢救药物如丹曲林，降温用物，新麻醉机/新挥发罐或呼吸管路，非诱发麻醉药物。

　　2. 环境准备：减少无关人员走动。

　　3. 护士准备：沉着，冷静，头脑清楚，反应敏捷；积极配合医生进行抢救；及时、准确、详细地记护理记录；迅速、准确地执行有效医嘱。

　　4. 患者准备：建立静脉通路，保证用药途径畅通。

　　四、流程

　　术中发生恶性高热的处理流程见图 2 - 8 - 12。

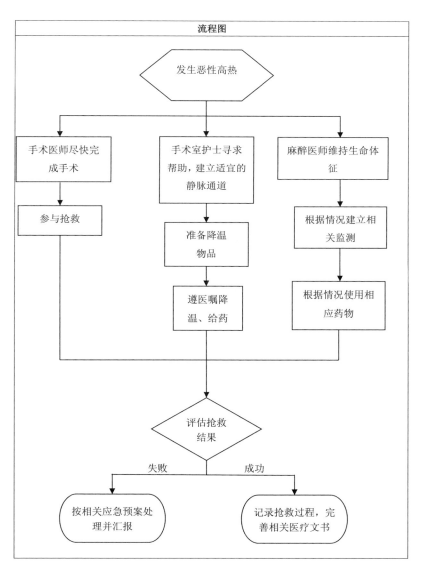

图 2 -8 -12 术中发生恶性高热的处理流程

五、注意事项

1. 一旦考虑为恶性高热时，应立即采取相应措施，并尽快完成手术。

2. 及时寻求帮助。

3. 尽早建立有创动脉压、中心静脉压及中心体温监测。

4. 建立大口径的静脉通道。

第十三节　手术室批量伤员救治管理

批量伤员一般是指一种或一种以上的致伤因素同时造成的 3 个以上的伤员。

一、适用范围

手术室。

二、目的

1. 正确而有效地救治创伤患者。

2. 根据病情缓急合理安排手术。

3. 提高抢救成功率。

4. 确保救治场面有序、忙而不乱。

三、准备

1. 用物准备：抢救用物包括抢救药物、清创用物、器械包、手术用材料、灭菌敷料、外科消毒液、缝合用物。

2. 环境准备：手术间根据病情轻重缓急分级管理。

3. 护士准备：成立抢救人员团队，分工协作。

四、流程

手术室批量伤员救治管理流程见图 2 - 8 - 13。

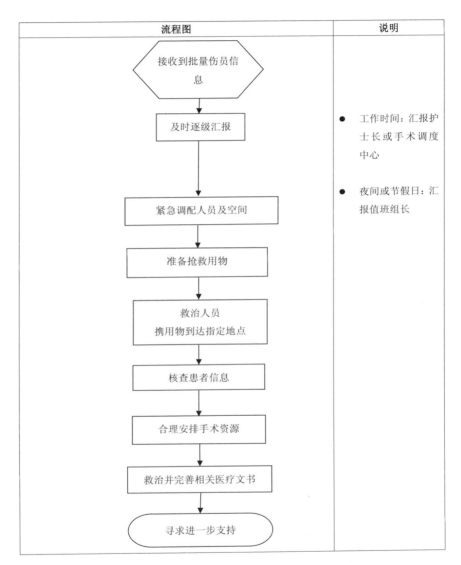

流程图	说明

接收到批量伤员信息

↓

及时逐级汇报

↓

紧急调配人员及空间

↓

准备抢救用物

↓

救治人员
携用物到达指定地点

↓

核查患者信息

↓

合理安排手术资源

↓

救治并完善相关医疗文书

↓

寻求进一步支持

说明：

● 工作时间：汇报护士长或手术调度中心

● 夜间或节假日：汇报值班组长

图 2-8-13 手术室批量伤员救治管理流程

五、注意事项

1. 开放绿色通道，采取先救治后收费的做法。

2. 建立灵活快捷的人力调配机制是保证工作顺利进行的基础。

3. 平时准备好急救物资和人员演练是快速救治的前提。

4. 先救命、后治伤，先救重、后救轻。

5. 分区救治，分类救治，分组救治。

6. 分工明确，相互协作，共同配合。

第十四节　感染性手术后终末处理流程

感染性手术是指手术部位已受到病原微生物感染或直接暴露于感染区中的手术，包括有急性感染灶的手术、各空腔脏器破裂和穿孔的手术以及有严重污染伤口的手术。终末处理即终末消毒，是指传染源出院、转移、死亡而离开疫点或终止传染状态后，对疫点进行的一次彻底消毒。

一、适用范围

手术室。

二、目的

指引消毒和用物处理，防止医院感染和交叉感染。

三、准备

1. 用物准备：隔离手术标识牌，一次性使用手术衣、手术帽、敷料及其他一次性防护用品，含氯消毒液，3%的过氧乙酸和3%过氧化氢。

2. 环境准备：感染手术室，负压手术室。

3. 护士准备：备两名巡回护士，手术室内、外各1名。

四、流程

感染性手术手终末处理流程见图2-8-14。

流程图	说明

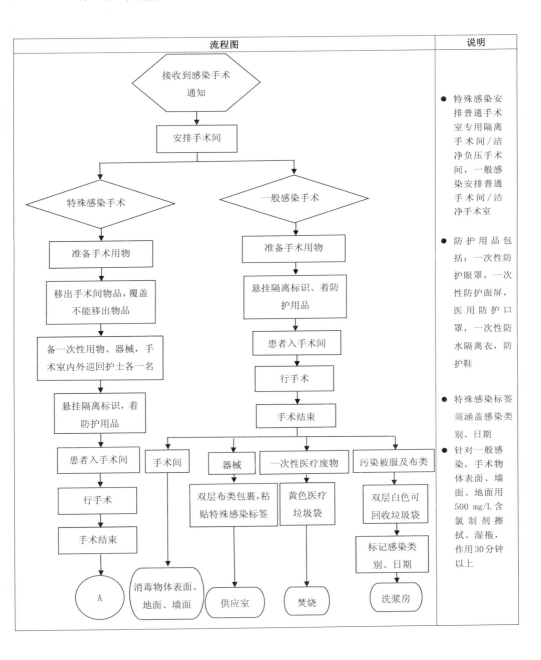

说明栏文字：

- 特殊感染安排普通手术室专用隔离手术间/洁净负压手术间，一般感染安排普通手术间/洁净手术室

- 防护用品包括：一次性防护眼罩，一次性防护面屏，医用防护口罩，一次性防水隔离衣，防护鞋

- 特殊感染标签须涵盖感染类别、日期

- 针对一般感染，手术物体表面、墙面、地面用500 mg/L含氯制剂擦拭、湿拖，作用30分钟以上

流程图内文字：

接收到感染手术通知 → 安排手术间

特殊感染手术：
准备手术用物 → 移出手术间物品，覆盖不能移出物品 → 备一次性用物、器械，手术室内外巡回护士各一名 → 悬挂隔离标识，着防护用品 → 患者入手术间 → 行手术 → 手术结束 → A

一般感染手术：
准备手术用物 → 悬挂隔离标识、着防护用品 → 患者入手术间 → 行手术 → 手术结束

手术结束分支：
- 手术间 → 消毒物体表面、地面、墙面
- 器械 → 双层布类包裹，粘贴特殊感染标签 → 供应室
- 一次性医疗废物 → 黄色医疗垃圾袋 → 焚烧
- 污染被服及布类 → 双层白色可回收垃圾袋 → 标记感染类别、日期 → 洗浆房

流程图	说明
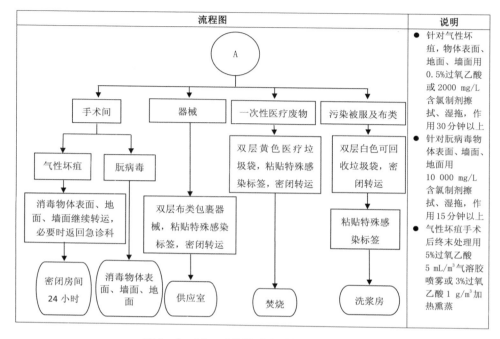	● 针对气性坏疽，物体表面、地面、墙面用0.5%过氧乙酸或2000 mg/L含氯制剂擦拭、湿拖，作用30分钟以上 ● 针对朊病毒物体表面、墙面、地面用10 000 mg/L含氯制剂擦拭、湿拖，作用15分钟以上 ● 气性坏疽手术后终末处理用5%过氧乙酸5 mL/m³气溶胶喷雾或3%过氧乙酸1 g/m³加热熏蒸

图 2-8-14　感染性手术手终末处理流程

五、注意事项

1. 感染性手术过程中，患者的血液、引流液、组织液、排泄物、分泌物等对周围环境及手术者均造成污染，如果处理不当，可引起交叉感染，甚至引起某一菌种所致疾病的暴发和流行。

2. 梅毒、艾滋病、SARS、各型病毒性肝炎患者无论进行何种手术，由于其血液、分泌物、排泄物均具有极强的传染性，所以其手术过程也必须参照感染性手术的要求进行，应采取一系列的消毒隔离措施。

3. 医护人员如有皮肤破损、呼吸道感染不应参加手术。

4. 特殊感染手术间内工作人员应穿一次性防水隔离衣或围裙、防护胶鞋或靴套，佩戴医用防护口罩、护目镜、戴双层手套。

5. 尽量将不需要的物品放置于手术间外以避免污染。

6. 可疑或确诊朊病毒感染的患者手术时尽可能选用一次性诊疗手术器械和用具。

第九章
传染科护理管理

传染科护理管理主要是对各种传染性疾病的有效预防和治疗，传染科护理管理的标准化、规范化有助于防止交叉感染，避免或减少护理纠纷事件的发生，也有助于增强传染科护士的自护意识，使其主动在工作中采取自护措施，减少感染机会。

第一节　肝活检患者住院标准化流程

肝穿刺活组织检查术简称肝活检，是由穿刺肝组织标本进行组织学检查或制成涂片做细胞学检查，以明确肝脏疾病诊断，或了解肝病演变过程、观察治疗效果以及判断预后。

一、适用范围

全院开展肝穿刺活组织检查术的护理单元。

二、目的

1. 明确肝脏疾病诊断。

2. 了解肝病演变过程。

3. 观察治疗效果以及判断预后。

三、准备

1. 用物准备：2% 利多卡因、肝穿刺针、B 超机、无菌手套、穿刺包、口罩、帽子、10% 福尔马林液体。

2. 患者准备：术前了解肝活检目的、注意事项，术中配合要领，并配合操作。

3. 医生准备：与患者或其家属签署知情同意书；解释肝活检目的、注意事项，如术中不能动、咳嗽、深呼吸等；查血小板、出凝血时间、配血等。

四、流程图

肝活检患者术前护理流程、肝活检患者术后护理流程分别见图 2 - 9 - 1、图 2 - 9 - 2。

五、注意事项

1. 出院后如有肝区胀痛、钝痛、剧烈疼痛等不适，及时就诊。

2. 一般出院 7～10 天后凭出院证明及患者身份证至病理科领取病理报告单，及时就诊，拟定下一步治疗方案。

3. 术后第一天，患者行 B 超后予伤口消毒，更换敷料，伤口结痂脱落后方可淋浴。

4. 出院后宜进食清淡易消化软食。

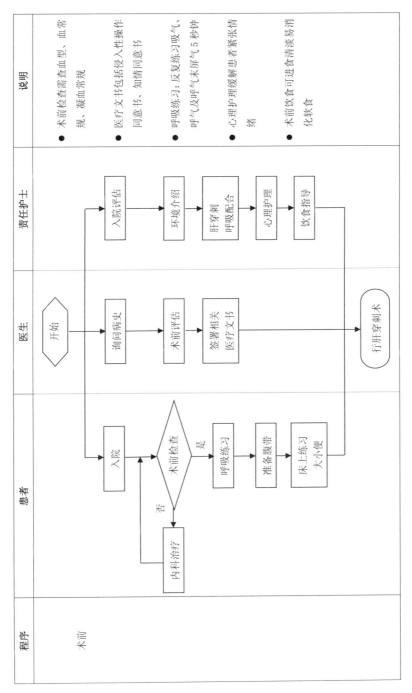

图 2－9－1 肝活检患者术前护理流程

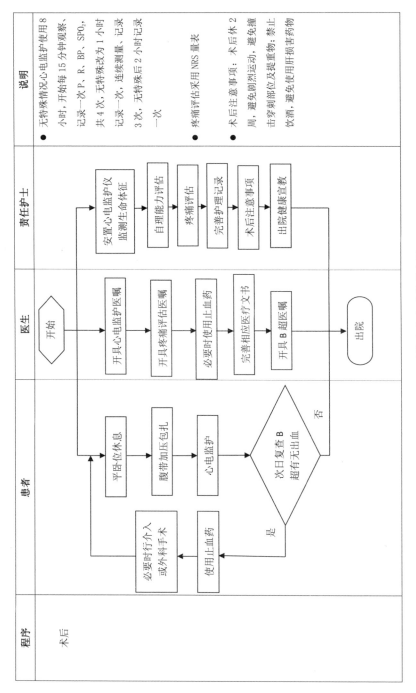

程序	患者	医生	责任护士	说明
术后	平卧位休息 → 腹带加压包扎 → 心电监护 → 次日复查B超有无出血 → 否 / 是 使用止血药 → 必要时行介入或外科手术	开始 → 开具心电监护医嘱 → 开具疼痛评估评估医嘱 → 必要时使用止血药 → 完善相应医疗文书 → 开具B超医嘱 → 出院	安置心电监护仪监测生命体征 → 自理能力评估 → 疼痛评估 → 完善护理记录 → 术后注意事项 → 出院健康宣教	● 无特殊情况心电监护使用8小时，开始每15分钟观察、记录一次P、R、BP、SPO₂，共4次，无特殊改为1小时记录一次、连续测量，记录3次，无特殊术后2小时记录一次 ● 疼痛评估采用NRS量表 ● 术后注意事项：术后休2周，避免剧烈运动、避免撞击穿刺部位及提重物；禁止饮酒、避免使用肝损害药物

图 2-9-2 肝活检患者术后护理流程

第二节 华西心晴高危的艾滋病患者管理

华西心晴指数问卷为四川大学华西医院心理卫生中心自行研制的量表，该量表已获专利保护（专利登记号为 2015－A－00001410），主要描述研究对象的情绪及心理问题。华西心晴指数危急值：华西心晴问卷分析评分总分≥16 分或第九项得分≥2 分。

一、适用范围

全院护理单元。

二、目的

1. 全面了解患者身心状况。

2. 争取社会及家庭支持。

3. 使患者树立战胜疾病信心。

4. 增加患者正面情绪，减轻负面情绪。

5. 降低患者自杀风险。

6. 增进护患关系。

三、流程

华西心晴高危的艾滋病患者管理流程见图 2－9－3。

四、注意事项

（一）华西心晴指数危急值处理流程

1. 接心理评测中心电话，报 XXX 患者华西心晴指数危急值为 XXX，复述并登记在华西心晴指数危急值登记本上，报告主管/值班医生，医生请心理卫生卫生中心急会诊，护士在 HIS 系统上记录。

2. 通知本科室阳光医院项目组成员，由主管护士和阳光医院项目组成员共同对患者进行相关心理疏导，争取社会及家庭支持。

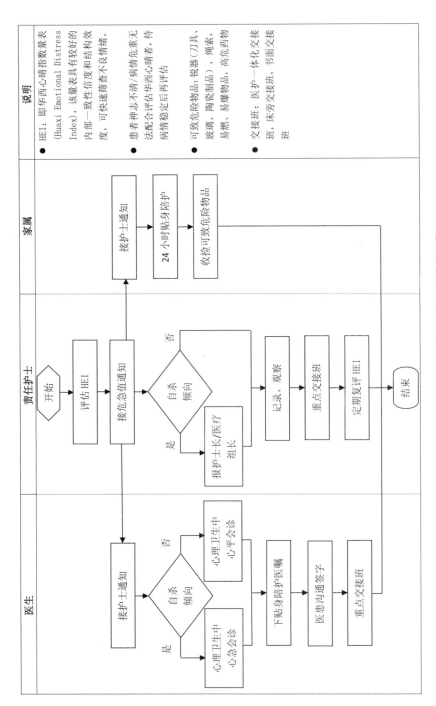

图 2 – 9 – 3 华西心晴高危的艾滋病患者管理流程

3. 每周重评华西心晴指数，如主管护士无法评估，可通知阳光医院项目组成员进行重评。

（二）患者有自杀倾向时应急预案及程序

1. 应急预案

（1）发现患者有自杀念头时，应立即报告护士长和主管医生。

（2）做好必要的防范措施，移去一切可自伤的物品，检查室内环境，如有可疑药品及物品需没收，锁好门窗，防止意外。

（3）通知患者家属，要求 24 小时留陪护，家属如需要离开患者时，应通知值班的医护人员。

（4）详细交接班，同时多关心患者，准确掌握患者心理状态，尽量减少不良刺激。

2. 应急程序

发现患者自杀倾向—向上级领导汇报，通知主管/值班医生—通知家属，要求 24 小时贴身陪护—做好必要的防范措施—每班重点交接班，掌握心理状态。

第三节　传染科入院接待护理管理

入院护理是指患者经门诊或急诊医生诊查后，因病情需要住院做进一步观察、检查和治疗时，经诊查医生建议并签发住院证后，由护理人员为患者提供一系列护理工作。

一、适用范围

传染科护理单元。

二、目的

1. 有助于患者熟悉病房的环境及规章制度，适应患者的角色。

2. 帮助患者消除被隔离而产生的焦虑、恐惧、紧张、抑郁等不良情绪。

3. 与患者建立良好的护患、医患关系，使患者配合，有良好的依从性，提高满意度。

4. 防止医务人员发生职业暴露。

5. 确保入院接待全面、有序、细致地完成，体现传染科护理人员对患者的人文关怀。

三、流程

传染科入院接待护理管理流程见图 2－9－4。

四、注意事项

（一）责任护士职责

1. 通知主管医生或值班医生，并告知患者病种，以选用合适的防护用品，并于病房外悬挂相应隔离标识。

2. 责任护士查体，检查全身皮肤状况；协助更换衣物，完成患者的"三短六洁"。"三短"，即指指甲、趾甲、胡须短，"六洁"即皮肤、手、足、口腔、头发、会阴清洁。

3. 按《四川大学华西医院患者入院护理评估单》完成入院评估，根据情况选用 NRS2002 营养风险筛查量表、华西心晴指数问卷分析量表、静脉血栓栓塞症评估单进行相关风险筛查。

4. 通知工人送开水到床旁，必要时提供便盆、尿壶等。

5. 协助患者订餐。

6. 根据医嘱及护理评估采集的信息、数据完善床头卡的身份信息、护理级别、饮食种类、安全标识、药物过敏标识等。

7. 行安全指导，签署安全告知书时须家属在场，并由家属签名。

8. 入院宣教内容包括病室环境、医护人员介绍、探视制度、陪床制度、消防安全、膳食安排、离院须知、安全管理、消毒隔离知识指导、医技检查配合注意事项等。

流程	办公室护士	主管医生	责任护士	说明

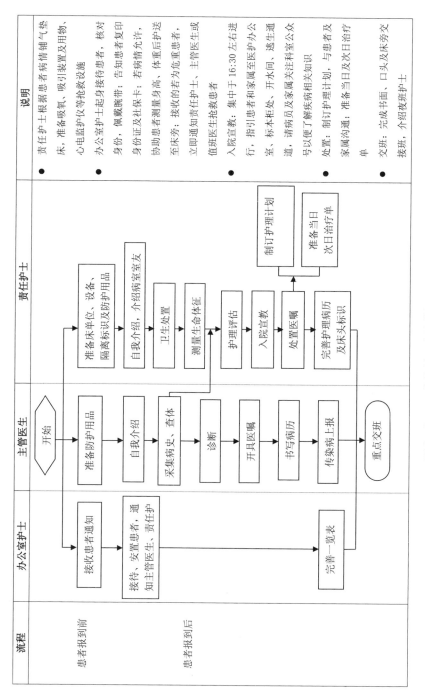

图2-9-4 传染科入院接待护理管理流程

说明栏内容：

● 责任护士根据患者病情气垫床、准备吸氧、吸引装置及用物、心电监护仪等抢救设施

● 办公室护士起身接待患者，核对身份、佩戴腕带；告知患者复印身份证及社保卡；若病情允许，协助患者测量身高、体重后护送至床旁；接收的为危重患者，立即通知责任护士、主管医生或值班医生抢救患者

● 入院宣教：集中于下午16：30左右进行，指引患者和家属至医护办公室、标本柜处、开水处、逃生通道，请病员及家属关注科室公众号以便了解疾病相关知识

● 处置：制订护理计划，与患者及家属沟通；准备当日及次日治疗单

● 交班：完成书面、口头及床旁交接班；介绍夜班护士

流程图文字（主管医生栏）：开始 → 准备防护用品 → 自我介绍 → 采集病史、查体 → 诊断 → 开具医嘱 → 书写病历 → 传染病上报 → 重点交班

流程图文字（责任护士栏）：准备床单位、设备、隔离标识及防护用品 → 自我介绍，介绍病室室友 → 卫生处置 → 测量生命体征 → 护理评估 → 入院宣教 → 处置医嘱 → 完善护理病历及床头标识 → 制订护理计划 → 准备当日次日治疗单

流程图文字（办公室护士栏）：接收患者通知 → 接待、安置患者，通知主管医生、责任护士 → 完善一览表

流程栏：患者报到前、患者报到后

（二）患者收治原则

1. 感染同种病原体患者收治于同一间病房，疑似患者确诊前单间隔离。

2. 通过呼吸道传染的患者在入院时自专用通道送入病房，病情允许时佩戴医用外科口罩。

第四节 首次行非生物型人工肝治疗患者的管理

人工肝是治疗肝衰竭的有效方法之一，其治疗机制是基于肝细胞的强大再生能力，通过一个体外的机械、理化和生物装置，清除各种有害物质，补充必需物质，改善内环境，暂时替代衰竭肝脏的部分功能，为肝细胞再生及肝功能恢复创造条件或等待机会进行肝移植。人工肝支持系统分为非生物型、生物型和混合型三种。非生物型人工肝治疗形式主要有：血浆置换、选择性血浆置换、胆红素吸附、持续血液透析滤过、血浆透析滤过、血浆吸附透析等疗法。非生物型人工肝已在临床广泛应用并被证明确有一定疗效。

一、适用范围

全院开展人工肝血液净化技术的护理单元。

二、目的

1. 为患者度过肝衰竭急性期，暂时支持肝脏以维持生命。

2. 初步纠正肝功能衰竭所产生的严重代谢紊乱，清除所积蓄的各种毒性物质，以提供肝细胞再生的条件及时间。

3. 使病变的肝脏通过人工肝治疗逐渐恢复其原有结构和功能。

4. 为肝移植提供过渡性治疗手段。

三、准备

1. 用物准备：2% 利多卡因、中心静脉穿刺套装、B 超机、肝素钠或者 2.5% 枸橼酸钠溶液、生理盐水、无菌手套、静脉穿刺包、口

罩、帽子、隔离衣，按治疗模式选择治疗仪器及耗材。

2. 医生准备：与患者或其家属签署知情同意书；向患者解释人工肝治疗的作用、适应证、禁忌证，人工肝治疗的预后/疗效、治疗方式及治疗时间、治疗次数、治疗的流程、治疗的费用，治疗过程中的不良反应及处理。

3. 患者准备：了解人工肝治疗的作用、适应证、禁忌证，人工肝治疗的预后/疗效、治疗方式及治疗时间、治疗次数、治疗的流程、治疗的费用；深静脉管路的维护方法；了解治疗过程中如何配合；知晓治疗过程中可能出现的不良反应；日常生活中休息、饮食、睡眠、活动等方法。

四、流程

首次行非生物型人工肝治疗患者管理流程（一）、首次行非生物型人工肝治疗患者管理流程（二）、首次行非生物型人工肝治疗患者管理流程（三）分别见图2-9-5、图2-9-6、图2-9-7。

五、注意事项

1. 了解人工肝相关事项，如人工肝的定义、作用、适应证、禁忌证，人工肝治疗的预后/疗效、治疗方式及治疗时间、治疗次数、治疗流程、治疗费用、治疗并发症（主要针对家属）。

2. 进行置管期卧位、活动指导：告知病员人工肝是一个治疗体系，除了置管时病员偶感不适，大多数病员均无不适。置管后放松心情，按病情需要休息即可。股静脉置管前练习床上大小便，置管部位制动2小时，2小时后可适当活动，置管下肢活动幅度不超过30°，可左右翻身，避免血栓形成，床上大小便，避免跌倒坠床，大小便时避免污染置管处。颈内静脉置管后头部活动幅度不宜过大，起床时手支撑头部缓慢起床，预防跌倒坠床。

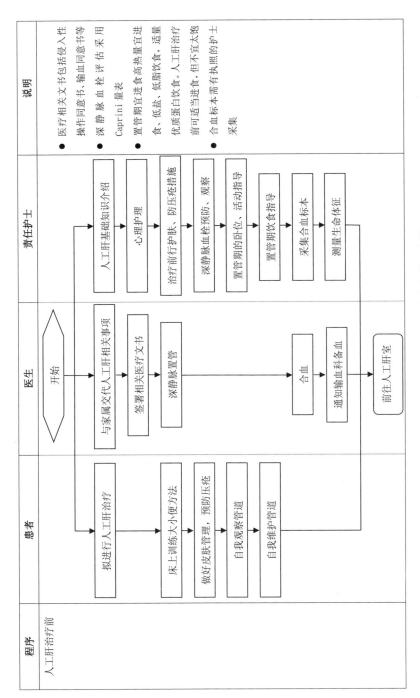

图 2 - 9 - 5　首次行生物型人工肝治疗患者管理流程（一）

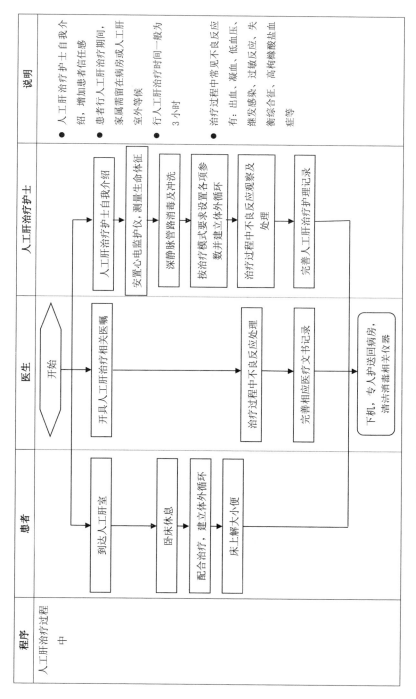

程序	患者	医生	人工肝治疗护士	说明
人工肝治疗过程中	到达人工肝室	开始		· 人工肝治疗护士自我介绍，增加患者信任感
	卧床休息	开具人工肝治疗相关医嘱	人工肝治疗护士自我介绍	· 患者行人工肝治疗期间，家属需留在病房或人工肝室外等候
	配合治疗，建立体外循环		安置心电监护仪，测量生命体征	· 行人工肝治疗时间一般为3小时
	床上解大小便		深静脉置管路消毒及冲洗	
			按治疗模式要求设置各项参数并建立体外循环	
		治疗过程中不良反应处理	治疗过程中不良反应观察及处理	· 治疗过程中常见不良反应有：出血、凝血、低血压、失衡综合征、高枸橼酸盐血症等
		完善相应医疗文书记录	完善人工肝治疗护理记录	
		下机、专人护送回病房，清洁消毒相关仪器		

图 2 - 9 - 6　首次行非生物型人工肝治疗患者管理流程（二）

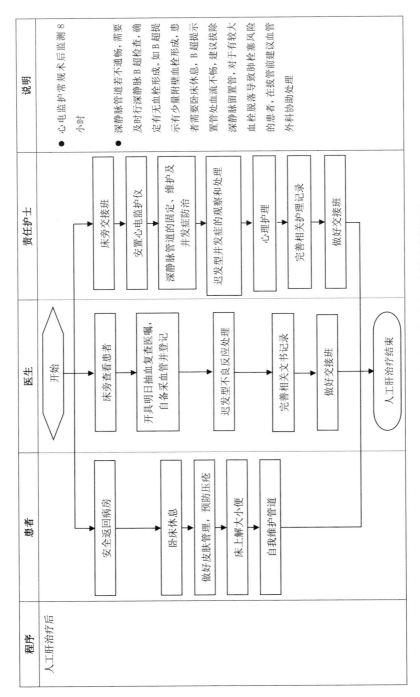

图 2 - 9 - 7 首次行非生物型人工肝治疗患者管理流程（三）

程序	患者	医生	责任护士	说明
人工肝治疗后	安全返回病房	开始		● 心电监护常规术后监测 8 小时
	卧床休息	床旁查看患者	床头交接班	● 深静脉管道若不通畅，需要及时行深静脉 B 超检查，确定有无血栓形成。如 B 超提示有少量附壁血栓形成，患者需要卧床休息，B 超提示深静脉管栓，建议拔除深静脉留置管；对于有较大血栓脱落导致肺栓塞风险的患者，在拔管前建议血管外科协助处理
	做好皮肤管理，预防压疮	开具明日抽血复查医嘱，自备采血管并登记	安置心电监护仪	
	床上解大小便	迟发型不良反应处理	深静脉管道的固定、维护及并发症防治	
	自我维护管道	完善相关文书记录	迟发型并发症的观察和处理	
		做好交接班	心理护理	
		人工肝治疗结束	完善相关护理记录	
			做好交接班	

3. 注意区分常用人工肝治疗模式如血浆置换、血浆胆红素吸附、血浆（液）灌流、双重血浆分子吸附系统、血液滤过、配对血浆滤过吸附、分子吸附再循环系统。

第五节 经空气传播疾病的暴发流行处置

经空气传播疾病是由病毒引起的急性呼吸道传染病。

一、适用范围

传染科护理单元。

二、目的

1. 防止出现医院感染。

2. 防止医务人员发生职业暴露。

三、流程

经空气传播疾病的暴发流行处置流程见图 2 - 9 - 8。

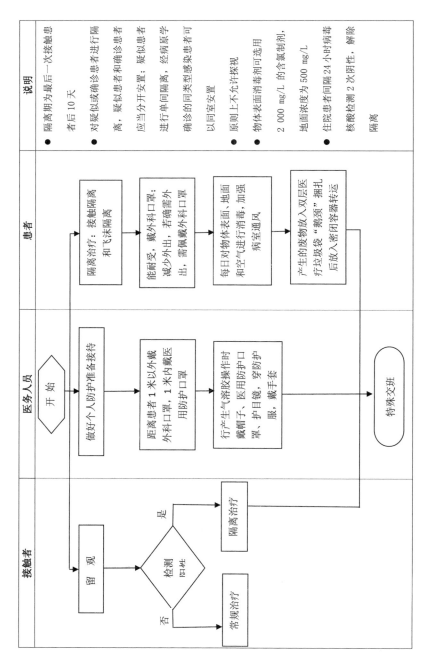

图 2 - 9 - 8 经空气传播疾病的暴发流行处置流程

第六节　传染科患者出院护理流程

出院护理是指患者经过住院治疗和护理，病情好转、稳定、痊愈需要出院或需转院（科），或不愿接受医生的建议而自动离院时，护理人员对其进行的一系列的护理工作。

一、适用范围

传染科护理单元。

二、目的

1. 对患者进行出院后健康教育，提高出院后服药、休息、复诊等依从性，提高生活质量，降低再入院率。

2. 缩短出院办理时间，提高满意度。

3. 告知患者及家属传染病易感人群、传播途径及预防方法，防止密切接触人员交叉感染。

4. 处于隔离期要求自动出院的患者，告知其疾病传播方式、消毒、隔离及预防知识，可防止疾病的传播，以免造成社会问题。

三、流程

传染科患者出院办理流程见图 2 - 9 - 9。

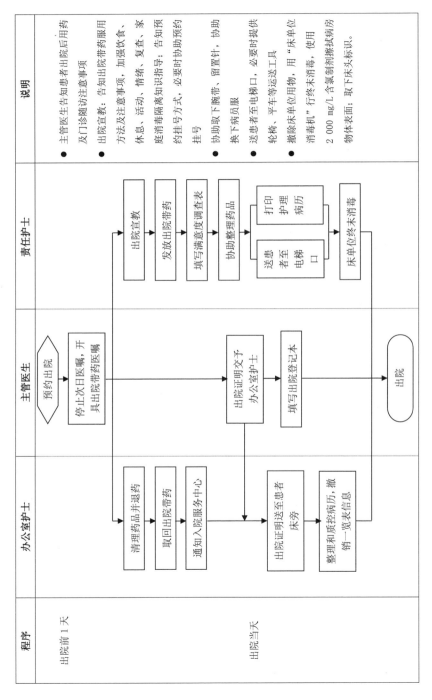

图 2 - 9 - 9 传染科患者出院办理流程

程序	办公室护士	主管医生	责任护士	说明
出院前1天		预约出院		● 主管医生告知患者出院后用药及门诊随访注意事项
	清理药品并退药	停止次日医嘱，开具出院带药医嘱	出院宣教	● 出院宣教：告知出院带药服用方法及注意事项、加强饮食、休息、活动、情绪、复查、家庭消毒隔离知识指导；告知预约挂号方式，必要时协助预约挂号
	取回出院带药		发放出院带药	
	通知入院服务中心		填写满意度调查表	
			协助整理药品	● 协助取下腕带、留置针，协助换下病员服
出院当天	出院证明送至患者床旁	出院证明交予办公室护士	送患者至电梯口 / 打印护理病历	● 送患者至电梯口，必要时提供轮椅、平车等运送工具
	整理和质控病历，撤销一览表信息	填写出院登记本	床单位终末消毒	● 撤除床单位用物，用"床单位消毒机"行终末消毒，使用2 000 mg/L含氯制剂擦拭病房物体表面；取下床头标识。
		出院		

第十章

放射科护理管理

放射科护理管理主要包括 CT、MRI、介入室患者的接待、登记、胶片发放、窗口服务、健康宣教等；检查前的准备工作，检查中、检查后的护理工作、对比剂不良反应的预防和急救处理等。

第一节　放射科对比剂不良反应急救管理

对比剂是指以医学成像为目的将某种特定物质引入人体内，以改变机体局部组织的影像对比度，这种被引入的物质称为对比剂。药品不良反应是指合格药品在正常用法用量下出现的与用药目的无关的或意外的有害反应。药品严重不良反应是指因服用药品引起以下损害情形之一的反应：引起死亡，致癌、致畸、致出生缺陷，对生命有危险并能够导致人体永久的或显著的伤残，对器官功能产生永久损伤，导致住院或住院时间延长。

一、适用范围

放射科。

二、目的

1. 明确对比剂不良反应的处理流程和内容，提高不良反应急救成功率。

2. 明确各部门、各岗位人员的职责。

3. 确保患者急救与继续生命支持的连续性，保障患者的生命安全。

4. 对对比剂不良反应进行分析、评价，并采取有效措施降低对比剂不良反应对患者造成的伤害。

三、准备

1. 用物准备：抗过敏、抗休克等急救药品和心电监护仪、供氧装置、负压吸引装置等。

2. 环境准备：环境安全、适宜抢救患者。

3. 护士准备：熟悉对比剂不良反应的急救流程，掌握常见急救药品和器材的使用方法，熟练掌握心肺复苏、除颤等急救操作；将患者转移至安全区域进行抢救。

四、流程

对比剂不良反应急救管理流程见图 2 - 10 - 1。

五、注意事项

1. 放射科对比剂不良反应急救管理标准化流程需要在医院医教部备案。

2. 如果放射科所在的住院大楼或医院没有急诊科，需跟邻近具备抢救实力的科室建立相应的急救和转运流程。

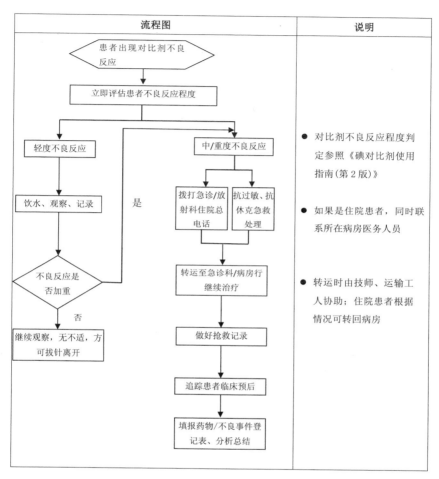

图 2 -10 -1 对比剂不良反应急救管理流程

第二节 放射科对比剂外渗管理

对比剂外渗是指在进行 CT/MRI/DR/超声等影像增强检查，经静脉推注对比剂时，对比剂进入静脉管腔以外的周围组织，导致周围组织，特别是皮肤产生急性的炎症反应，短时间内使周围组织皮肤出现红肿、水疱、溃疡甚至坏死的不良事件。

一、适用范围

医学影像检查科室。

二、目的

1. 持续质量监控，总结经验，降低对比剂外渗发生率，不断提高护理质量。

2. 减轻患者痛苦，提高患者安全性。

3. 不断改善患者体验，提高患者满意度。

4. 限制肿胀的范围、促进肿胀皮肤消肿，尽量减轻造影剂外渗对邻近软组织的压迫及对神经功能的影响。

5. 降低皮肤出现水疱、溃疡、坏死及骨筋膜室综合征等的发生率，避免对患肢造成二次伤害。

三、准备

1. 用物准备：无菌治疗巾、无菌棉签、消毒棉签、外科手套、无菌纱布、生理盐水、地塞米松磷酸钠注射液、硫酸镁粉、20ml空针。

2. 环境准备：安全、清洁/无菌。

3. 护士准备：熟悉对比剂外渗处理相关知识和注意事项。

4. 患者准备：着宽松衣物，坐位/平卧位。

四、流程

对比剂外渗管理流程见图2－10－2。

五、注意事项

1. 本标准化流程适用于大多数患者，对于个别特殊患者还有很多对比剂外渗的处理方法，例如伤口敷料、中药涂抹等，效果因人而异。

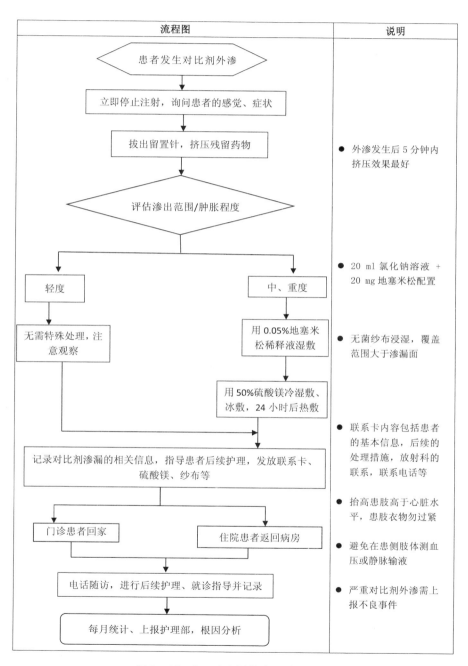

图 2 -10 -2 对比剂外渗、管理流程

2. 对于门诊患者，放射科护士做好电话随访指导；对于住院患者，放射科护士可通过联系卡与住院护士做好沟通联系，以方便住院部护士继续对患者进行后续的处理，促进患肢尽快愈合。

3. 如果患者出现大面积水疱、骨筋膜室综合征等情况时，应及时指导患者到相应科室就诊，出现进行及时处理。

第三节 放射科婴幼儿心脏 MRI 检查护理管理

婴儿期是指个体出生后到 1 周岁。幼儿期是指个体自满 1 周岁到 3 周岁。磁共振（MRI）：在恒定磁场中的原子核，在相应的射频脉冲激发后，其电磁能量的吸收和释放，称为磁共振。心脏功能磁共振成像是反映心脏微循环分布及其血流灌注情况、评估局部组织活动力和功能的磁共振检查技术。

一、适用范围

放射科。

二、目的

1. 规范检查流程，提高婴幼儿心脏功能磁共振检查一次性成功率。

2. 保障患儿安全，减少、杜绝不良事件发生。

三、准备

1. 用物准备：电极片、磁共振扫描设备及心脏检查相关线圈，MRI 专用耳塞或棉球。

2. 环境准备：安全、整洁、室温在 22～24℃。

3. 护士准备：留置针、敷贴、消毒棉签、压脉带、生理盐水、钆对比剂。

4. 患者准备：为患儿建立静脉留置针，服用镇静剂。

四、流程

婴幼儿心脏 MRI 检查护理管理流程见图 2－10－3。

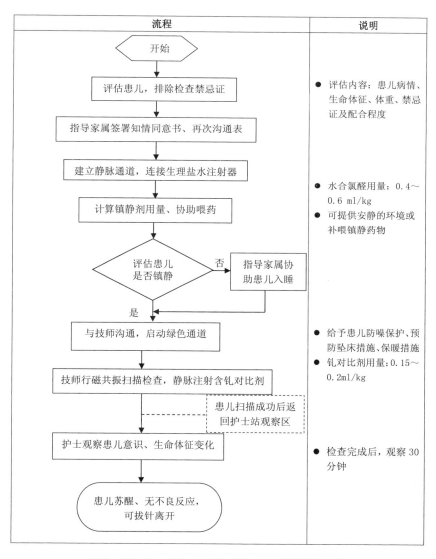

图 2－10－3　婴幼儿心脏 MRI 检查护理管理流程

五、注意事项

1. 患儿做磁共振检查因检查时间长，检查机房有噪音会影响检查进度和结果，如患儿未一次性检查成功，须根据患儿服用的镇静药物剂量或是否已静脉推注含钆对比剂而选择立即快速扫描或间隔一定时间再次行检查。

2. 患儿如果发生对比剂不良反应，按照对比剂不良反应的急救流程进行急救处理。

3. 给患儿补喂镇静药物（10% 水合氯醛）时，应注意勿超过最大剂量（1 ml/kg 体重或 10 ml）。

4. 患儿口服镇静药物镇静效果欠佳时，可进行灌肠、静脉麻醉等方式。静脉麻醉需在麻醉师的监测下进行。

第十一章

核医学病房护理管理

核医学病房护理管理旨在实施放射防护和合理的护理管理工作，以期实现减少核素对医护患的伤害，从而保护医护患生命安全并提升患者对护理工作的满意度。

第一节　核医学病房放射防护管理

核医学是一门研究核素和核射线在医学中的应用及生物医学理论的学科，分为实验核医学、治疗核医学和临床核医学。电离辐射是指波长、频率和能量较高的射线，包括 α、β、γ 和 χ 射线等，可以直接作用于细胞 DNA 细胞器和功能性大分子等，造成细胞结构损伤和功能破坏。。放射防护：是针对人工放射性的应用产生的放射性危害，采取的一系列的防护措施。

一、适用范围

与核素诊疗有关的护理单元。

二、目的

1. 防止有害的确定效应的发生，限制随机效应的发生概率。

2. 提高护理人员及患者的放射防护意识，有效地减少放射性核素对医护人员、患者、社会人群的伤害。

3. 加强护理人员辐射防护知识和防护技能的培训，提高护理人员的放射防护能力。

4. 规范放射性废物的处理，降低核污染，确保环境安全。

三、准备

1. 用物准备：个人剂量仪、铅衣、铅围脖、铅围裙、铅眼镜、铅手套、铅屏风、铅衰变箱、表面沾污仪。

2. 环境准备：整洁安静，门禁管理。

四、流程

放射防护管理流程见图 2-11-1。

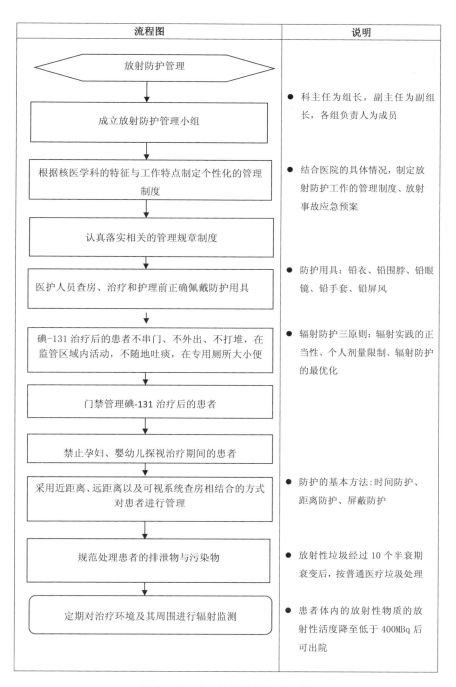

流程图	说明
放射防护管理	
成立放射防护管理小组	● 科主任为组长，副主任为副组长，各组负责人为成员
根据核医学科的特征与工作特点制定个性化的管理制度	● 结合医院的具体情况，制定放射防护工作的管理制度、放射事故应急预案
认真落实相关的管理规章制度	
医护人员查房、治疗和护理前正确佩戴防护用具	● 防护用具：铅衣、铅围脖、铅眼镜、铅手套、铅屏风
碘-131 治疗后的患者不串门、不外出、不打堆，在监管区域内活动，不随地吐痰，在专用厕所大小便	● 辐射防护三原则：辐射实践的正当性、个人剂量限制、辐射防护的最优化
门禁管理碘-131 治疗后的患者	
禁止孕妇、婴幼儿探视治疗期间的患者	
采用近距离、远距离以及可视系统查房相结合的方式对患者进行管理	● 防护的基本方法：时间防护、距离防护、屏蔽防护
规范处理患者的排泄物与污染物	● 放射性垃圾经过 10 个半衰期衰变后，按普通医疗垃圾处理
定期对治疗环境及其周围进行辐射监测	● 患者体内的放射性物质的放射性活度降至低于 400MBq 后可出院

图 2 -11 -1 放射防护管理流程

第二节　分化型甲状腺癌碘－131治疗不良反应管理

分化型甲状腺癌来源于甲状腺上皮细胞的恶性肿瘤，按病理类型可分为乳头状癌及滤泡状癌，以乳头状癌多见。碘－131核素治疗指利用放射性碘－131内照射治疗。不良反应指按正常用法、用量应用药物预防、诊断或治疗疾病过程中，发生与治疗目的无关的有害反应。

一、适用范围

核医学科。

二、目的

1. 对碘－131治疗后的不良反应进行相应的护理干预，减轻患者治疗期间的痛苦或不适。

2. 为临床提供医疗护理依据。

3. 提高医疗护理质量，保障患者治疗安全。

三、流程

分化型甲状腺癌碘－131治疗不良反应管理流程见图2－11－2。

四、健康指导

1. 碘－131治疗后勿挤压、按摩颈部，适当多饮水，促进尿液排放，以减轻对膀胱的损害，保护膀胱。

2. 碘－131治疗24小时后咀嚼酸性食物，以保护唾液腺。

3. 甲状腺素类药物需在进食前至少30分钟服用，勿与牛奶、豆浆或其他药物同服，不能随意增减剂量，终身服用。

4. 注意休息，避免过度劳累。

5. 碘－131治疗后半年内避孕。

6. 定期复查。

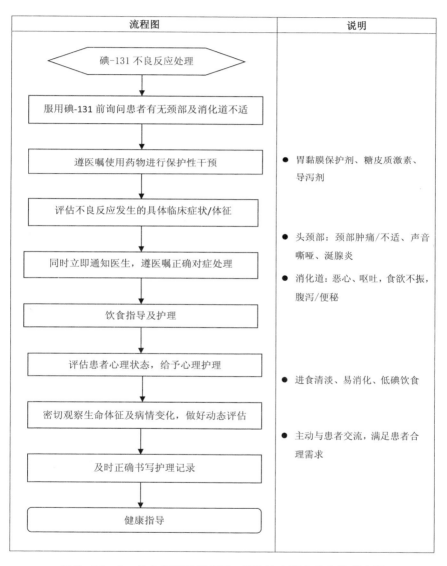

流程图	说明
碘-131 不良反应处理	
服用碘-131 前询问患者有无颈部及消化道不适	
遵医嘱使用药物进行保护性干预	● 胃黏膜保护剂、糖皮质激素、导泻剂
评估不良反应发生的具体临床症状/体征	
同时立即通知医生，遵医嘱正确对症处理	● 头颈部：颈部肿痛/不适、声音嘶哑、涎腺炎 ● 消化道：恶心、呕吐，食欲不振，腹泻/便秘
饮食指导及护理	
评估患者心理状态，给予心理护理	● 进食清淡、易消化、低碘饮食
密切观察生命体征及病情变化，做好动态评估	
及时正确书写护理记录	● 主动与患者交流，满足患者合理需求
健康指导	

图 2 -11 -2 分化型甲状腺癌碘 -131 治疗不良反应管理流程

第十二章

日间服务中心护理管理

日间服务中心包括门诊伤口治疗、门诊穿刺诊疗和日间手术病房，其护理管理涉及门诊伤口治疗流程、伤口护理会诊、伤口专科护理门诊就诊、PICC 高值耗材物资和 PICC 专科护理门诊管理，以及日间手术预约、病房健康教育、全麻患者饮食、晨间交接班、患者随访管理等内容。

第一节　门诊伤口治疗（医嘱执行）流程

门诊伤口治疗（医嘱执行）是指持医生开具的伤口治疗导诊单的患者至伤口中心进行伤口治疗的过程。

一、适用范围

门诊伤口治疗中心。

二、目的

1. 制定门诊伤口治疗（医嘱执行）标准化流程。

2. 规范门诊医嘱执行流程，保障患者护理质量与安全。

三、流程

门诊伤口治疗流程见图 2 - 12 - 1。

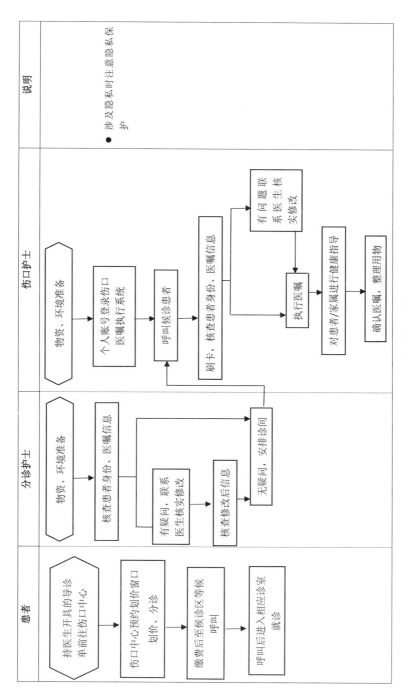

图 2 - 12 - 1 门诊伤口治疗流程

四、注意事项

1. 接诊护士评估患者为疑难或纠纷隐患患者时，应上报护士长，护士长审核决定是否组织科内会诊。

2. 医嘱执行过程中有任何疑问，必须及时与医生沟通核实。

第二节　伤口护理会诊管理

伤口护理会诊是指由医院认定具有会诊资质的国际伤口/造口治疗师来完成的关于伤口、造口疑难护理问题的会诊。

一、适用范围

门诊伤口治疗中心。

二、目的

1. 规范会诊管理，明确会诊内容和流程。

2. 规范会诊流程，提高会诊质量。

三、流程

伤口护理会诊管理流程见图 2 - 12 - 2。

四、注意事项

1. 科内会诊：护士长不在时，由当班最高年资护士进行审核，并组织会诊。

2. 院内伤口会诊原则上不接受急会诊申请。

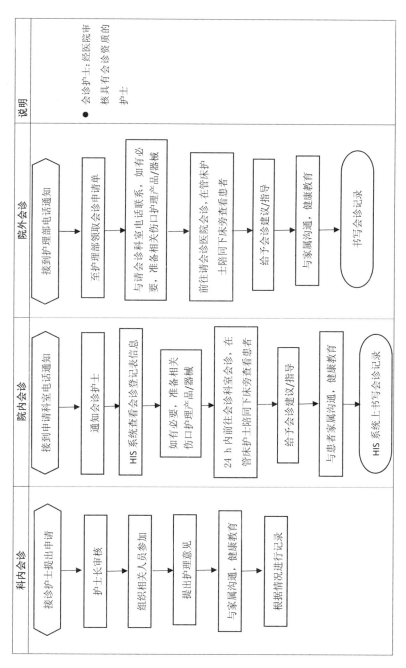

图 2 - 12 - 2　伤口护理会诊管理流程

第三节　伤口专科护理门诊诊疗管理

伤口专科护理门诊是以具备伤口造口专科护理能力并经考核合格获得专科资格证书的护士为主导的，在伤口造口护理的专科领域实施诊疗辅助，与医师以及其他医疗卫生人员共同协作的门诊。

一、适用范围

门诊伤口治疗中心。

二、目的

1. 明确伤口护理专科门诊的就诊流程，提升伤口护理门诊的质量与效率。

2. 明确伤口护理专科门诊各级护理人员的职责，保障患者护理质量与安全。

3. 确保患者治疗与护理的连续性。

4. 培养伤口专科护士专业素养能力。

三、流程

伤口专科护理门诊诊疗管理流程见图 2 - 12 - 3。

四、注意事项

1. 伤口护理专科门诊包括伤口护理专家门诊及伤口护理普通门诊。

2. 伤口护理专家门诊由具有国际伤口/造口治疗师资质或 5 年以上相关专科临床经验的伤口/造口治疗师坐诊。主要接诊范围：各类慢性、疑难伤口及造口并发症的处理。

3. 伤口护理普通门诊由具有国际伤口/造口治疗师资质或 5 年以上专科临床经验的伤口/造口专科护士坐诊，主要接诊范围：各种感染伤口换药、术后伤口换药、拆线、急性伤口换药、各种引流管道换药等。

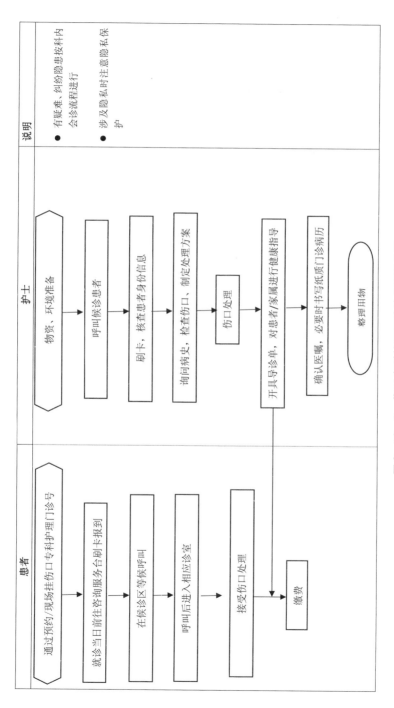

图 2 - 12 - 3 伤口专科护理门诊诊疗管理流程

第四节　PICC 高值耗材物资管理

PICC 高值耗材物资管理是指对 PICC 高值耗材的物资进行收发、结存等活动的有效控制的过程。

一、适用范围

适用于开展 PICC 置管的护理单元。

二、目的

1. 规范医用高值耗材的临床使用。

2. 加强高值耗材管理的环节控制。

3. 保证医疗质量和医疗安全，控制运营成本。

三、流程

高值耗材申领流程、高值耗材入库流程、高值耗材出库流程分别见图 2 - 12 - 4、图 2 - 12 - 5、图 2 - 12 - 6。

四、注意事项

1. 入库的管理

（1）所有物资均应及时清点，验收入库。

（2）验收入库时，须由库管护士与配送人员双人验收，所有物资须现场验收，遵循先验收后入库的原则，验收后双方在入库清单上签字确认。

（3）在验收过程中发现外包装破损、数量、规格型号、质量及单据等不符合时，应立即拒收该批物资，由设备物资科核实无误后再次配送。

（4）入库物资的堆放必须符合先进先出的原则。

（5）验收后填写入库单（有物资名称、收货日期、数量等内容的入库单护士长不定期审核）。

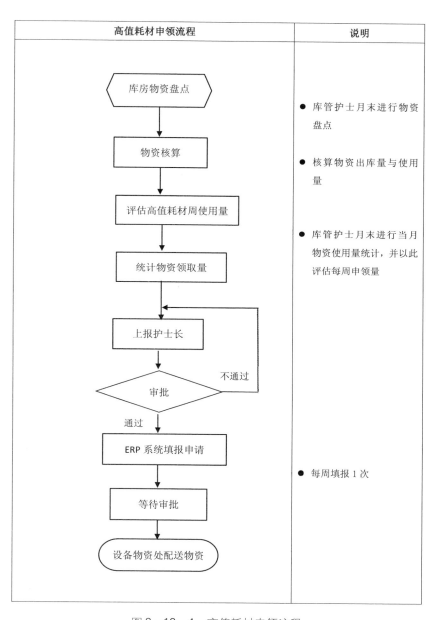

高值耗材申领流程	说明
库房物资盘点 → 物资核算 → 评估高值耗材周使用量 → 统计物资领取量 → 上报护士长 → 审批（不通过 / 通过）→ ERP 系统填报申请 → 等待审批 → 设备物资处配送物资	● 库管护士月末进行物资盘点 ● 核算物资出库量与使用量 ● 库管护士月末进行当月物资使用量统计，并以此评估每周申领量 ● 每周填报 1 次

图 2 - 12 - 4　高值耗材申领流程

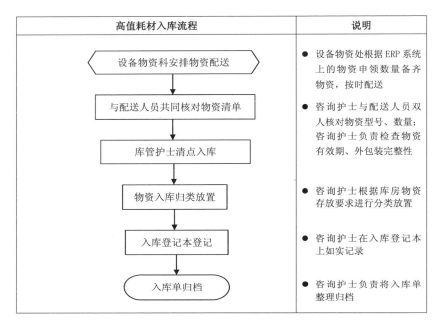

高值耗材入库流程	说明
设备物资科安排物资配送 → 与配送人员共同核对物资清单 → 库管护士清点入库 → 物资入库归类放置 → 入库登记本登记 → 入库单归档	● 设备物资处根据 ERP 系统上的物资申领数量备齐物资，按时配送 ● 咨询护士与配送人员双人核对物资型号、数量；咨询护士负责检查物资有效期、外包装完整性 ● 咨询护士根据库房物资存放要求进行分类放置 ● 咨询护士在入库登记本上如实记录 ● 咨询护士负责将入库单整理归档

图 2 - 12 - 5　高值耗材入库流程

（6）入库时应仔细核对物资的名称、型号是否与 HIS 填报申请一致。

（7）物资验收交接后，库管护士在入库单上签字确认。

（8）月末应分类统计当月入库汇总表报，并附上当月所有入库单。

2. 出库的管理

（1）库房由专人负责，定期检查。

（2）材料物资出库，必须登记签名。

3. 库房安全管理

（1）库管护士要检查库房、库区周围是否有不安全因素存在，门窗、锁是否完好，如有异常应采取必要措施，并及时向护士长汇报。

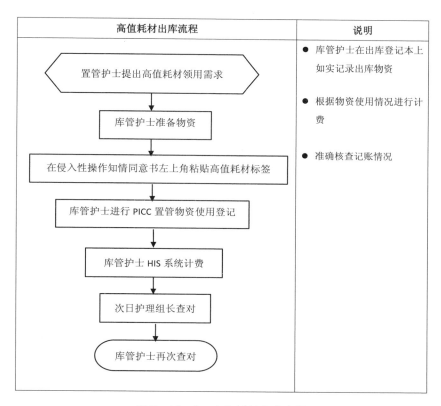

图 2 -12 -6　高值耗材出库流程

（2）严禁明火及吸烟。

（3）库管护士应保证库房内消防设备完整有效，不许随意挪用，对在库房内不安全作业的行为有权制止。

（4）库管护士对库存物品，对外有保密的责任，无关人员不得随意进出库房，离开时关好窗、锁好门，防止发生意外。

（5）库房内的物资按品牌、规格、型号，整洁、有序、定量码放，并做好标识。库房要做好通风、降温、防火、防潮，防止物资霉烂变质。

第五节   PICC 专科护理门诊就诊管理

PICC 专科护理门诊是以具备 PICC 专科护理能力并经考核合格获得专科资格证书的护士为主导的，在 PICC 专科护理的专科领域实施诊疗辅助，与医师以及其他医疗卫生人员共同协作的门诊。

一、适用范围

PICC 门诊。

二、目的

1. 明确 PICC 门诊的就诊流程，提升 PICC 门诊的质量与效率。

2. 明确 PICC 门诊各级护理人员的职责，保障患者护理质量与安全。

3. 确保患者治疗与护理的连续性。

4. 培养 PICC 专职护士专业素养能力。

三、流程

PICC 专科护理门诊就诊管理流程见图 2－12－7。

四、注意事项

1. 门诊患者需行 PICC 置管，由 PICC 专职护士根据患者病情评估血管，有条件穿刺置管，再由 PICC 专家开具 PICC 置管医嘱及胸片检查单。

2. 若 PICC 专职护士评估患者为疑难患者，应向 PICC 专家汇报，共同制定治疗方案。

3. 院外 PICC 置管/维护疑难会诊时，邀请医院医教部向被邀请医教部发 PICC 置管邀请函，医教部电话通知 PICC 置管中心，及时安排会诊。

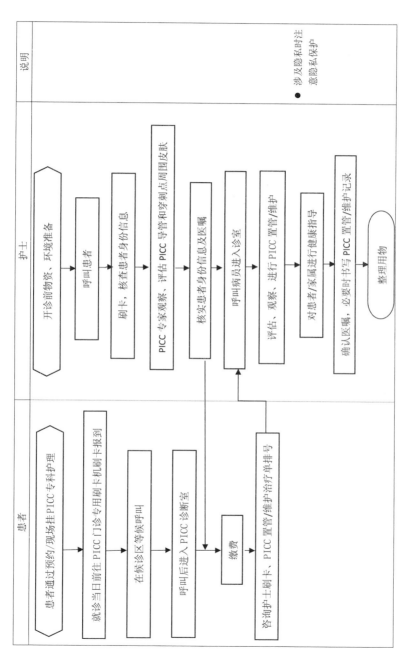

图 2-12-7 PICC 专科护理门诊就诊管理流程

第六节 日间手术患者预约管理

手术预约是指预约专职人员负责患者的手术预约工作，并协调医护、医技与患者之间的沟通。通过信息化技术，使医疗资源得到良好的调配，为患者提供更方便快捷的医疗服务。国际日间手术合作联盟对日间手术的定义为：患者入院、手术和出院在一个工作日内完成的手术，除外医师诊所或医院开展的门诊手术。中国日间手术合作联盟对日间手术的定义为：患者在一日（24小时）内入、出院完成的手术或操作，补充说明"如有特殊病例由于病情需要延期住院的，住院最长时间不超过48小时"，称为日间手术住院延期患者。

一、适用范围

日间手术所有患者。

二、目的

1. 协助患者做好术前准备。

2. 规范预约、排程管理流程。

3. 管控日间手术爽约率和停台率。

4. 规范日间手术预约管理。

5. 做好相关科室的协调工作。

三、流程

日间手术患者预约管理见图 2 - 12 - 8。

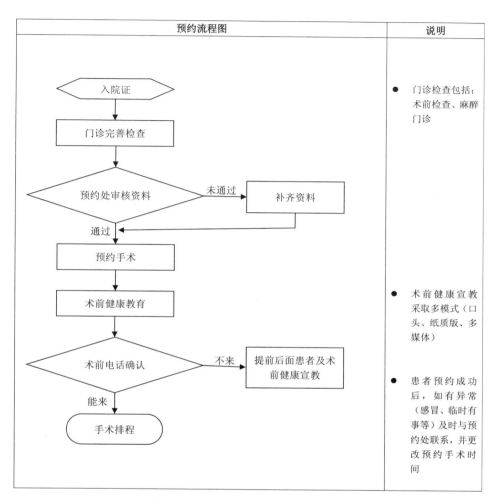

图 2-12-8 日间手术患者预约管理

四、注意事项

1. 预约成功后预约系统立即短信通知患者手术预约成功, 体现完善的信息化管理技术。

2. 根据日间手术病房床位数, 计划好各科手术医生每日手术量, 做到规范管理。

3. 预约成功后，预约人员为患者做好术前健康宣教，包括术前禁食禁饮时间、缴费方式、手术地点等。

4. 术前一天再次与患者电话确认，并通知手术医生手术安排，做好各个环节的沟通工作，确保手术的顺利进行，同时可以降低手术爽约率。

5. 制定爽约处理方案，患者爽约时及时启动爽约补位方案。

6. 预约人员做好患者术前检查的把关工作，认真审核各项资料是否齐全、是否符合日间手术要求，如有问题，及时处理，减少手术停台率。

7. 建立各个科室的微信沟通群，做好手术相关的协调工作。

8. 每日按照手术间和手术患者数量进行规范合理的手术排程，以利于手术室和病房工作的顺利开展。

第七节　日间手术病房健康教育管理

护理健康教育是护理人员在护理过程中，有计划、有组织、有系统和有评价地对患者及家属进行的一系列具有护理特色的健康教育活动。健康教育是护理活动不可缺少的一个方面，也是医院内实施整体护理的重要组成部分。

一、适用范围

日间手术病房。

二、目的

1. 建立标准化日间手术健康教育流程与规范。

2. 提升患者对自身疾病的认知度，确保患者做好充分的术前准备。

3. 帮助患者快速掌握围手术期健康知识。

4. 降低日间手术患者术后并发症发生率。

5. 提高日间手术患者出院准备度。

6. 提高患者出院后自护能力。

7. 确保健康教育贯穿日间手术患者治疗、康复过程，保障患者护理质量与安全，改善患者就医体验。

8. 提升护士沟通能力，更好地服务患者。

三、流程

日间手术病房健康教育管理见图 2 - 12 - 9。

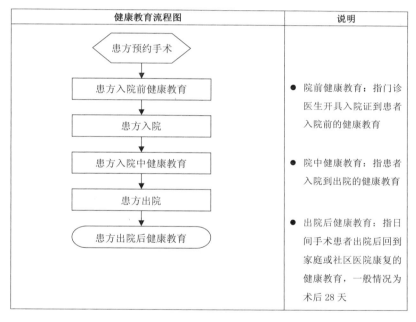

图 2 - 12 - 9 日间手术病房健康教育管理

四、注意事项

1. 健康教育的时机：入院前、院中、出院后。

2. 健康宣教的方式：口头健康宣教、书面宣教、图片宣教、多媒体宣教、个体宣教、集体宣教。

3. 健康宣教人员。入院前：预约处护理人员；院中：责任护士；出院后：随访组护理人员。

4. 健康教育的要求：内容规范、时机恰当、教育方式符合患者需求、健康宣教效果良好。

5. 入院前健康教育内容

（1）协助完善术前检查，预约手术，术前心理护理，术前宣教；告知预约处联系方式，若有疑问及时沟通解决。

（2）手术当日携带所有检查报告、缴费单据、身份证、社保卡原件及身份证复印件 2 份和社保卡复印件 1 份。

（3）一名患者可留一名成年陪护，并自备基本生活用品和陪护用品。

（4）注意保暖，防止感冒。

（5）术前禁食 6 小时，禁饮 2 小时，按要求完善肠道准备。

（6）术日晨高血压患者常规口服降压药，糖尿病患者暂停皮下注射胰岛素。

6. 院中健康教育内容

（1）医院规章制度：如查房时间、陪伴探视制度、作息时间、订餐时间、病房安全管理相关制度等。

（2）病室环境：包括医护办公室、治疗室、检查室、开水间、标本台、卫生间等。

（3）安全保卫制度：包括电器、氧气的安全使用注意事项，消防安全，贵重物品的保管，呼叫器、床档的使用等。

（4）相关疾病知识宣教：包括术前及术后宣教、用药、康复、出院健康指导。

（5）促进患者快速康复的健康宣教：如饮食、休息、活动、卧位、功能锻炼、安全防范等方面的知识。

（6）相关检查/治疗的目的、准备及注意事项。

（7）出院指导：出院带药、活动、休息、情绪、自我保健/照顾、饮食、伤口观察、复查安排等。

（8）家属的健康教育：督促患者健康饮食、功能煅炼，创造良好的家庭氛围及合理安排患者的日常生活。

（9）随访信息：介绍出院后随访计划（随访时间、方式及内容），院外异常情况就诊流程介绍，可获得的社区资源。

7. 出院后的健康教育：并发症观察、自我照护、促康复活动指导、对健康教育的效果进行评价。

第八节　日间手术病房全麻患者饮食管理

加速康复外科是指以循证医学证据为基础，通过外科、麻醉、护理、营养等多学科协作，优化围手术期处理的临床路径，从而减少手术患者的生理及心理的创伤应激，减少术后并发症，缩短住院时间，使患者加速康复。

一、适用范围

日间手术病房全麻手术患者。

二、目的

1. 提高日间手术患者围术期的舒适感。

2. 尽可能减少长时间禁饮禁食带来的负性应激。

3. 提高患者对手术的耐受性。

4. 减少术后并发症的发生率。

5. 促进日间手术患者加速康复。

三、流程

日间手术病房全麻患者饮食管理见图 2 - 12 - 10。

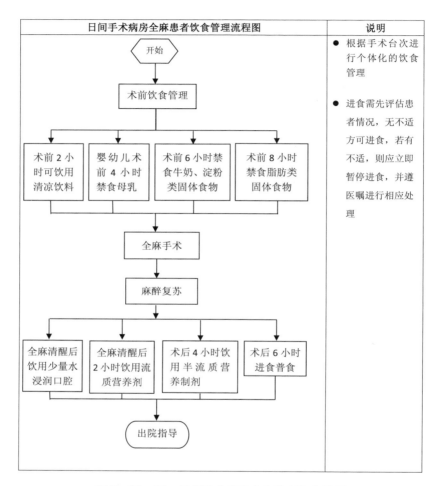

图 2 - 12 - 10　日间手术病房全麻患者饮食管理

四、注意事项

（一）全麻术前饮食管理

1. 麻醉手术前 2 小时可饮用清饮料，但总量要控制在 5 ml/kg 体重（或总量 300 ml）以内。清饮料是指清水（如白开水）、碳酸饮料、糖水、清茶和黑咖啡（不加奶），也包括没有渣的果汁。但值得注意的是，含酒精的液体、牛奶及配方奶，不属于清饮料。

2. 对婴幼儿而言，需禁食的主要是母乳、牛奶及配方奶。母乳比后两者更容易被胃排空。因此婴幼儿最后一次进食母乳是手术麻醉前 4 小时，牛奶、配方奶则是手术麻醉前 6 小时。

3. 易消化的固体，大多是指面粉及谷类食物，如面包、面条、馒头、米饭等。它们的主要成分是碳水化合物，需在手术麻醉前至少 6 小时停止进食。

4. 不易消化的固体，主要是指肉类和油炸类食物，它们含有的脂肪和蛋白质比较高，在胃内停留时间比较长，故应在手术麻醉前至少 8 小时停止进食。

5. 对于手术前需要口服药物（如高血压）的患者而言，应在术前 1~2 小时用一口清水将药片服下。这一口水的最大量是 0.25 ~ 0.5 ml/kg 体重，以一个 60 kg 体重患者举例，这一口水不要超过 30 ml。

表 2 -12 -1　手术麻醉前建议禁食时间

食物种类	禁食时间（小时）
清饮料	2
母乳	4
牛奶和配方奶	6
淀粉类固体食物	6
脂肪类固体食物	8

（二）全麻术后饮食管理规范

1. 全麻清醒后若无不适，可饮少量清水浸润口腔。

2. 全麻清醒后 2 小时给予清水，若无不适，给予流质营养制剂。

3. 术后 4 小时，予以半流质营养制剂。

4. 术后 6 小时，可进普食。

注：若患者进饮进食后发生不适，暂停进食，遵医嘱进行相应处理。

表 2 - 12 - 2　全麻术后饮食管理

时间	食物
全麻清醒后	少量清水浸润口腔
全麻清醒后 2 小时	适量饮水，若无恶心呕吐等不适，给予 3 号营养制剂
术后 4 小时	4 号营养制剂
术后 6 小时	普食

第九节　日间手术病房医护晨间交接班管理

医护晨间交接班是医疗护理日夜班工作的衔接，是交接班工作中非常重要的环节，是对夜间治疗和护理工作的概括和评价，同时也为白天的临床护理工作提供依据。

一、适用范围

日间手术病房。

二、目的

1. 明确交接班的流程和内容，提升晨间交接班的质量与效率。

2. 明确各岗位人员交接班职责。

3. 确保患者治疗与护理的连续性，保障患者护理质量与安全。

4. 增强低年资护士对患者的病情观察和处理问题的能力，提高护士的专业技能和评判性思维能力。

5. 使医、护、患三方的沟通更加及时、有效。

三、流程

医护集体交接班流程、医护床旁交接班流程分别见图 2 - 12 - 11、图 2 - 12 - 12。

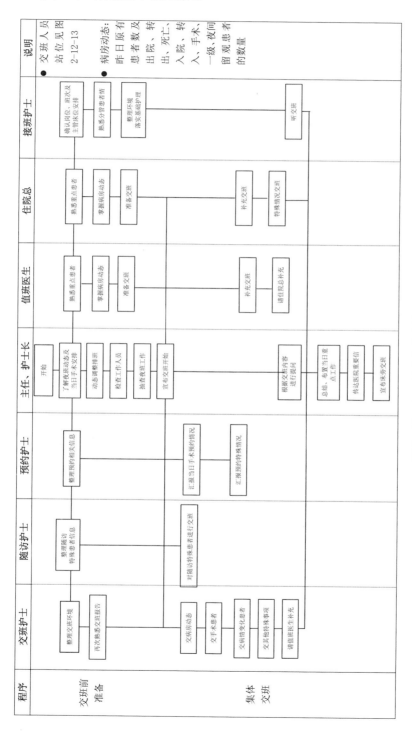

图 2 - 12 - 11 医护集体交接班流程

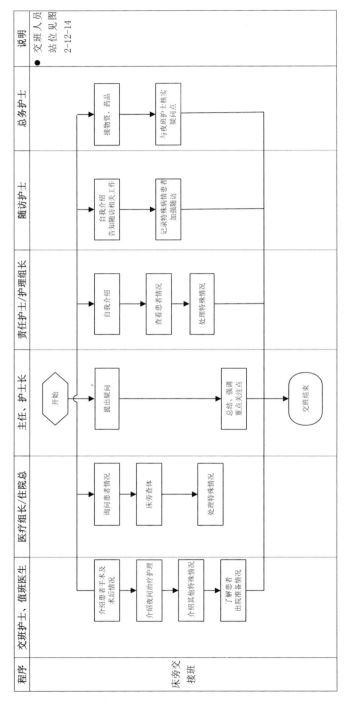

图 2 - 12 - 12　医护床旁交接班流程

四、注意事项

（一）集体交接班

1. 地点：医护办公室。

2. 交班者：夜班主班，抢救患者时由夜班及加强班的高年资护士负责，低年资护士交班。

3. 原则上所有当班护士均应参加，以下情况护士可不参加：有接待和必须参加的会议时；办理入院和参与社区管理时；早班和加强班护士准备第一台手术时；抢救患者时，包括参加抢救的夜班主班、责任护士和护理组长。

4. 站位示意图

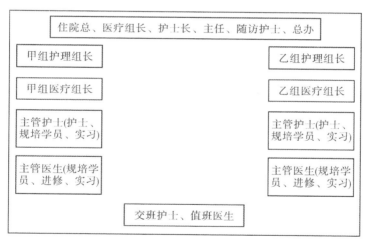

图 2 - 12 - 13　医护集体交接班站位示意图

（二）床旁交接班

1. 交接班形式：各护理组分组交接班，暂未参与交接的护士先进行出入院患者护理工作，等待交接班。

2. 参加人员：医疗组长、住院总医师、值班医生、护士长、交班护士、护理组长、随访护士以及分管患者的责任护士/进修护士/专科护士/实习生/进修医生。

3. 交班顺序

（1）按照床号升序进行。

（2）先普通患者，后特殊感染患者。

4. 站位示意图

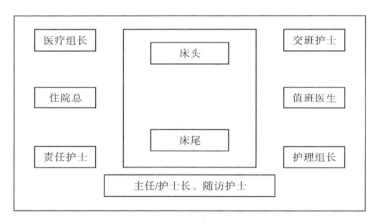

图 2 - 12 - 14　医护床旁交接班站位示意图

（三）其他要求

1. 护士晨间交接班期间的秩序由早班加强护士及入院护士负责，工人协助管理。

2. 交接班时间原则上不宜超过 30 分钟。

第十节　日间手术病房出院患者随访管理

出院患者随访管理是指为了积极推行医院倡导的入院前、院中、出院后的一体化医疗服务模式，将医疗服务延伸至出院后和家庭，使日间手术患者的院外康复和继续治疗能得到科学、专业、便捷的技术服务和指导。

一、适用范围

日间手术所有出院患者。

二、目的

1. 了解患者出院后的病情变化、治疗效果及恢复情况等。

2. 指导患者正确用药、康复活动、病检追踪及复查。

3. 患者出现病情变化及提出疑问时，给予专业技术性指导、处理。

4. 了解患者的恢复质量、就医体验。

三、流程

日间手术病房出院患者随访流程见图 2 - 12 - 15。

四、注意事项

1. 随访地点：日间手术病房、社区医院。

2. 术后常规随访时间：术后第 2 天、术后第 3 天、术后第 28 天（胃肠息肉的患者第二次的随访时间为术后第 7 天）。

3. 随访人员：日间手术病房医务人员、社区医务人员。

4. 随访形式：电话随访、微信公众号、微博、上门随访等。

5. 随访中发现患者康复异常时，则进入特殊随访，通知医生，必要时启动绿色通道。同时，随访系统的注意事项中予以标识并追踪至患者康复。

6. 病房随访人员：应每天参与晨交班，重点随访有特殊情况的患者。

7. 社区随访人员：日间手术病房医护人员对社区随访人员进行定期培训（培训内容包括术种介绍、随访要点、随访系统运用等），以保证随访的同质性。

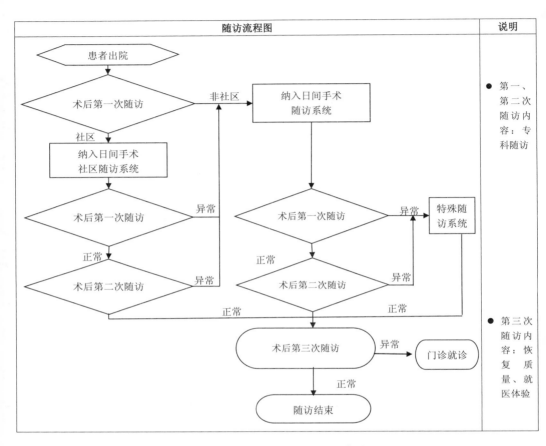

图 2 - 12 - 15　日间手术病房出院患者随访流程

8. 社区随访质量控制：病房随访人员不定期抽查患者情况及随访完成情况，出现问题及时反馈；术后第三次随访由病房随访人员进行，同时调查患者对社区的满意度。

第十三章

中央运输科护理管理

中央运输科护理管理包括患者转运、标本运送、药品运送、检查退费、调度派工、检查预约管理等内容。

第一节 轮椅运送患者的流程

轮椅是行动困难的残疾人、患者及年老体弱者的代步工具。轮椅运送是指用轮椅将患者安全推送到目的地，做完检查、治疗、手术、会诊等，再把患者安全推送回病房。

一、适用范围

行动不便但能坐立的患者。

二、目的

1. 护送不能行走但能坐起的患者入院、检查、治疗及室外活动等。

2. 帮助患者离床活动，促进血液循环和体力恢复。

三、准备

1. 用物准备：轮椅（带输液杆），根据季节备毛毯、别针。

2. 环境准备：环境宽敞、无障碍物、地面防滑。

3. 工人准备：熟悉轮椅运送的操作方法。

4. 患者准备：了解轮椅运送的方法和目的并能主动配合。

四、流程

轮椅运送患者的流程见图 2 - 13 - 1。

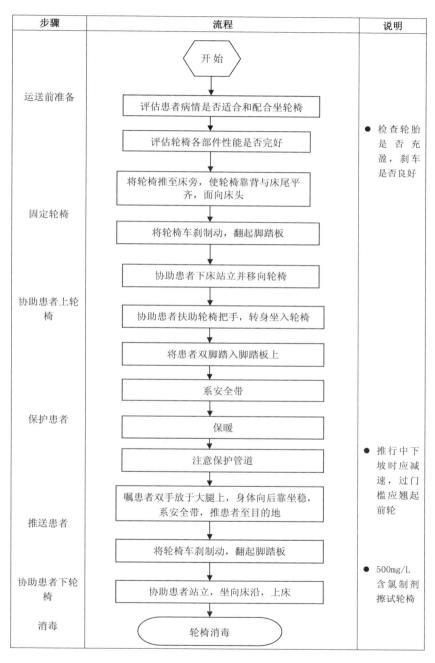

步骤	流程	说明
运送前准备	开始	
	评估患者病情是否适合和配合坐轮椅	● 检查轮胎是否充盈，刹车是否良好
	评估轮椅各部件性能是否完好	
固定轮椅	将轮椅推至床旁，使轮椅靠背与床尾平齐，面向床头	
	将轮椅车刹制动，翻起脚踏板	
协助患者上轮椅	协助患者下床站立并移向轮椅	
	协助患者扶助轮椅把手，转身坐入轮椅	
	将患者双脚踏入脚踏板上	
	系安全带	
保护患者	保暖	
	注意保护管道	● 推行中下坡时应减速，过门槛应翘起前轮
推送患者	嘱患者双手放于大腿上，身体向后靠坐稳，系安全带，推患者至目的地	
	将轮椅车刹制动，翻起脚踏板	● 500mg/L含氯制剂擦试轮椅
协助患者下轮椅	协助患者站立，坐向床沿，上床	
消毒	轮椅消毒	

图 2 - 13 - 1   轮椅运送患者的流程

第二节　平车运送患者的流程

平车运送是指用平车将患者安全推送到目的地，做完检查、治疗、手术、会诊等，再把患者安全推送回病房。

一、适用范围

不能行走和不能坐立的患者。

二、目的

运送不能起床的患者外出检查、治疗、手术或转科等。

三、准备

1. 用物准备：平车、平车垫、平车套、毛毯或棉被、枕芯和枕套，如为骨折患者应准备木板于平车上，如系颈椎、腰椎骨折或病情较重的患者，应备铲式担架。

2. 环境准备：环境宽敞，道路通畅，无障碍物。

3. 工人准备：熟悉平车运送的操作方法。

4. 患者准备：了解搬运方法及配合事项，能主动配合。

四、流程

平车运送患者流程见图 2 - 13 - 2。

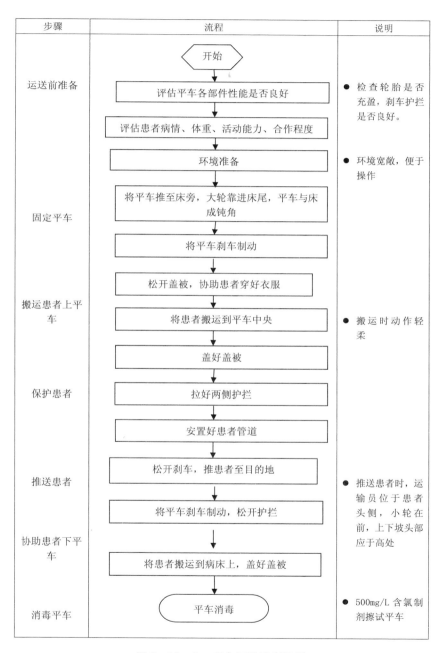

步骤	流程	说明
运送前准备	开始	● 检查轮胎是否充盈，刹车护拦是否良好。
	评估平车各部件性能是否良好	
	评估患者病情、体重、活动能力、合作程度	
	环境准备	● 环境宽敞，便于操作
固定平车	将平车推至床旁，大轮靠进床尾，平车与床成钝角	
	将平车刹车制动	
	松开盖被，协助患者穿好衣服	
搬运患者上平车	将患者搬运到平车中央	● 搬运时动作轻柔
	盖好盖被	
保护患者	拉好两侧护拦	
	安置好患者管道	
推送患者	松开刹车，推患者至目的地	● 推送患者时，运输员位于患者头侧，小轮在前，上下坡头部应于高处
	将平车刹车制动，松开护拦	
协助患者下平车	将患者搬运到病床上，盖好盖被	
消毒平车	平车消毒	● 500mg/L 含氯制剂擦试平车

图 2 -13 -2 平车运送患者流程

第三节 标本运送管理

标本是指采集人体一小部分的血液、排泄物、分泌物、呕吐物、体液（胸水、腹水等）及组织样品，通过实验室检查来反映机体正常的生理现象。标本运送是指将患者的各种标本收到后，及时分类运送到实验医学科各个检验点，便于及时检验和出检验结果。

一、适用范围

全院各个病区、内镜中心、穿刺中心、体检中心等需要运送标本的单元。

二、目的

保证标本的安全性、及时性和准确性。

三、准备

1. 用物准备：标本运输筐（加盖）、手套、笔。

2. 环境准备：标本放置处醒目、清楚，不堆放其他物品。

3. 护士准备：标本放于指定地点，急诊标本电话告知。

4. 患者准备：掌握大小便、痰标本的正确留取方法。

四、流程

标本运送管理流程见图 2 - 13 - 3。

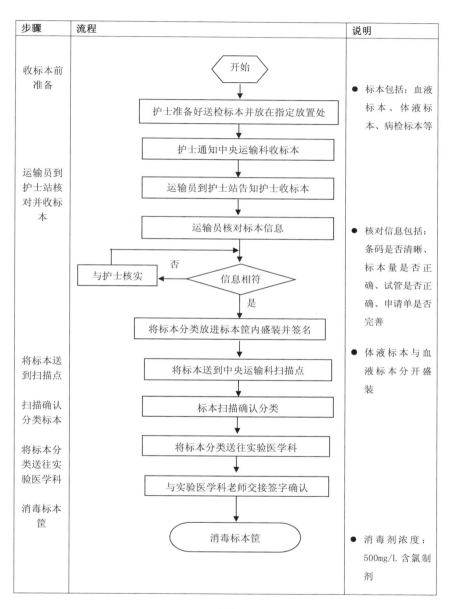

步骤	流程	说明
收标本前准备	开始 护士准备好送检标本并放在指定放置处 护士通知中央运输科收标本	● 标本包括：血液标本、体液标本、病检标本等
运输员到护士站核对并收标本	运输员到护士站告知护士收标本 运输员核对标本信息 与护士核实 ←否— 信息相符 —是→ 将标本分类放进标本筐内盛装并签名	● 核对信息包括：条码是否清晰、标本量是否正确、试管是否正确、申请单是否完善
将标本送到扫描点	将标本送到中央运输科扫描点	● 体液标本与血液标本分开盛装
扫描确认分类标本	标本扫描确认分类	
将标本分类送往实验医学科	将标本分类送往实验医学科 与实验医学科老师交接签字确认	
消毒标本筐	消毒标本筐	● 消毒剂浓度：500mg/L 含氯制剂

图 2 -13 -3 标本运送管理流程

第四节　药品运送管理

药品是指用于预防、治疗、诊断人的疾病，有目的地调节人的生理机能并规定有适应证或者功能主治、用法和用量的物质。药品运送是指将药房配好的药品及时安全地运送到各个病区，便于临床及时用药。

一、适用范围

全院各个病区。

二、目的

保证安全、及时和准确地运送药品。

三、准备

1. 用物准备：送药筐或药车、登记本。

2. 环境准备：药品放于指定地方，标识清楚。

3. 护士准备：当面交接并签名。

四、流程

药品运送管理流程见图 2 - 13 - 4。

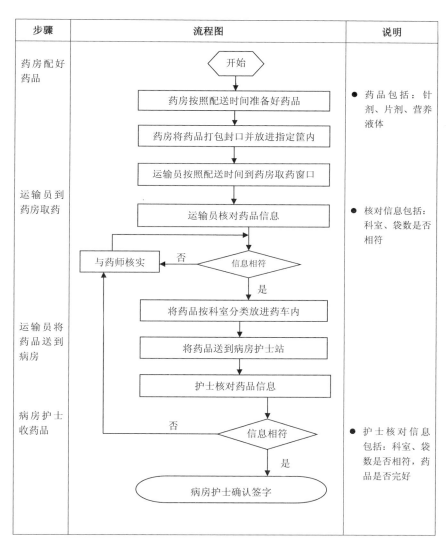

图 2 -13 -4 药品运送管理流程

第五节　检查退费管理

退费是指医生下医嘱生成账单后，若患者拒绝检查或不满足检查条件时，需要进行退费操作。

一、适用范围

所有住院患者。

二、目的

1. 加强退费管理，杜绝财务漏洞，减少或避免国家、医院财产损失，确保国有资产安全。

2. 满足患者需求，提高服务质量。

三、准备

1. 用物准备：已签字退费的检查条码单或预约单。

2. 环境准备：已签字退费的检查条码单或预约单放置处醒目、清楚。

3. 护士准备：在检查条码单或预约单上签字。

四、流程

检查退费管理流程见图2－13－5。

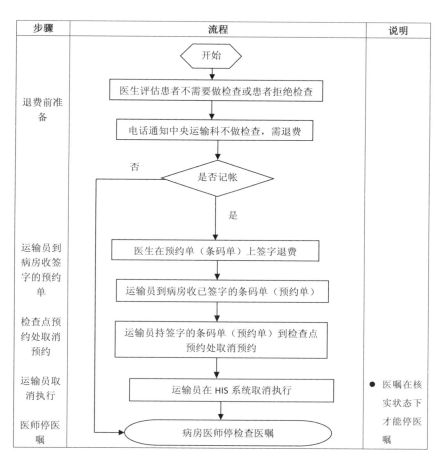

步骤	流程	说明
退费前准备	开始 → 医生评估患者不需要做检查或患者拒绝检查 → 电话通知中央运输科不做检查，需退费 → 是否记帐（否/是）	
运输员到病房收签字的预约单	医生在预约单（条码单）上签字退费 → 运输员到病房收已签字的条码单（预约单）	
检查点预约处取消预约	运输员持签字的条码单（预约单）到检查点预约处取消预约	
运输员取消执行	运输员在 HIS 系统取消执行	● 医嘱在核实状态下才能停医嘱
医师停医嘱	病房医师停检查医嘱	

图 2 −13 −5　检查退费管理流程

第六节　调度派工管理

调度是指负责指挥调派人力、协调安排工作等。派工单是指调度员向运送员工派发工作的单据。近场通信（NFC）指近距离的无线通信装置。

一、适用范围

1. 急诊陪检、急诊取药、急诊收标本。

2. 转科、出入院、检查退费。

3. 传递医疗文书。

4. 查询标本、报告等。

二、目的

1. 保证医疗运输工作安全、高效正常运行。

2. 提高患者对临床医护人员的满意度。

三、准备

1. 用物准备：电话、智能手机或电脑（外网）、病房或检查点安装 NFC 装置。

2. 环境准备：NFC 装置醒目了然。

3. 护士准备：下载并安装中央运输调度系统 APP，熟悉中央运输调度系统操作。

四、流程

调度派工管理流程见图 2 - 13 - 6。

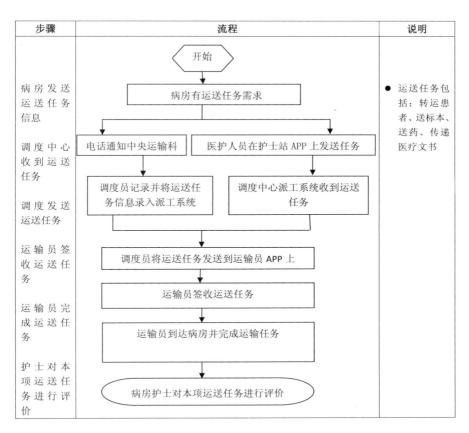

图 2 - 13 - 6　调度派工管理流程

第七节　检查预约流程

检查预约预先约定时间采用辅助仪器检测身体器官是否正常。

一、适用范围

CT、MRI、超声心动图、动态心电图、动态血压、彩超、ECT、PET - CT、骨扫描、肾显像、心肌显像、肾图、胃肠镜、ERCP、纤维支气管镜、钡餐等需要预约的检查项目。

二、目的

1. 让患者按照预约时间到达检查点，免去患者不必要的等待时间。

2. 让检查点技师更好地安排检查，提高工作效率。

三、准备

1. 用物准备：检查清单。

2. 护士准备：护士按时发放预约单给患者。

3. 患者准备：按照检查要求准备，如空腹、涨尿等。

四、流程

检查预约流程见图 2 - 13 - 7。

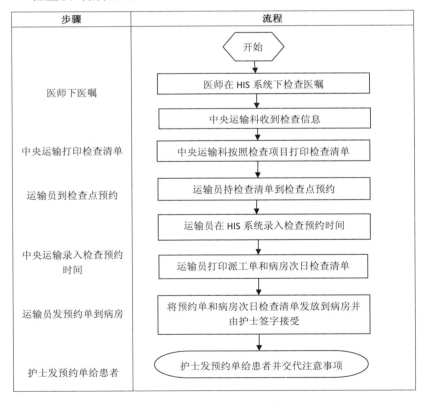

步骤	流程
	开始
医师下医嘱	医师在 HIS 系统下检查医嘱
	中央运输科收到检查信息
中央运输打印检查清单	中央运输科按照检查项目打印检查清单
运输员到检查点预约	运输员持检查清单到检查点预约
	运输员在 HIS 系统录入检查预约时间
中央运输录入检查预约时间	运输员打印派工单和病房次日检查清单
运输员发预约单到病房	将预约单和病房次日检查清单发放到病房并由护士签字接受
护士发预约单给患者	护士发预约单给患者并交代注意事项

图 2 - 13 - 7　检查预约流程

第八节　患者转运管理

患者转运是指对院内转运的患者充分评估病情，实施降阶梯预案，优化分级，实现最佳路径，并在转运过程中动态评估以充分保证患者转运安全。

一、适用范围

病房进行诊断、治疗或手术的患者。

二、目的

规范并优化转运流程，提高患者安全转运质量。

三、准备

1. 用物准备：平车或轮椅（带输液架）、被子，必要时准备氧气瓶、转运监护仪、转运呼吸机、简易呼吸器、转运微量泵、指夹式脉搏血氧仪等。

2. 环境准备：环境整洁宽敞，无障碍物，地面防滑。

四、流程

患者外出检查转运流程见图 2 - 13 - 8。

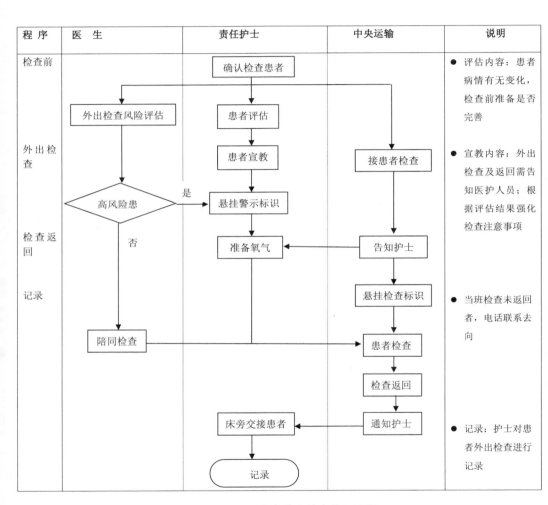

程 序	医 生	责任护士	中央运输	说 明

图 2 -13 -8 患者外出检查转运流程

第十四章
介入护理管理

介入护理管理包括急诊介入诊疗护理、介入诊疗室院感防控、高值耗材、患者转运、医护人员放射防护管理等内容，因介入治疗是高风险的治疗方式，进行标准化、规范化的介入护理管理有助于减少医疗纠纷，提升护理质量。

第一节　急诊介入诊疗护理管理

急诊介入诊疗是指某些出血性急危重症和缺血性急危重症患者，需立即通过介入手术达到诊断或治疗目的。

一、适用范围

1. 出血性急危重症：腹主动脉瘤破裂、腹主动脉瘤先兆破裂，急性主动脉夹层破裂，需介入治疗的主动脉损伤/破裂或断裂/活动性出血/纵隔血肿/夹层动脉瘤/假性动脉瘤，急性消化道大出血，急性腹、盆腔出血（外科术后、创伤、实质脏器破裂、动脉瘤破裂等），急性大咯血，急性耳、鼻、咽喉、口腔大出血。

2. 缺血性急危重症：急性心肌梗死，缺血性卒中发作 6 ~ 8 小时内，CT 灌注无大面积梗死且存在半暗带，后循环发病时间窗延长至 24 小时，急性内脏、肢体动脉缺血（栓塞/血栓形成），透析内瘘急性血栓形成，长期透析导管功能障碍。

二、目的

1. 确保胸痛中心、卒中中心等急诊介入手术绿色通道畅通。

2. 明确诊断，为后续治疗提供依据。

3. 及时治疗，减少并发症，降低致残率和死亡率。

4. 促进急救学科发展。

三、准备

1. 用物准备

（1）急救药品：除医院统一的急救药品外，还需要备盐酸替罗非班氯化钠注射液（欣维宁）、碘化油及造影剂等专科急救药品。

（2）急救耗材：包括各类导丝导管等。

（3）仪器设备：包括多道心电监护仪、除颤仪、临时起搏器、主动脉气囊反博（IABP）及呼吸机等。

2. 环境准备

（1）标识清晰：急诊到心导管室、CCU 有地标指示。

（2）电梯、走廊宽敞通畅。

（3）急诊手术间的急救仪器设备陈列有序。

3. 护士准备

（1）实行 24 小时在院值班制度。

（2）护士具备专科护理理论基础及专业护理操作技能。

（3）护士具有敏锐观察力及处理术中突发事件的应变能力。

4. 患者准备

取下活动假牙及戒指、手镯等饰品。

四、流程

急诊介入诊疗护理管理流程见图 2 - 14 - 1。

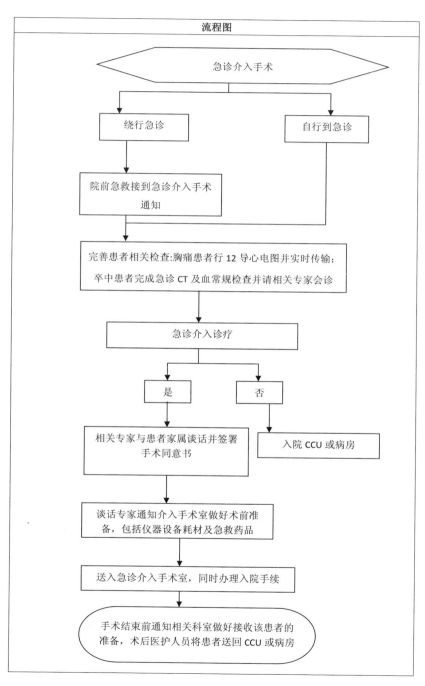

图 2 -14 -1　急诊介入诊疗护理管理流程

五、注意事项

1. 实行 24 小时急诊在院值班。

2. 遵循急危重症优先原则，确保急诊介入通道畅通。

3. 设专用急诊介入手术室，细化管理。

4. 仪器设备处于完好备用状态。

5. 急诊介入手术遵循先手术后交费原则。

6. 术前充分评估，备齐急救药品器材。

7. 弹性排班，有重、特大抢救的紧急预案和人力资源储备。

第二节　介入诊疗室医院感染防控管理

介入诊疗室是医院对介入检查和（或）治疗患者实施介入诊疗并承担急危重症抢救的工作场所。医院感染防控是指在介入诊疗过程中，通过消毒、灭菌、无菌技术、隔离、合理使用抗生素等关键措施，有效控制介入诊疗患者在医院内获得并发生的一切感染。

一、适用范围

介入诊疗的所有患者。

二、目的

1. 保障介入诊疗患者手术安全，提高手术质量。

2. 缩短住院时间，降低医疗费用，降低死亡率。

3. 促进介入诊疗技术发展。

三、准备

1. 用物准备

（1）口罩、帽子。

（2）各类垃圾袋、扎口绳、标签、锐器盒及含氯制剂。

（3）洗手液、速干手消毒液。

（4）温、湿度计。

（5）无菌物品独立存放，存放空间符合要求，使用时应除去外包装进入手术区。

2. 环境准备

（1）限制区、清洁区及无菌区严格划分，明确标识。

（2）保持安全通道整洁、通畅。

（3）每周对手术间内四壁进行清洁1次，每季度地面打蜡1次。

（4）做好连台诊疗术前、术后及终末清洁消毒工作。

3. 护士准备

工作人员入室应洗手更换衣裤，佩戴口罩、帽子等。

4. 患者准备

患者穿病员服，不带与手术无关物品及饰品进介入室。

四、流程

介入诊疗室院感防控管理流程见图2-14-2。

五、注意事项

1. 严格执行各项无菌技术操作，预防交叉感染。

2. 手术中手术人员应注意脐平面以下、肩部以上、背部均为有菌区。手术物品或器械等触碰以上部位后视为污染应立即更换。

3. 手套破损，物品怀疑污染立即更换。

4. 一次性物品合格，严格遵守一次性使用原则，禁止复用。

5. 接送患者的平车应保持清洁，床单一用一换。

6. 每天手术结束，严格执行连台手术消毒处理措施，并记录。

7. 每日手术完毕及时进行手术间终末处理，层流消毒30分钟后关闭层流系统。

8. 每周对手术间地面、墙面、仪器设备及DSA检查床、走廊及洗手池等进行1次周期卫生，确保无污染、无浮尘。

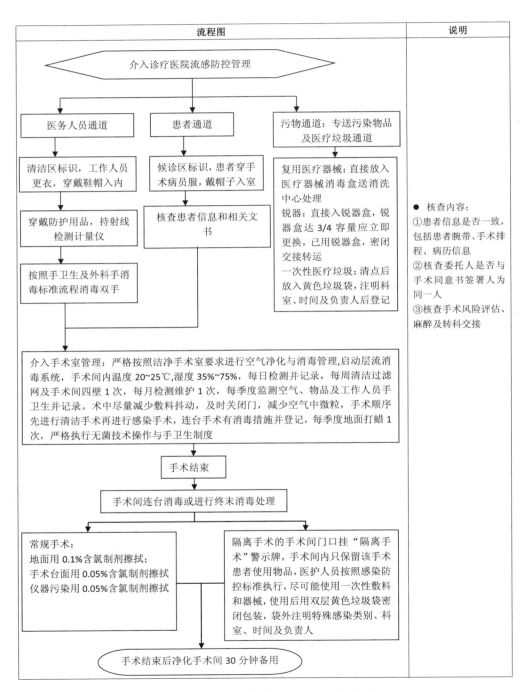

流程图	说明

介入诊疗医院流感防控管理

医务人员通道

清洁区标识，工作人员更衣，穿戴鞋帽入内

穿戴防护用品，持射线检测计量仪

按照手卫生及外科手消毒标准流程消毒双手

患者通道

候诊区标识，患者穿手术病员服，戴帽子入室

核查患者信息和相关文书

污物通道：专送污染物品及医疗垃圾通道

复用医疗器械：直接放入医疗器械消毒盒送消洗中心处理

锐器：直接入锐器盒，锐器盒达 3/4 容量应立即更换，已用锐器盒，密闭交接转运

一次性医疗垃圾：清点后放入黄色垃圾袋，注明科室、时间及负责人后登记

● 核查内容：
①患者信息是否一致，包括患者腕带、手术排程、病历信息
②核查委托人是否与手术同意书签署人为同一人
③核查手术风险评估、麻醉及转科交接

介入手术室管理：严格按照洁净手术室要求进行空气净化与消毒管理,启动层流消毒系统，手术间内温度 20~25℃，湿度 35%~75%，每日检测并记录，每周清洁过滤网及手术间四壁 1 次，每月检测维护 1 次，每季度监测空气、物品及工作人员手卫生并记录。术中尽量减少敷料抖动，及时关闭门，减少空气中微粒，手术顺序先进行清洁手术再进行感染手术，连台手术有消毒措施并登记，每季度地面打蜡 1 次，严格执行无菌技术操作与手卫生制度

手术结束

手术间连台消毒或进行终末消毒处理

常规手术：
地面用 0.1%含氯制剂擦拭；
手术台面用 0.05%含氯制剂擦拭
仪器污染用 0.05%含氯制剂擦拭

隔离手术的手术间门口挂"隔离手术"警示牌，手术间内只保留该手术患者使用物品，医护人员按照感染防控标准执行，尽可能使用一次性敷料和器械，使用后用双层黄色垃圾袋密闭包装，袋外注明特殊感染类别、科室、时间及负责人

手术结束后净化手术间 30 分钟备用

图 2 -14 -2 介入诊疗室院感防控管理流程

第三节　介入手术高值耗材管理

介入手术高值耗材是指因介入手术直接作用于人体，对安全性有严格要求，其使用的医用器械人的生产使用必须严格控制。

一、适用范围

用于介入手术耗材单价超过 1000 元人民币的一次性医用器械。

二、目的

1. 保障医护人员及患者安全。

2. 满足临床需求。

3. 使耗材发放与计量的管理更加高效、有序。

4. 确保介入手术高值耗材的使用规范，且可溯源。

三、准备

1. 用物准备

（1）二维码或条码扫描枪。

（2）介入手术高值耗材条码粘贴单。

（3）介入手术高值耗材清点单。

2. 环境准备

（1）设独立二级库房，入库、出库记录完善正确。

（2）库房内标识清晰，物品分类放置，离地 20 cm，离墙 5 cm。

（3）库房温、湿度符合要求。

3. 护士准备：根据手术需要及时领取高值耗材，书写使用记录并计费。

4. 患者准备：患者有知情权，并确认签字。

四、流程

介入手术高值耗材管理流程见图 2 - 14 - 3。

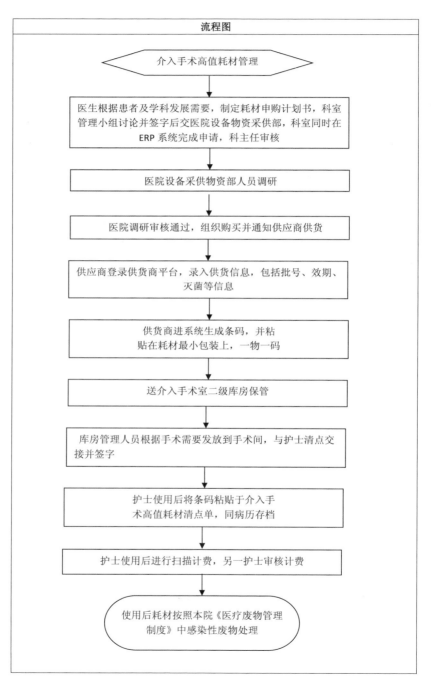

图 2－14－3　介入手术高值耗材管理流程

五、注意事项

1. 介入手术高值耗材由医院统一招标购买，由医院设备部设在介入手术室的二级库房独立管理，所有工作人员不得参与耗材的购买及管理事宜。

2. 术前患者使用的耗材，由医院设备部设在导管室的分库房管理者根据当日手术排程单配送，与当班跟台护士交接签字。

3. 术中护士按需使用后，逐一登记，并将条码保留备查。

4. 术毕，非置入性耗材一次性使用后，由医生、护士及保洁工人一起清点、登记、签名，清点后装入专用垃圾袋，并立即封口送指定地点进一步处理。

5. 心内科及导管室任何工作人员不得接受和使用二级库房外提供的耗材。

6. 心导管室所有耗材和器械不得外借。

第四节　介入手术患者转运交接管理

介入手术患者转运交接是指患者从护理单元转运到介入手术室接受诊疗以及术后从介入手术室转运回护理单元的交接。

一、适用范围

所有接受介入诊疗的患者。

二、目的

1. 确保患者安全。

2. 预防或避免不良事件发生。

3. 提高患者及家属满意度。

三、准备

1. 用物准备

平车、病历、术前患者的 CT 等检查资料、术中使用的特殊药物。

2. 环境准备

手术间布局合理，利于患者上、下检查床及转运。

3. 护士准备

（1）完善手术患者风险评估及转科交接单。

（2）术中需要使用抗生素的患者在术前完成药物敏感性试验。

4. 患者准备

着病员服，排空大小便。

四、流程

介入手术患者转运交接管理见图 2 - 14 - 4。

五、注意事项

1. 病房护士充分做好术前准备，包括患者禁食禁饮、皮肤准备、更换病员服、左侧肢体留静脉留置针；打印手术护理交接记录单并完善记录；携带病历及相关的影像资料以及特殊用药。

2. 接送患者均用平车，注意安全，防止坠床，危重患者由医生陪送。

3. 接患者时，严格查对科室、床号、住院号、姓名、性别、年龄，检查皮肤准备情况及是否进食，更换清洁的病员服，携带病历及与治疗相关的检查资料和手术用药，随车推入手术室。

4. 病员进入手术室后必须戴手术帽，运输员将患者送到指定手术间，当面和手术间护士交接患者和所带物品。

5. 患者进入手术间后，平移上手术台，放好挡手板。注意防止相应手术间患者坠床、跌倒。

6. 手术结束，护士填写转科交接单，患者由运输员工人送回病房，情况特殊的患者由手术医生送回病房、CCU 或 ICU，与病房或 CCU 的医护人员完成床旁交接。

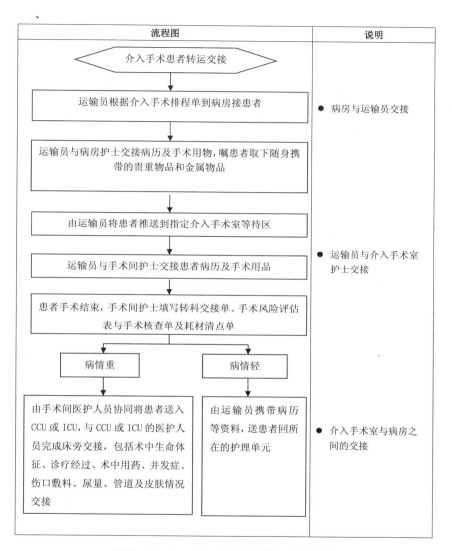

图 2 - 14 - 4　介入手术患者转运交接管理

第五节　介入手术医护人员放射防护管理

放射防护是指为预防、控制和消除职业病危害，防止职业病，保护从事介入诊疗的医生、护士、技师及工人的健康及相关权益，而采取的防护措施及要求。

一、适用范围

从事介入诊疗的相关人员。

二、目的

1. 保障从事介入诊疗活动相关医护人员的健康及相关权益。

2. 预防和减少介入手术医护人员放射相关职业病。

三、准备

1. 用物准备

（1）铅防护用品，包括铅帽、眼镜、围脖、铅帘、铅内裤、铅衣、铅裙。

（2）射线个人剂量仪。

2. 环境准备

（1）放射防护标识。

（2）放射指示灯工作正常。

（3）铅门密闭。

（4）手术间四壁符合国家放射防护要求。

四、流程

介入手术医护人员放射防护管理流程见图 2 - 14 - 5。

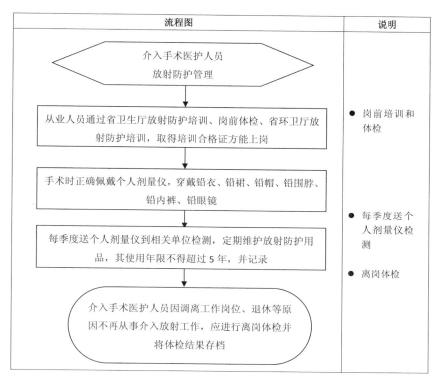

图 2-14-5　介入手术医护人员放射防护管理流程

五、注意事项

1. 设专人负责每季度个人计量牌收发，并登记。

2. 设专人负责每年通知、组织放射诊疗工作人员年体检工作。

3. 根据有关规定，组织医护人员参加医院及相关单位的学习和考试。

4. 专人督导手术相关医护人员佩戴个人计量牌，检查佩戴方法是否正确，若有不良放射事件及时报告。

5. 铅衣每周用清水擦拭清洁 1 次，若污染可用 0.05% 含氯制剂擦拭，铅衣防护效果定期检查，保持铅衣整洁，专人负责铅衣的申领及报废。

6. 各手术间辐射防护标牌及指示灯有效。

7. 一旦发生放射事故，应立即中止手术，首先转移手术室内的患者，然后通知医护人员离开，并立即上报放射科应急处理小组组长。

8. 事故处理必须在医院负责人的领导下，在有经验的工作人员和卫生防护人员的参与下进行，未取得防护检测人员的允许，任何人不得进入事故区，各种事故处理后，必须组织有关人员进行讨论，分析事故发生原因，从中吸取经验教训，采取措施防止类似事故再次发生。

9. 凡出现重大事故，应向上级主管部门报告。

第十五章

内镜中心护理管理

内镜中心的护理管理包括床旁内镜诊疗的护理、门诊内镜检查预约及宣教、活检病理标本送检、无痛内镜导检分诊管理等，旨在为临床提供诊断依据，促进患者康复。

第一节　床旁内镜诊疗的护理流程管理

床旁内镜检查是指针对危重抢救、不能移送到内镜中心完成检查及手术中需要内镜辅助完成的患者，将内镜诊疗设备及辅助附件推送到患者床旁完成的内镜诊疗，包含胃肠镜检查和部分内镜下治疗。

一、适用范围

1. 危重抢救、不能移送到内镜中心完成检查的患者。

2. 需要内镜辅助完成的外科手术。

二、目的

1. 协助患者的床旁诊断，为临床提供诊断依据。

2. 完成患者的床旁内镜治疗，促进患者的康复。

3. 辅助外科手术的病变发现和治疗，提高手术的精准度和安全性。

三、准备

1. 用物准备：主机、胃/肠镜（无菌内镜袋包裹）、活检钳、标本瓶、利多卡因胶浆、牙垫、无菌治疗巾、无菌手套、医用清洗剂、其他治疗附件等。

2. 环境准备：床旁环境安静、清洁，备有负压吸引系统、氧气供应系统、电源等。

3. 护士准备：根据内镜诊疗标准预防着装，根据出诊科室要求着装。

4. 患者准备：无绝对的内镜诊疗禁忌证、有较为充分的消化道准备、家属有充分的知情权并签署内镜诊疗同意书、患者的体位适宜内镜诊疗、患者能主动配合或实施无痛技术后能配合内镜诊疗。

四、流程

床旁内镜诊疗的护理流程见图 2 – 15 – 1。

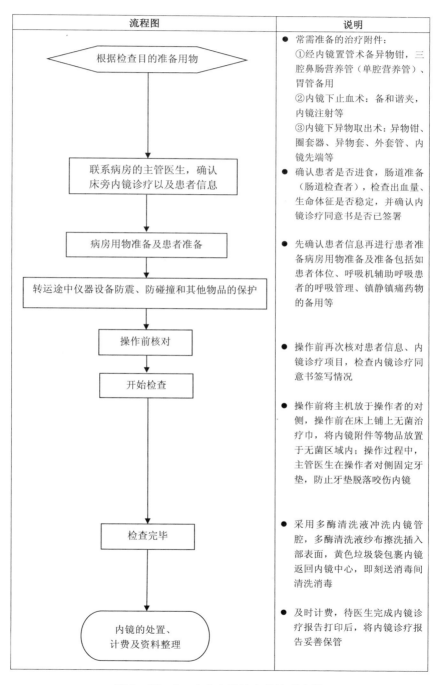

流程图	说明
根据检查目的准备用物	● 常需准备的治疗附件： ①经内镜置管术备异物钳，三腔鼻肠营养管（单腔营养管）、胃管备用 ②内镜下止血术：备和谐夹，内镜注射等 ③内镜下异物取出术：异物钳、圈套器、异物套、外套管、内镜先端等
联系病房的主管医生，确认床旁内镜诊疗以及患者信息	● 确认患者是否进食，肠道准备（肠道检查者），检查出血量、生命体征是否稳定，并确认内镜诊疗同意书是否已签署
病房用物准备及患者准备	● 先确认患者信息再进行患者准备病房用物准备及准备包括如患者体位、呼吸机辅助呼吸患者的呼吸管理、镇静镇痛药物的备用等
转运途中仪器设备防震、防碰撞和其他物品的保护	
操作前核对	● 操作前再次核对患者信息、内镜诊疗项目，检查内镜诊疗同意书签写情况
开始检查	● 操作前将主机放于操作者的对侧，操作前在床上铺上无菌治疗巾，将内镜附件等物品放置于无菌区域内；操作过程中，主管医生在操作者对侧固定牙垫，防止牙垫脱落咬伤内镜
检查完毕	● 采用多酶清洗液冲洗内镜管腔，多酶清洗液纱布擦洗插入部表面，黄色垃圾袋包裹内镜返回内镜中心，即刻送消毒间清洗消毒
内镜的处置、计费及资料整理	● 及时计费，待医生完成内镜诊疗报告打印后，将内镜诊疗报告妥善保管

图 2－15－1 床旁内镜诊疗的护理流程

第二节 门诊患者内镜检查预约及宣教管理

内镜检查预约是指对所有完成缴费及麻醉访视评估的患者确定内镜检查时间。宣教是指对确定好检查时间的患者进行检查前准备及注意事项的讲解，也包括指导患者阅读和理解内镜诊疗同意书。

一、适用范围

门诊开具内镜检查医嘱的患者。

二、目的

1. 确定患者到检时间，以维持有序的检查秩序，保障内镜诊疗安全。

2. 提高患者术前准备的依从性，避免因术前准备不当延误内镜诊疗或降低内镜诊疗质量。

3. 提高患者对内镜检查相关知识和风险的知情程度。

三、准备

1. 用物准备：纸质版的各类内镜诊疗术前须知及内镜诊疗知情同意书、电脑等信息化设备设施、胃/肠镜健康宣教视频、窗口对讲机、洗肠液、检查裤等。

2. 环境准备：宣教室环境清洁。

3. 护士准备：着装整齐（佩戴口罩）、仪表端庄、礼貌文明、热情服务。

4. 患者准备：提供所有内镜缴费单据、麻醉访视评估单、既往的内镜诊疗报告等。

四、流程

门诊患者内镜检查预约及宣教管理流程见图 2 - 15 - 2。

步骤	流程图	说明
申请		• 胶囊/超声内镜：患者须出具近期胃镜及肠镜检查报告，由消化系统专科医生评估后开具"医嘱导诊单" • 小肠镜、ERCP：须消化专科医生评估后开具入院证，住院后方可申请该项目检查 • 日间病房住院患者持入院证预约（附入院中心提供的入院日期）
缴费及预约		• 无痛内镜检查患者须同时缴纳内镜检查费及麻醉药品费
预约		• 绿色通道：近日有呕血、便血/黑便、严重贫血等患者；72 小时内进食各类异物须进行内镜下取出术者（术前完成 X-ray 检查）；消化道肿瘤拟近期入院手术患者；80 岁以上及 12 岁以下患者；本院职工持本院保健科缴费单据
宣教		• 将"检查预约单"与"内镜诊疗术前须知""内镜诊疗知情书""麻醉访视评估单""麻醉药品缴费单据"装订成册

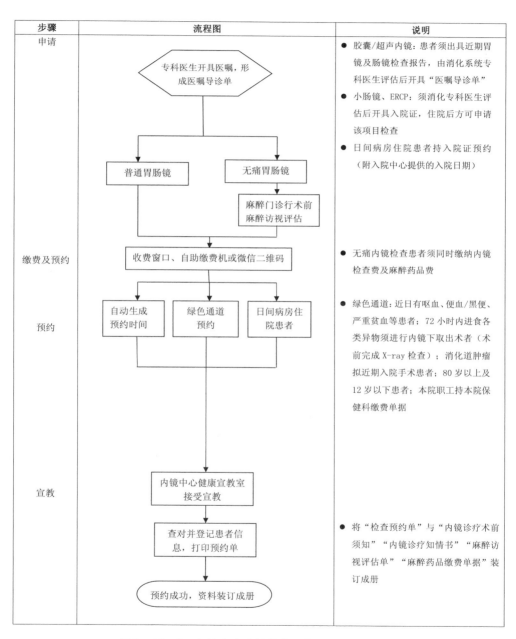

图 2 - 15 - 2 门诊患者内镜检查预约及宣教管理流程

五、注意事项

1. 告知患者检查日期及项目，提示患者扫描二维码观看相关视频宣教内容。

2. 结合纸质版"内镜诊疗术前须知"告知术前重点准备事项，提示患者仔细阅读其他相关内容。

3. 询问患者有无高血压、心脏病、糖尿病、哮喘，是否服用抗凝药物等病史，针对性指导术前用药、停药等的注意事项。

4. 指导肠镜检查患者正确服用清肠液，提高患者的服药依从性，理解肠镜检查对排出大便性状的要求，理解穿着检查裤的意义和方法。

5. 告知无痛内镜检查患者家属陪同的必要性。

6. 告知当日检查的到达时间和地点，提醒复诊患者携带既往内镜检查报告，以供医生参考诊断。

7. 告知内镜诊疗知情同意书内容和签字同意的必要性，指导患者阅读，知情同意后签字。

8. 日间住院患者，根据入院服务中心登记的入院日期进行以上宣教。

9. 提示患者保存好所用检查相关的资料，防止遗失。

第三节　内镜下活检病理标本的送检管理

内镜下活检病理标本是指内镜检查过程中针对所见病变区域采用内镜下活检术留取的活体组织。

一、适用范围

所有接受内镜诊疗的患者所留取的内镜下活检病理标本。

二、目的

1. 保证病理标本的送检质量和安全，为患者的诊断提供正确的依据。

2. 避免相关不良事件的发生。

三、流程

内镜下活检病理标本的送检管理见图 2 - 15 - 3。

四、注意事项

1. 留取的疑似肿瘤组织标本活检后，需行另一部位活检时，须更换活检钳。

2. 留取标本时，若组织标本过小、坏死，或为血凝块，必须及时告知主检医生，重新留取足够的组织标本。

3. 标本无特殊情况必须当天送检。如门诊患者当天未领取标本应 15：00/16：00 联系患者，告知患者标本超过 72 小时可能影响病理检查结果，并在病理申请单上注明电话号码且已联系的情况。如有患者联系失败应做好登记。应在 72 小时内再次联系患者。

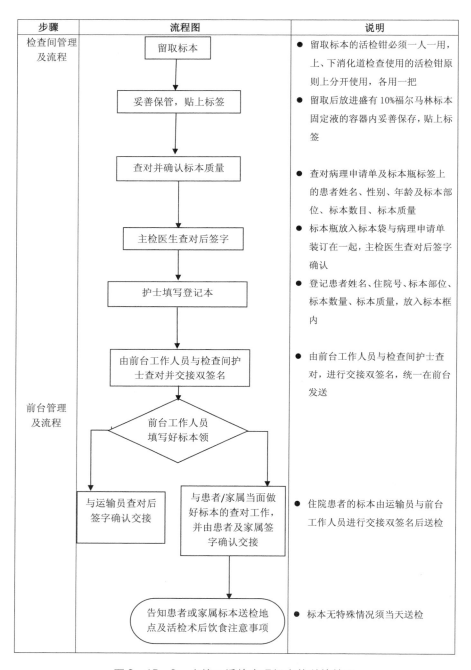

步骤	流程图	说明
检查间管理及流程	留取标本 → 妥善保管，贴上标签 → 查对并确认标本质量 → 主检医生查对后签字 → 护士填写登记本 → 由前台工作人员与检查间护士查对并交接双签名	● 留取标本的活检钳必须一人一用，上、下消化道检查使用的活检钳原则上分开使用，各用一把 ● 留取后放进盛有10%福尔马林标本固定液的容器内妥善保存，贴上标签 ● 查对病理申请单及标本瓶标签上的患者姓名、性别、年龄及标本部位、标本数目、标本质量 ● 标本瓶放入标本袋与病理申请单装订在一起，主检医生查对后签字确认 ● 登记患者姓名、住院号、标本部位、标本数量、标本质量，放入标本框内 ● 由前台工作人员与检查间护士查对，进行交接双签名，统一在前台发送
前台管理及流程	前台工作人员填写好标本领 → 与运输员查对后签字确认交接 / 与患者/家属当面做好标本的查对工作，并由患者及家属签字确认交接 → 告知患者或家属标本送检地点及活检术后饮食注意事项	● 住院患者的标本由运输员与前台工作人员进行交接双签名后送检 ● 标本无特殊情况须当天送检

图 2 - 15 - 3   内镜下活检病理标本的送检管理

第四节　无痛内镜诊疗患者导检分诊管理

无痛内镜诊疗是指在内镜诊疗实施过程中，采用镇静镇痛等无痛技术消除或减轻患者的痛苦，提高患者对消化内镜诊疗的依从性，同时降低因患者合作不佳带来的不必要的安全隐患。

一、适用范围

所有接受无痛内镜诊疗的患者。

二、目的

1. 维持无痛内镜诊疗的秩序，保障内镜诊疗安全，提高患者就医满意度。

2. 保障"优先患者"及时检查、治疗，避免候诊期间的不良事件。

3. 及时发现风险因素，予以恰当处理，避免发生麻醉意外。

三、准备

1. 用物准备：取号、叫号信息系统设备，血压计等。

2. 护士准备：着装整齐（佩戴口罩）、仪表端庄、礼貌文明、热情服务。

3. 患者准备：提供内镜检查预约通知单、麻醉访视评估单、内镜诊疗同意书、麻醉药品缴费导诊单、既往的内镜诊疗报告等。肠镜检查患者穿检查裤。

四、流程

无痛内镜诊疗患者导检分诊流程见图 2 - 15 - 4。

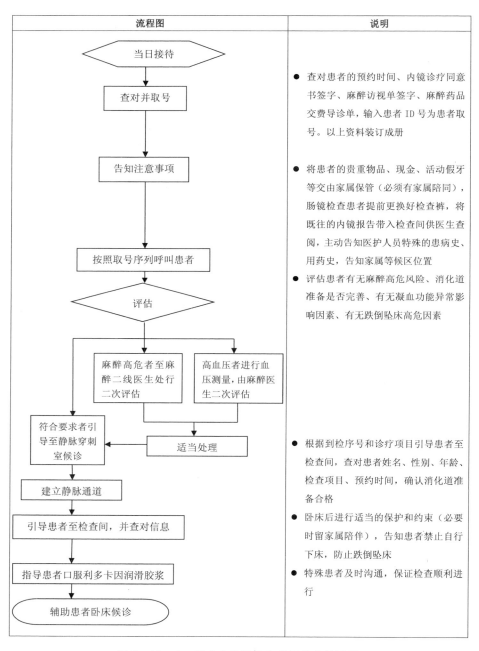

图 2 −15 −4　无痛内镜诊疗患者导检分诊流程

第五节 住院患者转运交接管理

住院患者转运交接是指住院患者在送达内镜中心时和离开内镜中心返回原科室之前，护送患者的工作人员与内镜中心工作人员进行的关于患者病情、安全、医疗文书等的交接流程。

一、适用范围

所有接受内镜诊疗的住院患者。

二、目的

1. 保证患者的转运安全。

2. 保证病房与内镜中心关于患者接受内镜诊疗的术前准备完善，确保术后处理准确及时。

三、准备

1. 用物准备：轮椅或病床、病历等资料、必要的约束及保暖物品、危重患者的心电监护仪及其他抢救设备、药品等。

2. 护士准备：危重患者由护理组长负责，指导接诊和交班。

四、流程

住院患者转运交接管理见图 2 - 15 - 5。

流程图	说明
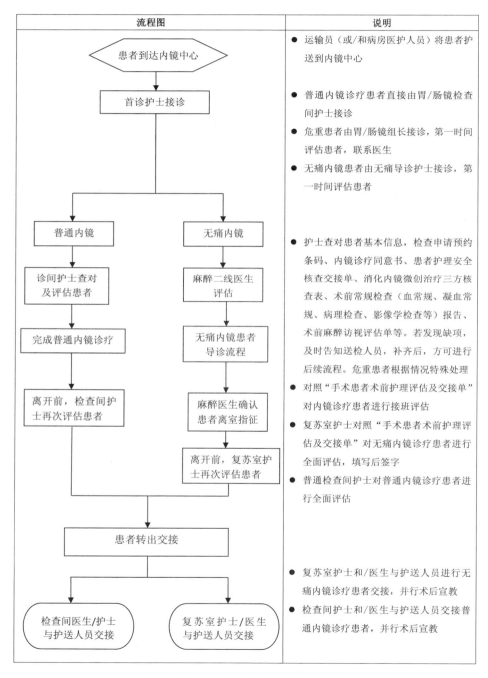	● 运输员（或/和病房医护人员）将患者护送到内镜中心 ● 普通内镜诊疗患者直接由胃/肠镜检查间护士接诊 ● 危重患者由胃/肠镜组长接诊，第一时间评估患者，联系医生 ● 无痛内镜患者由无痛导诊护士接诊，第一时间评估患者 ● 护士查对患者基本信息，检查申请预约条码、内镜诊疗同意书、患者护理安全核查交接单、消化内镜微创治疗三方核查表、术前常规检查（血常规、凝血常规、病理检查、影像学检查等）报告、术前麻醉访视评估单等。若发现缺项，及时告知送检人员，补齐后，方可进行后续流程。危重患者根据情况特殊处理 ● 对照"手术患者术前护理评估及交接单"对内镜诊疗患者进行接班评估 ● 复苏室护士对照"手术患者术前护理评估及交接单"对无痛内镜诊疗患者进行全面评估，填写后签字 ● 普通检查间护士对普通内镜诊疗患者进行全面评估 ● 复苏室护士和/医生与护送人员进行无痛内镜诊疗患者交接，并行术后宣教 ● 检查间护士和/医生与护送人员交接普通内镜诊疗患者，并行术后宣教

图 2-15-5　住院患者转运交接管理

第十六章
血液透析中心护理管理

血液透析中心护理管理包括连续性肾脏替代治疗（CRRT）机器维护管理、CRRT库房物资管理、急诊血液透析管理、血液透析室交接班管理、腹膜透析患者随访管理等内容，旨在保障患者生命安全，提高工作效率和患者的满意度。

第一节　CRRT机器维护管理

CRRT机器维护管理可保证CRRT机器处于安全、最佳工作状态保证机器正常运转、降低不良事件的发生率，是医院和科室降低成本的途径之一，也是提高患者的满意度的重要措施。

一、适用范围

全院使用CRRT机器的护理单元。

二、目的

1. 通过对CRRT机器的规范管理，维持机器的性能，保证机器处于备用状态。

2. 保证 CRRT 的顺利进行。

3. 提高治疗的安全性及质量水平。

4. 延长 CRRT 机器的使用寿命，降低机器故障率。

5. 提高机器使用效率，节约医疗成本。

三、流程

CRRT 机器维护管理流程见图 2 - 16 - 1。

四、注意事项

1. CRRT 机器要有国家食品药品监督管理局颁发的注册证、生产许可证等。

2. 为保障治疗正常进行，每隔 12 个月必须对机器进行技术安全性检查，其维护和维修须由厂家指定的专业工程师来完成，维护内容参见厂家说明书。

3. 本单位工程技术人员可参与完成日常维护操作，建立独立的运行档案记录。但在对机器进行维护操作之前，必须先切断机器的电源。

4. 制定落实医务人员对 CRRT 机器使用的培训制度，保证规范使用机器。

5. 不建议在 CRRT 机器用于患者治疗时进行保养检修。

6. 对于临床出现的机器故障等事件，要认真学习总结，提高护士对机器的规范使用及问题处理的能力。

7. 建议医院透析工程技术人员积极参加机器制造商举办的机器检修培训，学习及提高必要的维护管理知识及技术。

8. 建议将维护管理记录档案电子化管理，提高档案的准确性、完整性、易查性。

二、目的

规范工作流程，保障服务质量。

三、流程

门诊综合服务台工作流程见图 2 - 17 - 18。

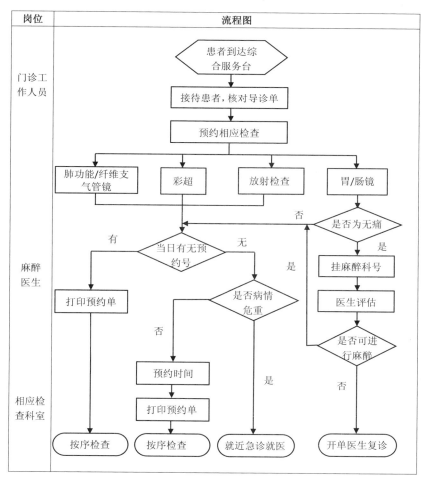

图 2 - 17 - 18　门诊综合服务台工作流程

第十七节　干部保健对象就诊管理

　　干部保健对象会诊是指干部保健对象有疾病诊治方面的需求时，由医院干部保健部安排相应科室的一个或多个医生进行健康知识解答或疾病诊治的过程。

一、适用范围

　　医院干部门诊。

二、目的

　　明确干部保健对象会诊接待流程、明确工作职责与注意事项，保证服务质量。

三、流程

　　干部保健对象会诊管理流程见图 2 - 17 - 17。

第十九节 门诊突发呼吸心跳骤停患者抢救流程

呼吸心跳骤停是指患者因疾病等原因导致呼吸、心跳停止，需要立即进行抢救的状况。

一、适用范围

医院门诊部。

二、目的

规范门诊患者抢救流程，确保抢救质量，保障患者安全。

三、流程

门诊突发呼吸心跳骤停患者抢救流程见图 2 – 17 – 19。

岗位	流程图	说明

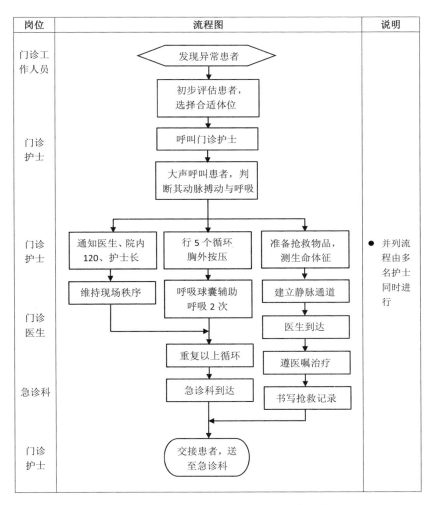

图 2 -17 -19　门诊突发呼吸心跳骤停患者抢救流程

第二十一节　门诊耳鼻喉科器械管理

耳鼻喉科是诊断治疗耳、鼻、咽、喉及其相关头颈区域的外科学科。医疗器械是指直接或者间接用于人体的仪器、设备、器具、体外诊断试剂和校准物、材料以及其他类似或者相关的物品，包括所需要的计算机软件。

一、适用范围

医院耳鼻喉科门诊部。

二、目的

规范门诊耳鼻喉科器械使用流程、交接与记录，避免器械丢失，保障医生看诊顺利进行。

三、流程

门诊耳鼻喉科器械管理流程见图 2 – 17 – 21。

岗位	流程图

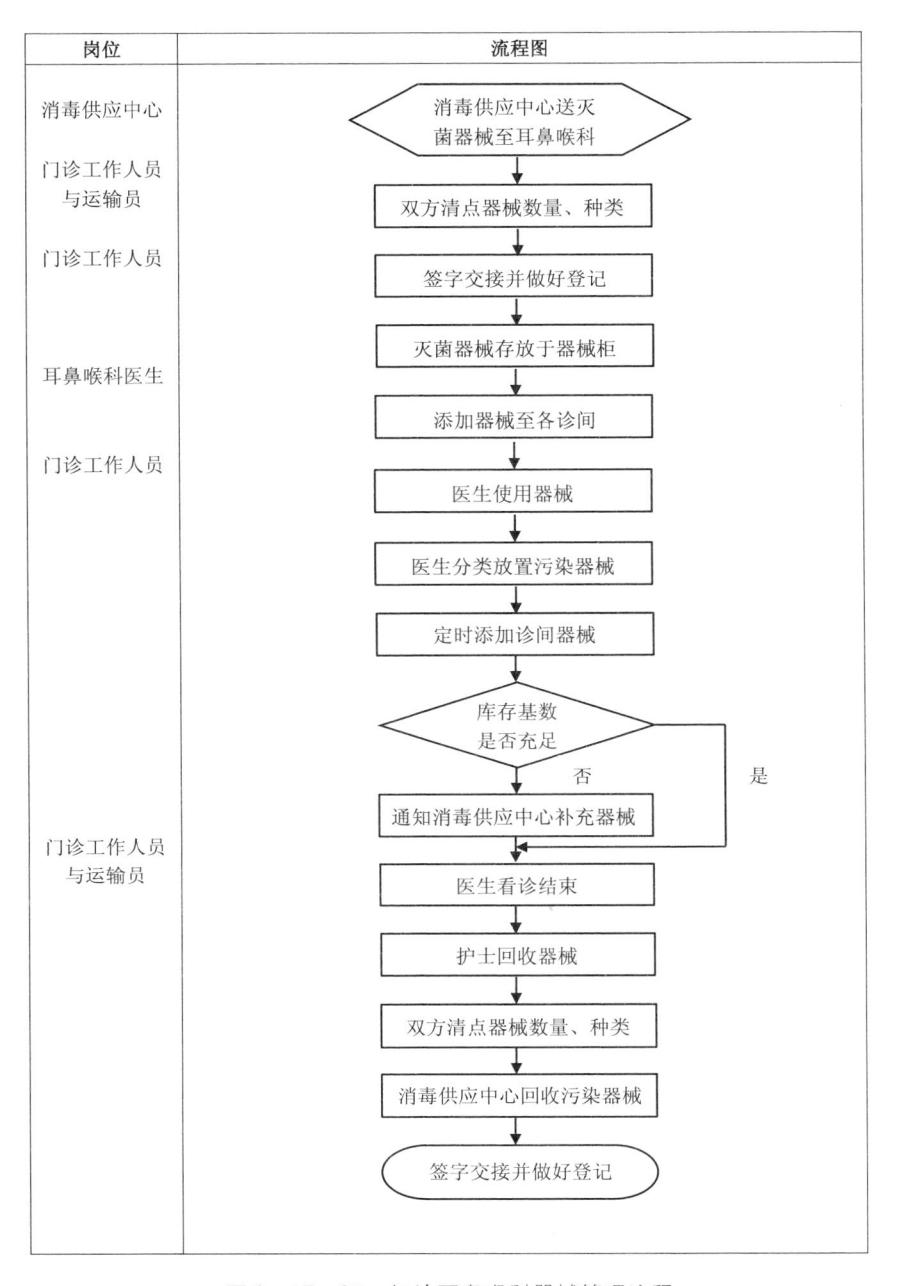

消毒供应中心

门诊工作人员
与运输员

门诊工作人员

耳鼻喉科医生

门诊工作人员

门诊工作人员
与运输员

消毒供应中心送灭菌器械至耳鼻喉科

双方清点器械数量、种类

签字交接并做好登记

灭菌器械存放于器械柜

添加器械至各诊间

医生使用器械

医生分类放置污染器械

定时添加诊间器械

库存基数是否充足　否　是

通知消毒供应中心补充器械

医生看诊结束

护士回收器械

双方清点器械数量、种类

消毒供应中心回收污染器械

签字交接并做好登记

图 2 -17 -21　门诊耳鼻喉科器械管理流程

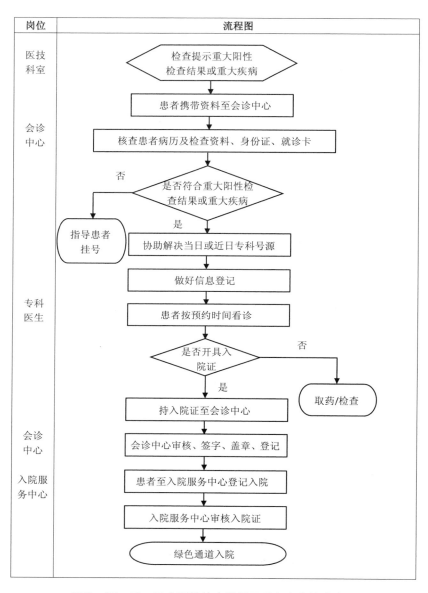

图 2 - 17 - 15 重大阳性检查结果及重大疾病就诊流程

第十六节　门诊医生助理工作流程

医生助理（医助）是指在医师或其他医护专业人员的直接监督下，辅助完成医务服务的医院工作人员。医生助理的岗位最基本要求为必须有医疗行业背景，由有相关医疗护理常识的医生或护士担任。

一、适用范围

医院门诊部。

二、目的

规范医生助理工程流程，保障工作质量。

三、流程

门诊医生助理工作流程见图 2 - 17 - 16。

第二十节 门诊眼科患者就诊流程

眼科的全称是"眼病专科",是研究发生在视觉系统,包括眼球及与其相关联的组织有关疾病的学科。眼科一般研究眼视光学,玻璃体、视网膜、视神经病变以及青光眼、白内障等多种眼科疾病。

一、适用范围

医院眼科门诊部。

二、目的

规范眼科门诊患者就诊流程,明确工作职责。

三、流程

门诊眼科患者就诊流程见图 2 - 17 - 20。

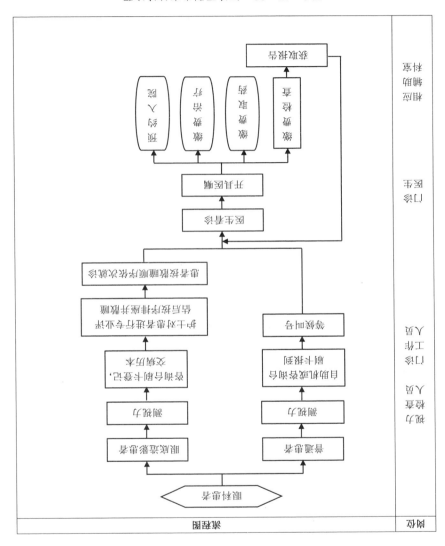

图 2-17-20　门诊眼科患者就诊流程

第二十二节　门诊预检分诊管理

预检分诊是指医疗机构为有效控制传染病疫情，防止医疗机构内交叉感染，根据《中华人民共和国传染病防治法》的有关规定，对来诊的患者预先进行有关传染病方面的甄别、检查与分流。

一、适用范围

医院门诊部。

二、目的

有效控制传染病疫情，防止医疗机构内发生交叉感染。

三、流程

门诊预检分诊管理流程见图 2－17－22。

岗位	流程图

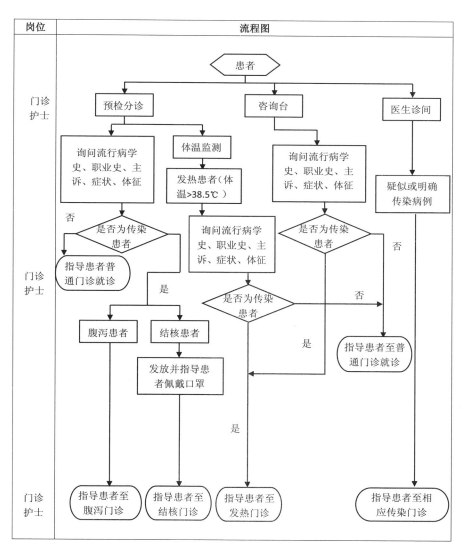

图 2 −17 −22　门诊预检分诊管理流程

三、准备

1. 用物准备

（1）常规准备：吸氧管、吸痰管、简易呼吸球囊、面罩。

（2）必要时准备：气管插管全套（气管插管导管、管芯、喉镜、喉镜片、牙垫），喉罩，麻醉机或呼吸机，抢救药品等。

2. 环境准备：环境宽敞，明亮，温度为 10～30℃，湿度为 35%～75%。

3. 护士准备：具备一定的协调能力，熟练掌握抢救技能。

四、流程

麻醉复苏期患者呼吸暂停处置流程见图 2 - 18 - 1。

五、注意事项

1. 麻醉复苏室医护人员应保持患者呼吸通畅，心电监护仪呼吸波形及呼吸次数应正常显示，呼吸暂停报警应呈打开状态，以便及时发现患者呼吸变化。

2. 心电监护仪报警音量应调至最大，同时正确设置心电监护仪报警线。

3. 机控通气模式下，注意观察患者自主呼吸恢复造成的人机对抗，及时调整呼吸模式、处理麻醉机及心电监护仪报警。

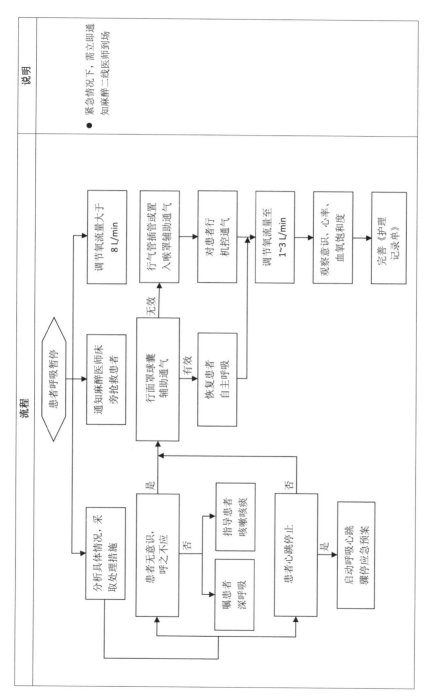

图 2 - 18 - 1　麻醉复苏期患者呼吸暂停处置流程

第二十三节 门诊护理人力资源调配流程

护理人力资源是指从事护理工作智力能力和体力能力的人员，也就是指具有护理专业中专及以上学历，通过全国护士职业考试（或获免试资格）并取得护士从业资格证书，在医疗机构中直接为患者提供护理服务的护理人员。

一、适用范围

医院门诊部。

二、目的

满足等级医院评审要求；保证工作质量；护理人员合理轮休；最大限度节约人力成本。

三、流程

门诊护理人力资源调配流程见图 2－17－23。

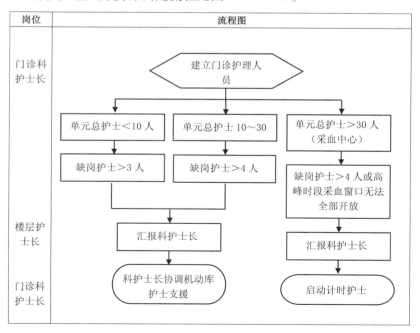

图 2－17－23　门诊护理人力资源调配流程

麻醉复苏室护理管理

麻醉复苏室护理管理包括复苏期患者呼吸暂停、活动性出血、躁动的处理，麻醉和精神药品遗失的处理，全麻带机气道高压的处理、麻醉剂故障的处理等内容，旨在保障患者麻醉复苏过程中的安全。

第一节 麻醉复苏期患者呼吸暂停的处置

麻醉复苏期患者呼吸暂停是指患者在麻醉复苏室观察期间，出现一段时间内无自主呼吸运动，伴有或不伴有呼之不应、血氧饱和度降低、心率减慢或骤停并出现发绀口唇、肌张力低下等临床表现。

一、适用范围

全院各麻醉复苏区域。

二、目的

1. 提高医护人员观察和处理患者呼吸暂停的应急能力。

2. 及时纠正患者缺氧症状，保证患者术后的安全。

3. 参加抢救人员应注意密切配合，有条不紊，坚守岗位，严格执行查对制度。

4. 抢救患者过程中，应保留各种液体、安瓿及药瓶，以备再次核对。

5. 需着重强调通知麻醉医师及麻醉二线医师现场指导抢救患者，确保用药安全及患者安全。

第三节　麻醉复苏期患者躁动的处置

麻醉复苏期患者躁动是指患者在麻醉复苏室观察期间，出现的一种意识与行为分离的精神状态，表现为无法安抚、易激惹、倔强或不合作，典型者会出现哭喊、手脚乱动、呻吟、语无伦次和定向力障碍及类似偏执狂的思维。

一、适用范围

全院各麻醉复苏区域。

二、目的

1. 加强医护人员对全麻复苏期躁动危害的认识，确保患者安全。

2. 为医护人员提供指导性处理措施。

三、准备

1. 用物准备：约束带，可根据患者需要准备镇静镇痛药物。

2. 环境准备：安静整洁，推床功能完好。

3. 护士准备

（1）专人床旁监护，防止意外发生。

（2）密切医护配合，确保患者安全。

四、流程

麻醉复苏期患者躁动的处置流程见图 2 - 18 - 3。

说明	流程
● 了解患者术前是否存在精神障碍	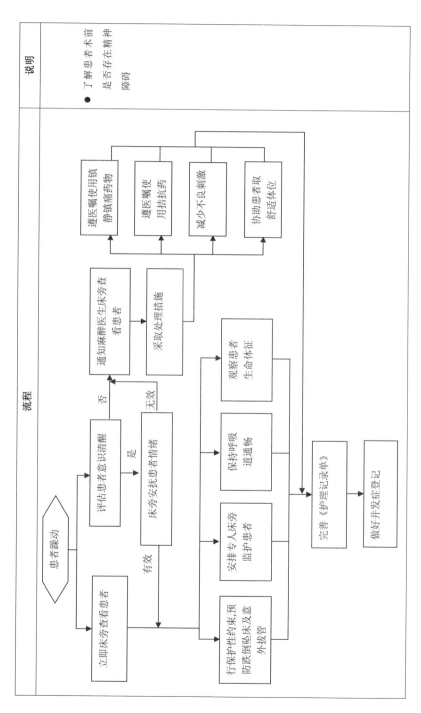

图 2 - 18 - 3　麻醉复苏期患者躁动的处置流程

程序	流程图	说明
维护管理	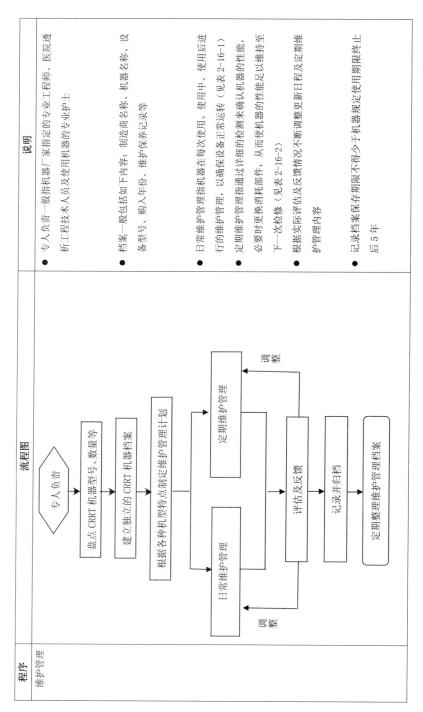	• 专人负责一般指机器厂家指定的专业工程师、医院透析工程技术人员及使用机器的专业护士 • 档案一般包括如下内容：制造商名称、机器名称、设备型号、购入年份、维护保养记录等 • 日常维护管理指机器在每次使用、使用中、使用后进行的维护管理，以确保设备正常运转（见表2-16-1） • 定期维护管理指通过详细的检测来确认机器的性能，必要时更换消耗部件，从而使机器的性能足以维持至下一次检修（见表2-16-2） • 根据实际评估及反馈情况不断调整更新日程及定期维护管理内容 • 记录档案保存期限不得少于机器规定使用期限终止后5年

图2-16-1 CRRT机器维护管理流程

表 2-16-1 CRRT 机器日常维护管理内容

项目	维护管理内容
机器电源	确保机器连接电源，应急备用电池电量充足
机器启动自检	确认自检过程顺利完成，若出现异常报警则检查和处理报警项目
治疗参数检查	各项治疗相关参数如动脉压、静脉压等治疗时无异常
机器的状态	确认装置无漏液、异常声响等情况
治疗过程	严格按照护理操作规程及医嘱执行相关治疗，及时准确记录各项参数及事件，保证治疗安全高质量进行
报警处理	及时处理各种报警，保证治疗顺利进行
机器清洁	按医院感染要求清洁消毒机器，根据需要进行校正等，机器处于备用状态
记录存档	治疗记录等及时规范存档

表 2-16-2 CRRT 机器定期维护管理内容

项目	维护管理内容
压力传感系统	压力检测装置有无血液等引起的污染；机器调零，偏离正常范围时调整；检测漏血探测；检测空气探测传感器是否运转正常
泵系统	血泵的调整及试运行；滤过泵的调整及试运行；补液泵的调整及试运行；透析液泵的调整及试运行；注射泵的调整及试运行
阀门	各种阀门的调整及试运行
指示、报警	确认温度控制按照设定运行；确认各种报警的准确发报
平衡控制系统	超滤、补液、透析液及废液的重量计和容量计的调整和试运行
辅助系统	自动准备装置的调整和试运行
显示面板、指示灯	确认外部指示灯可正常点亮；确认监视器和操作面板可正常显示；确认监视器和操作面板可正常输入
其他	确认无异常声音和气味；确认各部件无松动、脱落；确认机器外部的配管、配线无松动、脱落；确认备用电池的状态；确认系统时间和日期；漏电流安全检测
清洁	需要时拆卸并清洁各压力接头；去除机器外部污染，装置内部附着结晶和灰尘

第二节　CRRT 库房物资管理

CRRT 库房物资管理是指对 CRRT 库房的物资进行收发、结存等活动的有效控制。其目的是为了保证库房物资的完好无损，计划有序，控制运营成本，确保 CRRT 治疗能正常进行。

一、适用范围

适用于 CRRT 护理单元。

二、目的

1. 明确临床治疗需求。

2. 保证无菌物品细化分类存放。

3. 强化物资清点、整理及统计。

4. 完善物资存储工作。

5. 控制运营成本。

三、管理流程

CRRT 库房物资申领流程、CRRT 库房物资入库流程、CRRT 库房物资出库流程分别见图 2 - 16 - 2、图 2 - 16 - 3、图 2 - 16 - 4。

物资申领流程	说明
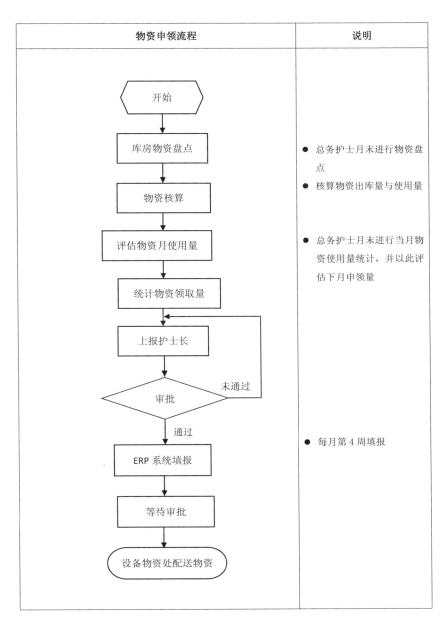	● 总务护士月末进行物资盘点 ● 核算物资出库量与使用量 ● 总务护士月末进行当月物资使用量统计，并以此评估下月申领量 ● 每月第4周填报

图 2 -16 -2　CRRT 库房物资申领流程

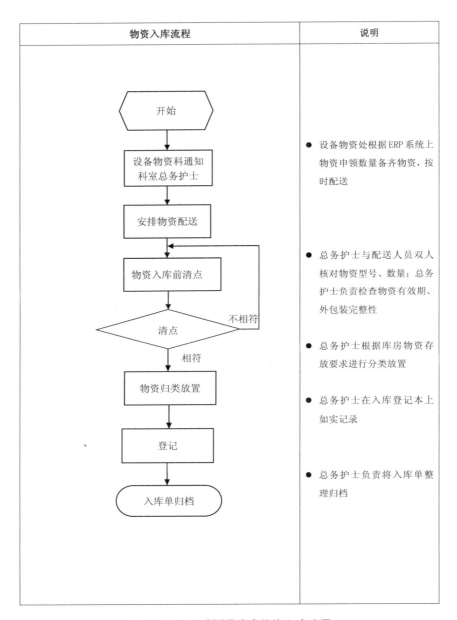

物资入库流程	说明
	● 设备物资处根据 ERP 系统上物资申领数量备齐物资,按时配送
	● 总务护士与配送人员双人核对物资型号、数量;总务护士负责检查物资有效期、外包装完整性
	● 总务护士根据库房物资存放要求进行分类放置
	● 总务护士在入库登记本上如实记录
	● 总务护士负责将入库单整理归档

图 2 - 16 - 3　CRRT 库房物资入库流程

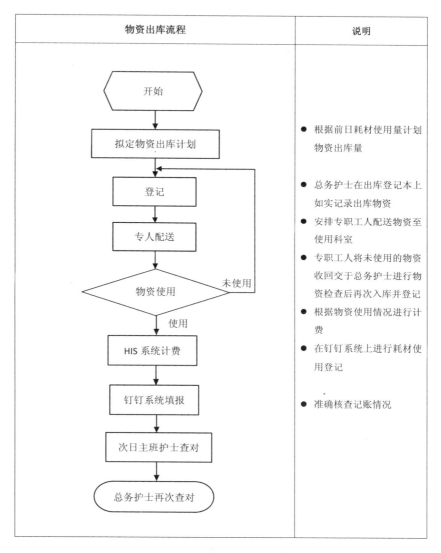

图 2 -16 -4 CRRT 库房物资出库流程

四、注意事项

（一）入库的管理

1. 所有物资均应及时清点验收入库。

2. 验收入库时，须由总务护士与配送人员双人验收，所有物资须现场验收，遵循先验收后入库的原则，验收后双方在入库清单上签字确认。

3. 在验收过程中发现外包装破损、数量、规格型号、颜色、质量及单据等不符合时，应立即拒收该批物资，由设备物资科核实无误后再次配送。

4. 入库物资的堆放必须符合先进先出的原则。

5. 验收后入库单（物资名称、收货日期、数量等内容的"入库单"交于护士长最后审核）。

6. 入库时应仔细核对物资的名称、型号是否与 ERP 系统填报申请一致。

7. 物资验收交接后，总务护士在入库清单单据上签字确认，然后在科室 ERP 子系统上完成移库审核确认，从而实现医疗耗材在一级库房的"出库"，同时完成科室二级库房的"入库"。

8. 月末应分类统计当月入库汇总表报，并附上当月所有入库清单。

（二）出库的管理

1. 库房由专人负责，定期检查。

2. 材料物资出库，必须登记签名，实行定额配送。

3. 定额配送方式

（1）核定量的计算：计算出日消耗量，作为核定配送量。

（2）定额配送品种的确定：一次性消耗品的消耗量具备较强规律性。

（3）配送时间：每日进行配送。

（4）配送范围：需要行 CRRT 治疗的各临床科室。

（三）库房安全管理

1. 总务护士要检查库房、库区周围是否有不安全因素存在，检

查门窗、锁是否完好，如有异常应采取必要措施，并及时向护士长汇报。

2. 严禁明火及吸烟。

3. 总务护士应保证库房内消防设备完整有效，不许随意挪用，对在库房内不安全作业的行为有权制止。

4. 总务护士对库存物品，对外有保密的责任，无关人员不得随意进出库房，离开时关好窗、锁好门，防止发生意外。

5. 库房内的物资按品牌、规格、型号整洁有序地定量码放，并做好标识。库房要做好通风、降温、防火、防潮，防止物资霉烂变质。

第三节　急诊血液透析患者护理管理

急诊是指紧急情况下的治疗，分为紧急救治和抢救。急诊血液透析是指患者因病情危重需要在紧急情况下进行血液透析治疗。

一、适用范围

全院护理单元。

二、目的

促进各临床科室与血液透析中心的合作，规范急诊血液透析患者联系流程，使急性危重患者得到及时、规范、高效、周到的血液透析服务，减少医疗风险。

三、流程

急诊血液透析患者护理管理流程见图 2 - 16 - 5。

流程图	说明
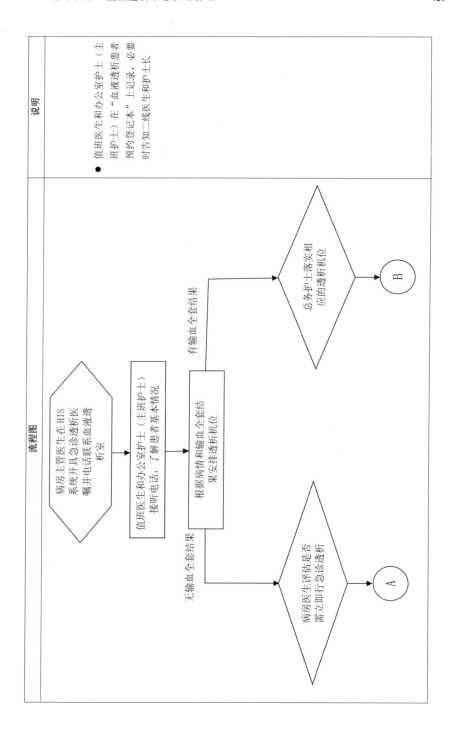	● 值班医生和办公室护士（主班护士）在"血液透析患者预约登记本"上记录，必要时告知二线医生和护士长

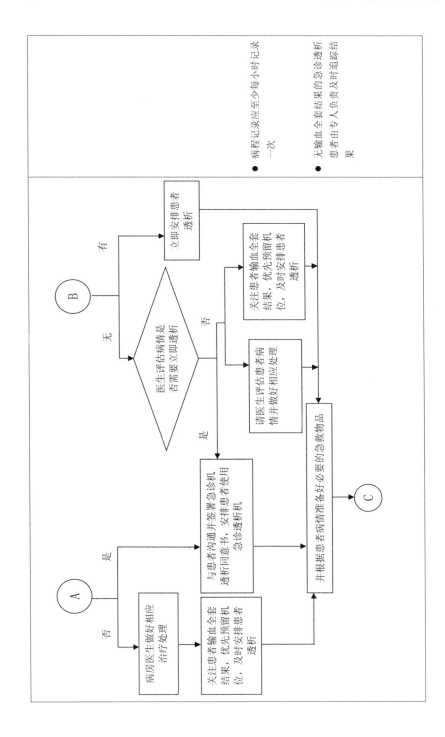

- 病程记录应至少每小时记录一次
- 无输血全套结果的急诊透析患者由专人负责及时追踪结果

（A）

否 → 病房医生做好相应治疗处理

是 → 与患者沟通并签署急诊机透析同意书，安排患者使用急诊透析机

关注患者输血全套结果，优先预留机位，及时安排患者透析

并根据患者病情准备好必要的急救物品

（C）

（B）

医生评估病情是否需要立即透析

有 → 立即安排患者透析

无 → 否 → 关注患者输血全套结果，优先预留机位，及时安排患者透析

是 → 请医生评估患者病情并做好相应处理

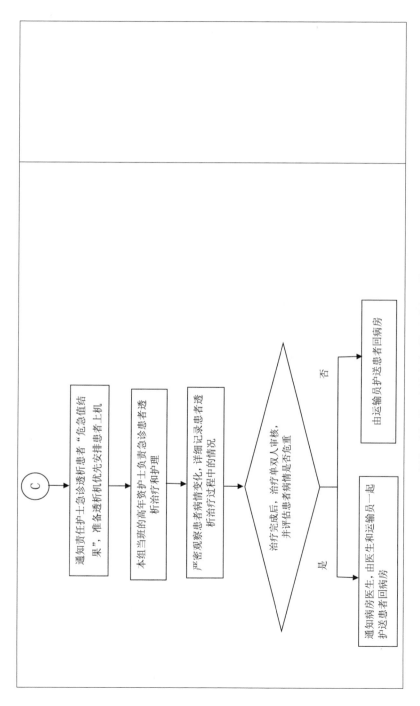

图 2 - 16 - 5 急诊血液透析患者护理管理流程

四、注意事项

急诊血液透析的指征：

（1）药物不能控制的高血钾（超过 6.5mmol/L）。

（2）药物不能控制的急、慢性肾功能衰竭合并急性心功能衰竭，肺水肿、脑水肿。

（3）药物不能纠正的代谢性酸中毒。

第四节　腹膜透析患者随访管理

腹膜透析是利用人体腹膜作为半透膜，以腹腔作为交换空间，通过弥散和对流作用，清除体内过多水分、代谢产物和毒素，达到血液净化、替代肾脏功能的治疗技术。随访是医院根据医疗、科研、教学的需要，与诊疗后的患者保持联系或要求患者定期来医院复查，对患者的疾病疗效、发展状况继续进行追踪观察所做的工作。

一、适用范围

所有行腹膜透析置管术后的腹膜透析患者。

二、目的

1. 明确腹膜透析患者随访的流程和内容，提高随访质量和效率。

2. 明确随访过程中腹膜透析专科医生和护士的具体工作分工和职责。

3. 保证对腹膜透析患者的院外治疗进行科学、专业、便捷的评估和指导，提高腹膜透析患者生活质量和长期生存率。

三、流程

腹膜透析患者随访管理流程见图 2-16-6。

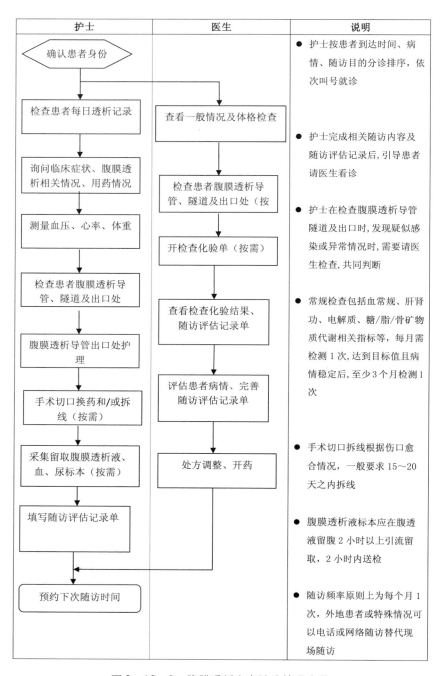

图 2-16-6 腹膜透析患者随访管理流程

第五节　血液透析室交接班管理

血液透析室交接班是交接班工作中非常重要的环节，既是对上一班次治疗和护理工作的概括和评价，也是血液透析护理每两班次工作的衔接，同时为临床护理工作提供依据。

一、适用范围

血液透析护理单元。

二、目的

1. 明确交接班的流程和内容，提升血液透析室交接班的质量与效率。

2. 明确各岗位人员交接班职责。

3. 确保血液透析患者治疗与护理的连续性，保障护理质量与安全。

4. 增强低年资护士对血液透析患者的病情观察和处理问题的能力，提高护士的专业技能和评判性思维能力。

三、流程

血液透析室周集体交接班流程、血液透析室床旁交接班分别见图2-16-7、图2-16-8。

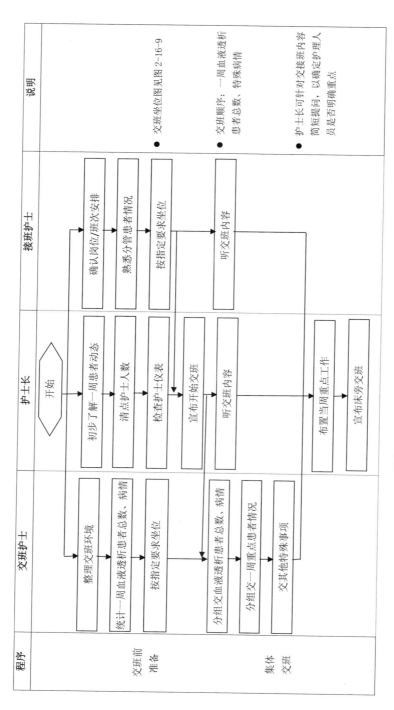

图 2 - 16 - 7　血液透析室晨间集体交接班流程

程序	交班护士	护士长	接班护士	说明
交班前准备	整理交班环境 统计一周血液透析患者总数、病情 按指定要求坐位	开始 初步了解一周患者动态 清点护士人数 检查护士仪表	确认岗位/班次安排 熟悉分管患者情况 按指定要求坐位	● 交班坐位图见图2-16-9
集体交班	分组交血液透析患者总数、病情 分组交一周重点患者情况 交其他特殊事项	宣布开始交班 听交班内容 布置当周重点工作 宣布晨务交班	听交班内容	● 交班顺序：一周血液透析患者总数、特殊病情 ● 护士长可针对交接班内容简短提问，以确定护理人员是否明确重点

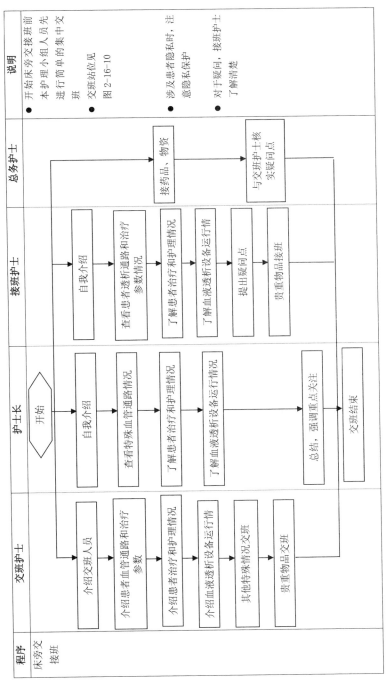

图 2 - 16 - 8　血液透析室床旁交接班

四、注意事项

（一）周集体交接班

1. 时间：每周安排固定时间进行周集体大交接班。

2. 地点：交班室。

3. 交班者：当天各组早班护士。

4. 参与人员：原则上护士长及所有当班护士均应参加，有以下情况者可不参加。

（1）护士长有接待、必须参加的会议等。

（2）各护理组负责留守病房的护士。

（3）有抢救的患者时，参加抢救的当组高年资护士、责任护士。

5. 坐位示意图见图 2 - 16 - 9。

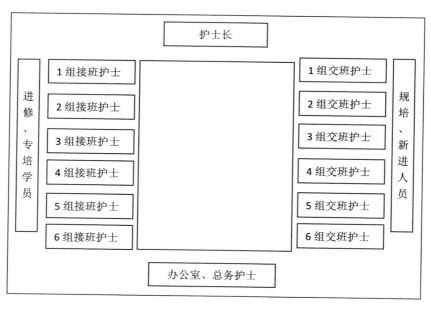

图 2 - 16 - 9　血液透析室护理周集体交接班坐位示意

（二）床旁交接班

1. 交班形式：各护理组分组床旁交班。

2. 参加人员

（1）交班护士与接班护士交接，护士长、护理组长/办公室护士参与危重患者交接。

（2）多重耐药菌感染患者床旁交接班不得超过3人；交班护士、接班护士、护理组长/护士长参与。

（3）护士长参加要求：护士长参与危重/抢救/重点患者所在组的交接。

3. 交班顺序

（1）按照机位号升序进行。

（2）先危重患者，后普通患者。

4. 站位示意图见图2-16-10。

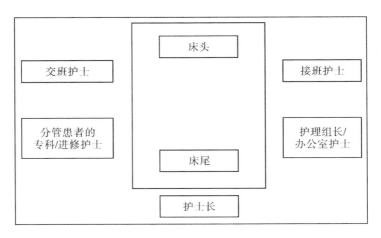

图2-16-10　血液透析室床旁交接班站位示意

（三）交接班内容

1. 物资交接班：包括仪器设备、高值耗材、抢救物资与药品的交接。

2. 病员交接班

（1）血液透析机运行状况。

（2）患者透析参数情况。

（3）患者透析反应与处理。

（4）患者血管通路情况：如有异常，通知医生，床旁交班并做好书面记录，住院患者由值班护士电话通知病房。

（5）对病情危重或者发生病情变化及有其他特殊情况的患者应重点交接班。

3. 环境的交接班：交班护士交班前应整理并保证病室的整洁。

4. 对交班时发现的问题，由交班者负责，对交班后发现的问题，由接班者负责。

第十七章

门诊护理管理

门诊护理管理包括患者预检分诊、就诊、医嘱、停替诊、管控号源、病情证明书发放、多学科门诊、疑难会诊、标本采集、检验危急值、心脏呼吸骤停的抢救、重大阳性检查结果及重点疾病绿色通道、人力资源调配等的管理，旨在规范患者就诊流程，提高患者就诊安全性和满意度。

第一节　门诊患者就诊管理

门诊患者指住院前接受疾病治疗的人员（不包括急诊）。

一、适用范围

医院门诊部。

二、目的

规范门诊患者就诊流程，明确各岗位工作职责。

三、流程

门诊患者就诊管理流程见图 2 - 17 - 1。

岗位	流程图	说明

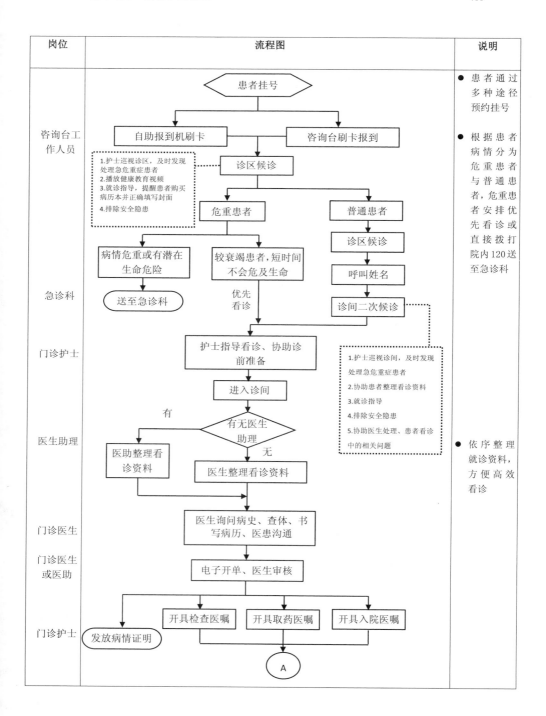

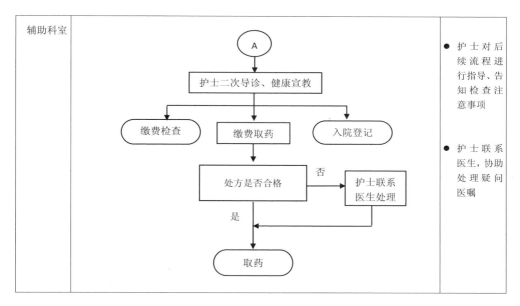

图 2 - 17 - 1　门诊患者就诊管理流程

第二节　门诊检验危急值管理

危急值是指出现的检验、检查结果表明患者可能正处于有生命危险的边缘状态，临床医生需要及时得到检验、检查信息，迅速给予患者有效的干预措施或治疗，尽可能挽救患者生命，否则就有可能出现严重后果，失去最佳抢救机会。

一、适用范围

医院门诊部。

二、目的

加强门诊部检验/检查的危急值管理，确保临床医护人员能及时准确掌握患者情况，采取及时、有效的处理措施，保证门诊医疗质量和医疗安全。

三、流程

门诊检验危急值管理流程见图2－17－2。

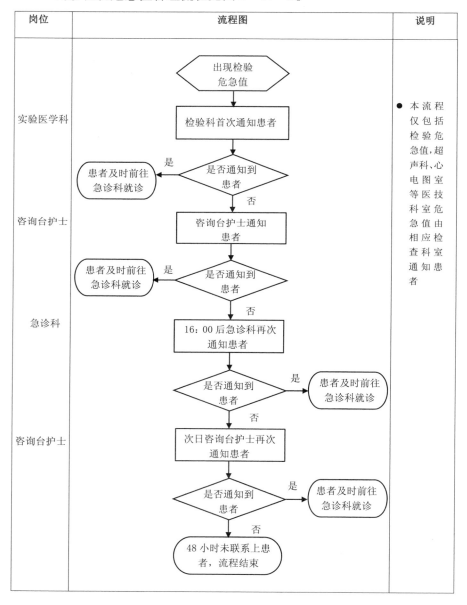

图2－17－2　门诊检验危急值管理流程

第三节 门诊静脉采血流程

门诊指患者未住院前，医生开展治疗工作的地点和场所。静脉采血法是指使用针管采集一定量静脉血的方法。目前多采用双向采血针连接真空采血管进行采血；采集部位多选择位于体表的浅静脉，如肘部静脉、手背静脉、内踝静脉或股静脉。

一、适用范围

医院门诊采血中心。

二、目的

规范静脉采血流程，确保采血质量，减少采血并发症，保障患者安全。

三、流程

门诊静脉采血流程见图 2 - 17 - 3。

岗位	流程图	说明

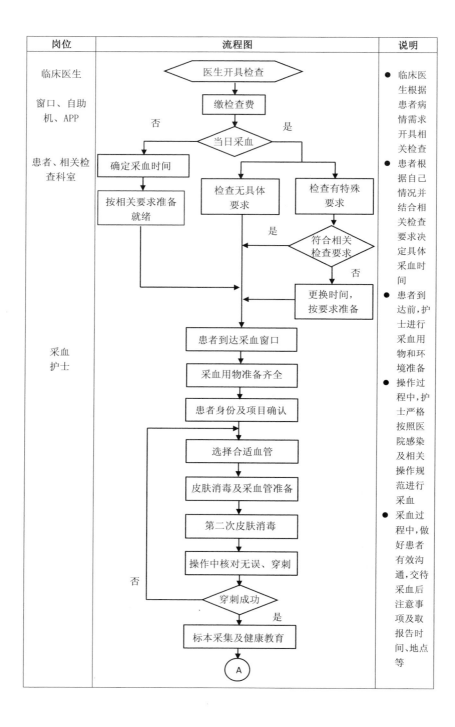

岗位栏：
临床医生
窗口、自助机、APP
患者、相关检查科室
采血护士

流程图：
医生开具检查 → 缴检查费 → 当日采血（否/是）

否：确定采血时间 → 按相关要求准备就绪

是：检查无具体要求 / 检查有特殊要求 → 符合相关检查要求（是/否）

否：更换时间，按要求准备

患者到达采血窗口 → 采血用物准备齐全 → 患者身份及项目确认 → 选择合适血管 → 皮肤消毒及采血管准备 → 第二次皮肤消毒 → 操作中核对无误、穿刺 → 穿刺成功（否/是）

是：标本采集及健康教育 → A

说明栏：
● 临床医生根据患者病情需求开具相关检查
● 患者根据自己情况并结合相关检查要求决定具体采血时间
● 患者到达前，护士进行采血用物和环境准备
● 操作过程中，护士严格按照医院感染及相关操作规范进行采血
● 采血过程中，做好患者有效沟通，交待采血后注意事项及取报告时间、地点等

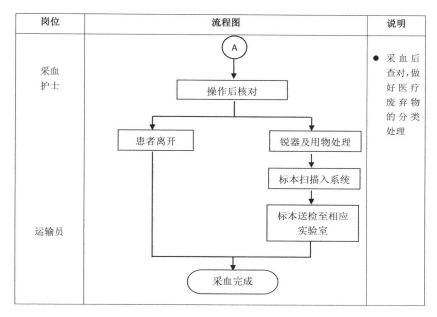

图2-17-3 门诊静脉采血流程

第四节 门诊动脉血气采集流程

动脉血气采集法，是指采集动脉血标本，对动脉血中不同类型的气体和酸碱性物质进行分析的方法。目前采用专用动脉采血针进行标本采集；采集部位多选择位于体表的浅动脉，通常选用如桡动脉、肱动脉、股动脉、足背动脉及尺动脉等。

一、适用范围

医院门诊采血中心。

二、目的

规范动脉血气采集流程，确保采血质量，减少采血并发症，保障患者安全。

三、流程

门诊动脉血气采集流程见图2-17-4。

岗位	流程图	说明

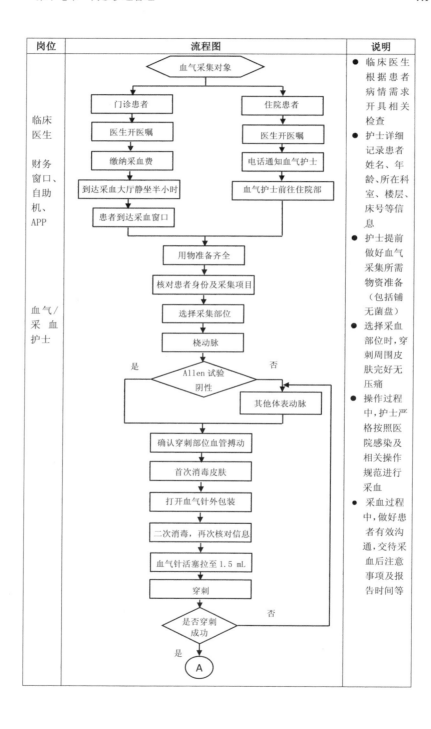

血气采集对象

门诊患者 / 住院患者

医生开医嘱 / 医生开医嘱

缴纳采血费 / 电话通知血气护士

到达采血大厅静坐半小时 / 血气护士前往住院部

患者到达采血窗口

用物准备齐全

核对患者身份及采集项目

选择采集部位

桡动脉

Allen试验阴性　是/否

其他体表动脉

确认穿刺部位血管搏动

首次消毒皮肤

打开血气针外包装

二次消毒，再次核对信息

血气针活塞拉至1.5 mL

穿刺

是否穿刺成功　是/否

A

岗位：临床医生　财务窗口、自助机、APP　血气/采血护士

说明：
- 临床医生根据患者病情需求开具相关检查
- 护士详细记录患者姓名、年龄、所在科室、楼层、床号等信息
- 护士提前做好血气采集所需物资准备（包括铺无菌盘）
- 选择采血部位时，穿刺周围皮肤完好无压痛
- 操作过程中，护士严格按照医院感染及相关操作规范进行采血
- 采血过程中，做好患者有效沟通，交待采血后注意事项及报告时间等

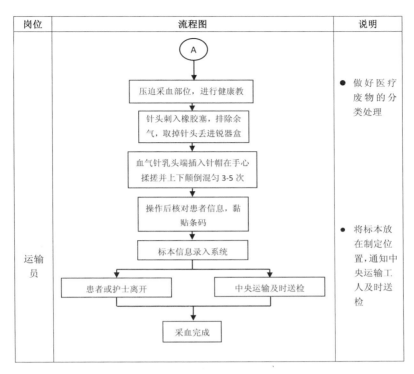

岗位	流程图	说明
运输员	Ⓐ 压迫采血部位，进行健康教 针头刺入橡胶塞，排除余气，取掉针头丢进锐器盒 血气针乳头端插入针帽在手心揉搓并上下颠倒混匀 3-5 次 操作后核对患者信息，黏贴条码 标本信息录入系统 患者或护士离开 中央运输及时送检 采血完成	● 做好医疗废物的分类处理 ● 将标本放在制定位置，通知中央运输工人及时送检

图 2 - 17 - 4　门诊动脉血气采集流程

第五节　门诊医生停替诊管理

停替诊是指门诊医生因出差、会议、教学、生病等原因不能按计划出诊，需停止某次或多次门诊或者需要同专业同级别医生代替出诊的情况。

一、适用范围

医院门诊部。

二、目的

规范停替诊流程，明确不同部门职责，确保服务质量，避免医患纠纷。

三、流程

门诊医生停替诊管理流程见图 2 - 17 - 5。

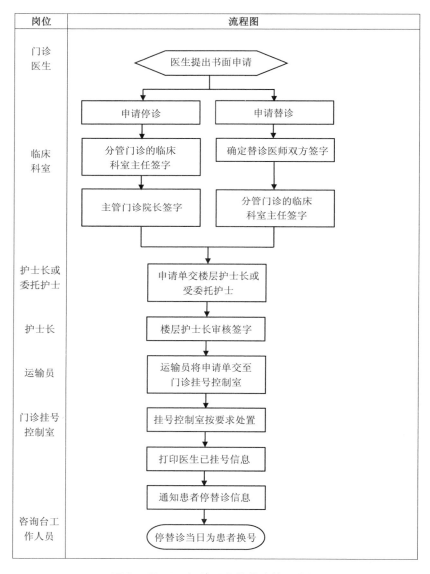

图 2 - 17 - 5　门诊医生停替诊管理流程

第六节 门诊病情证明书发放与管理

门诊病情证明书是临床医师出具给我院门诊病员用以证明其所患疾病的具有法律效力的证明文书，常作为病休病退、伤残鉴定、保险索赔、休假等的重要依据。

一、适用范围

医院门诊部。

二、目的

提供具有法律效应的门诊病情文书；规范门诊病情证明书开具与使用的流程，规避因不合理开具门诊病情证明书引发的纠纷。

三、流程

门诊病情证明书发放与管理流程见图 2 – 17 – 6。

岗位	流程图	说明

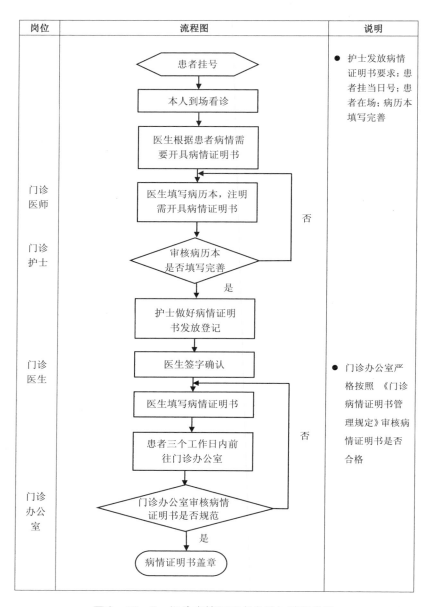

图 2 -17 -6　门诊病情证明书发放与管理流程

第七节 门诊疑问医嘱管理

医嘱是医生在医疗活动中下达的医学指令，是医疗文书的主要组成部分，是护士执行各项治疗的依据，是处理医疗纠纷重要的法律凭证。疑问医嘱是指医嘱书写不清楚、医嘱书写有明显错误、医嘱内容违反治疗常规、违反药物使用规则、医嘱内容与平常医嘱内容有较大差别及有其他错误或者疑问等情况。

一、适用范围

医院门诊部。

二、目的

1. 保障医嘱安全，避免医疗不良事件发生，保障医疗质量与安全。

2. 改善患者就医体验，提高患者满意度。

三、流程

门诊疑问医嘱管理见图 2 - 17 - 7。

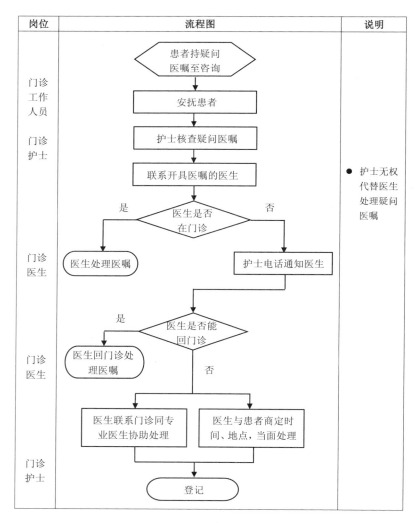

图 2 -17 -7 门诊疑问医嘱管理

第八节 门诊管控号源使用管理

管控号源是指门诊未对外开放，需满足一定条件才可使用的号源，包括爽约号与退号。爽约号指患者提前预约号源，未缴费，当日未前来医院看诊所剩的号源。退号是指患者提前预约号源并缴费，由于各种原因不能前来，提前 2 天退费的号源。

一、适用范围

医院门诊部。

二、目的

尽可能为患者解决号源，解决患者看诊问题；充分利用医疗资源；规范管控号源使用流程。

三、流程

门诊管理号源使用管理流程见图 2 - 17 - 8。

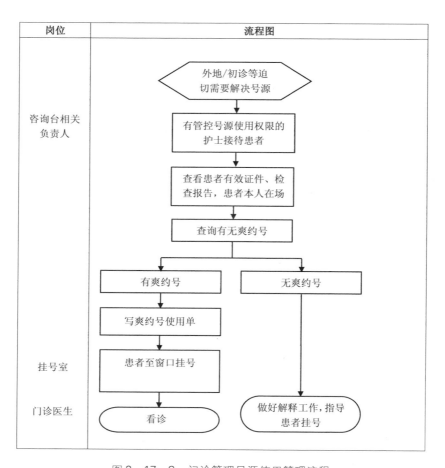

图 2 -17 -8　门诊管理号源使用管理流程

第九节　门诊现场投诉处置

本流程所指投诉是指患者及家属等有关人员（统称投诉人）对门诊提供的医疗、护理、诊疗环境及服务等不满意，以现场投诉方式向有关部门反映问题，提出意见和要求的行为。

一、适用范围

医院门诊部。

二、目的

为进一步完善患者投诉接待处理制度，加强医患沟通，及时化解医患矛盾，构建和谐医患关系，确保门诊诊疗质量与安全。

三、流程

门诊现场投诉处置流程见图 2 - 17 - 9。

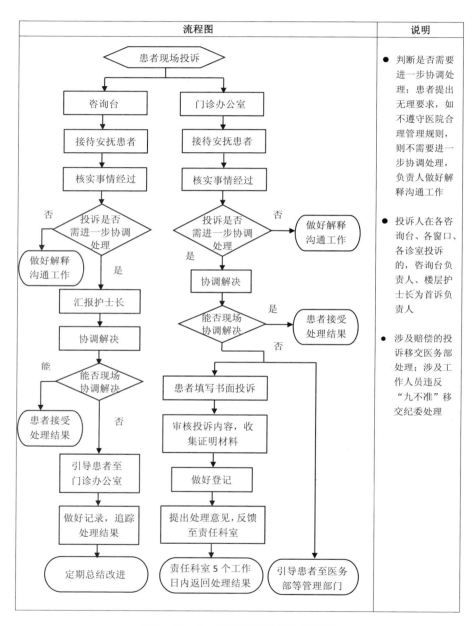

流程图	说明

图 2-17-9 门诊现场投诉处置流程

第十节 门诊暴力冲动行为管理

暴力行为是指故意造成财物或他人身心伤害的行为，攻击对象可以是自己、他人或物体。冲动行为是指突然产生、通常导致不良后果的行为。

一、适用范围

医院门诊部。

二、目的

1. 密切注意有暴力冲动行为的人员，若发现患者有暴力冲动行为的先兆，应进行及时有效的干预，将暴力冲动行为消除在萌芽状态。

2. 及时对有暴力冲动行为的人员进行干预，减少带来的各种伤害。

三、流程

门诊暴力冲动行为管理流程见图 2 - 17 - 10。

岗位	流程图	说明

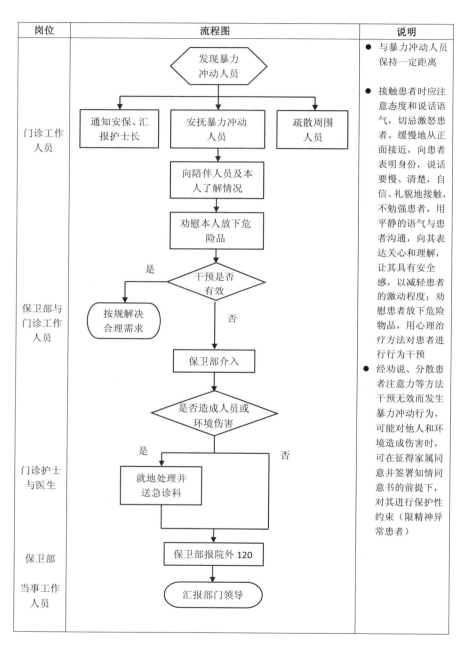

门诊工作人员

- 与暴力冲动人员保持一定距离

- 接触患者时应注意态度和说话语气，切忌激怒患者。缓慢地从正面接近，向患者表明身份，说话要慢、清楚，自信、礼貌地接触，不勉强患者，用平静的语气与患者沟通，向其表达关心和理解，让其具有安全感，以减轻患者的激动程度；劝慰患者放下危险物品，用心理治疗方法对患者进行行为干预

- 经劝说、分散患者注意力等方法干预无效而发生暴力冲动行为，可能对他人和环境造成伤害时，可在征得家属同意并签署知情同意书的前提下，对其进行保护性约束（限精神异常患者）

保卫部与门诊工作人员

门诊护士与医生

保卫部

当事工作人员

图 2 - 17 - 10　门诊暴力冲动行为管理流程

第十一节　门诊入院管理

入院是指患者在门诊等院外场所无法完成诊疗活动，需要住在医院里治疗的情况。

一、适用范围

医院门诊部

二、目的

规范入院流程，明确工作职责，避免倒床现象。

三、流程

门诊入院管理流程见图 2 - 17 - 11。

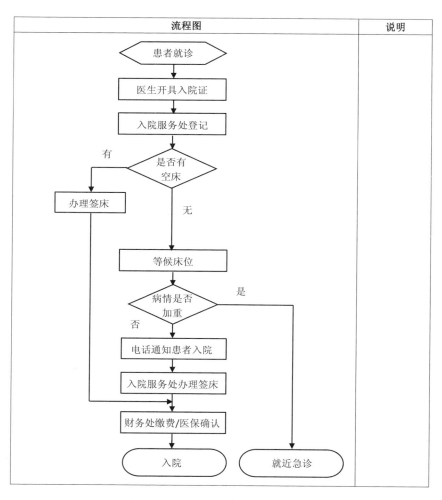

图 2 -17 -11　门诊入院管理流程

第十二节　多科疑难会诊管理

多科疑难会诊是指针对患者多器官多系统疾病，不同专科医生聚集在一起共同商讨患者的病情，从而明确诊断或得出一个最佳治疗方案。

一、适用范围

院内各临床科室。

二、目的

为疑难疾病患者提供全方位、专业化、个体化的最优治疗方案，同时，解决疑难疾病患者多科往返、就诊体验差、看诊负担重等问题。

三、流程

多种疑难会诊管理流程见图 2 - 17 - 12。

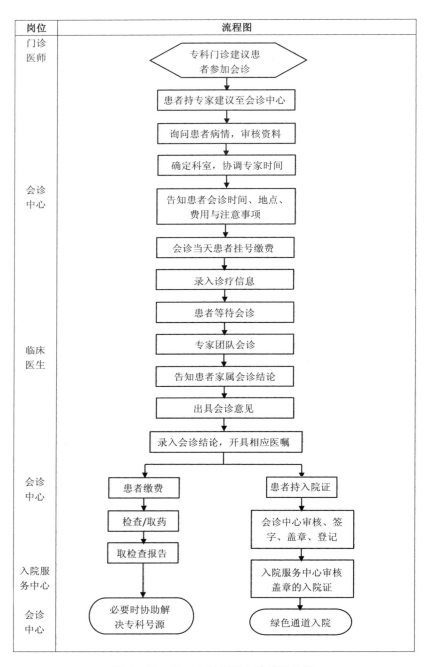

岗位	流程图
门诊医师	专科门诊建议患者参加会诊
会诊中心	患者持专家建议至会诊中心 询问患者病情，审核资料 确定科室，协调专家时间 告知患者会诊时间、地点、费用与注意事项 会诊当天患者挂号缴费 录入诊疗信息 患者等待会诊
临床医生	专家团队会诊 告知患者家属会诊结论 出具会诊意见 录入会诊结论，开具相应医嘱
会诊中心	患者缴费　　　患者持入院证 检查/取药　　会诊中心审核、签字、盖章、登记 取检查报告
入院服务中心	入院服务中心审核盖章的入院证
会诊中心	必要时协助解决专科号源　　绿色通道入院

图 2 -17 -12　多种疑难会诊管理流程

第十三节　多学科联合门诊管理

多学科联合门诊（MDT）是指针对患者某一器官或系统疾病，不同专科医生聚集在一起共同商讨患者的病情，从而明确诊断或得出一个最佳治疗方案。

一、适用范围

医院门诊部。

二、目的

为疑难疾病患者提供全方位、专业化、个体化的最优治疗方案，同时，解决疑难疾病患者多科往返、就诊体验差、看诊负担重等问题。

三、流程

多学科联合门诊管理流程见图 2 - 17 - 13。

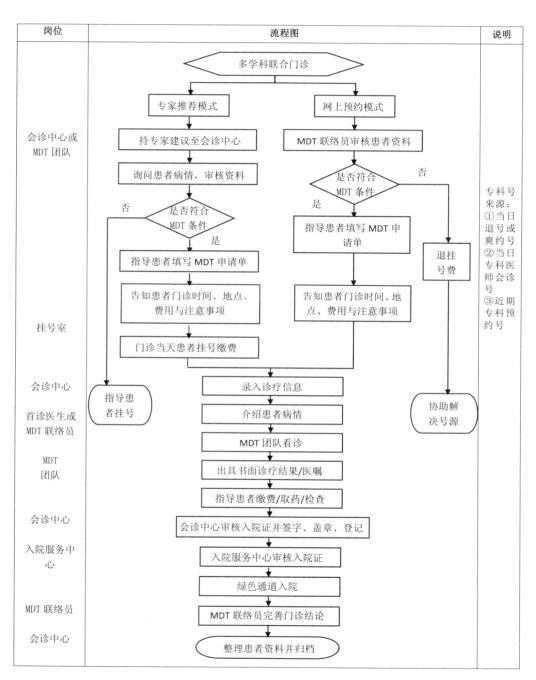

图 2 - 17 - 13 多学科联合门诊管理流程

第十四节　门诊罕见病中心工作流程

罕见病是指患病率＜1/500000 或新生儿发病率＜1/10000 的疾病。

一、适用范围

医院门诊部。

二、目的

提高优质号源利用率，优化医疗资源调度管理，提高罕见病患者的就医体验，推动大型综合医院门诊罕见病平台建立与发展。

三、流程

门诊罕见病中心工作流程见图 2－17－14。

岗位	流程图
中心工作人员 挂号室 临床医生 相应辅助科室 中心工作人员 入院服务中心	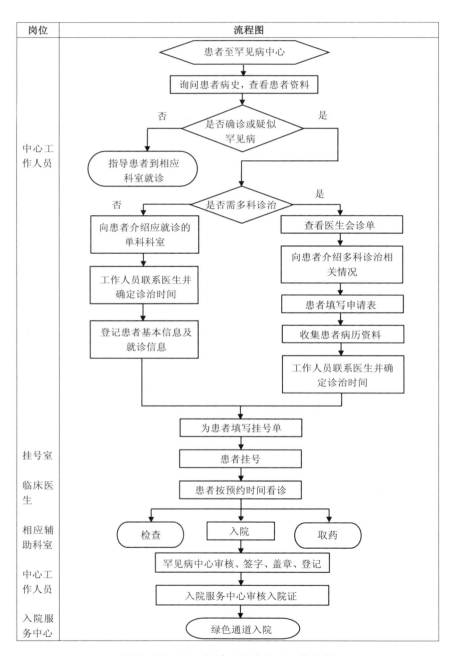

图 2-17-14 门诊罕见病中心工作流程

第十五节　重大阳性检查结果及
重大疾病就诊绿色通道管理

重大阳性检查结果是指由病理科、核医学科、超声科、放射科、实验医学科、体检中心、纤维支气管镜室、心电图室等出具的重大阳性检查结果报告。重大疾病是指医治费用巨大且在较长一段时间内严重影响患者及其家庭的正常工作和生活的疾病，目前开设了十类重大疾病绿色通道，帮助重大疾病患者及时就诊、及时治疗，包括：各脏器实质性占位或已确诊恶性肿瘤、非急性期主动脉夹层、脑动脉瘤、冠心病及不稳定型心绞痛、慢性心力衰竭、难以控制的高血压、严重心律失常、糖尿病伴有严重器官并发症、不明原因发热、各种原因所致脑卒中及重型精神障碍。

一、适用范围

医院门诊部。

二、目的

提高优质号源利用率，优化医疗资源调度管理，提高重大阳性检查结果患者的就医体验，推动大型综合医院门诊向侧重诊疗疑难重症方向发展。

三、流程

重大阳性检查结果及重大疾病就诊流程见图 2 - 17 - 15。

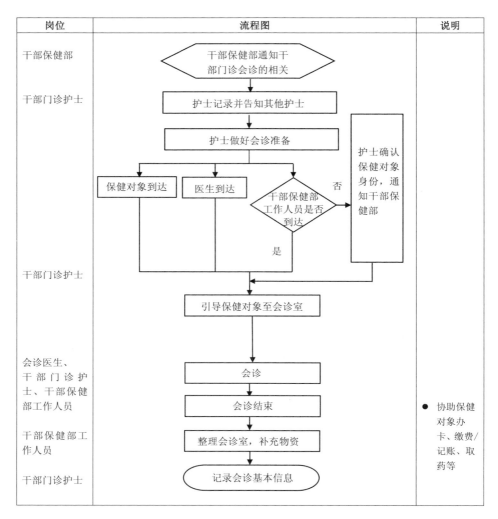

图2-17-17 干部保健对象会诊管理流程

第十八节 门诊综合服务台工作流程

综合服务台是指提供检查预约业务的门诊服务站。

一、适用范围

医院门诊部。

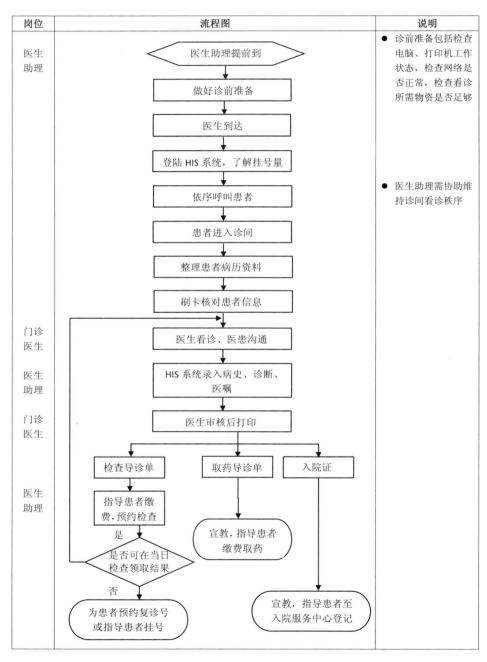

图 2 - 17 - 16 门诊医生助理工作流程

第二节 麻醉复苏期患者活动性出血的处置

麻醉复苏期患者活动性出血是指患者在麻醉复苏室观察期间，由于手术创伤或其他原因造成机体血液不受控制的流出体外或逸入体腔、组织内的过程，常伴有意识、循环、尿量变化及引流液量、色、质的改变。

一、适用范围

全院各麻醉复苏区域。

二、目的

1. 为麻醉复苏室医护人员提供指导性措施。

2. 明确抢救方案，避免患者发生更严重的并发症。

三、准备

1. 用物准备

止血药品、抢救车、静脉穿刺全套用物、一次性引流袋。必要时备有创监测、气管插管用物、吸痰用物。

2. 护士准备

（1）密切观察患者病情变化，积极配合抢救。

（2）密切医护配合，确保患者生命安全。

四、流程

麻醉复苏期患者活动性出血的处置见图 2 - 18 - 2。

五、注意事项

1. 没有留置引流管的患者，亦要密切关注循环血容量不足引起的心率、血压、呼吸、尿量变化，意识改变及伤口敷料是否清洁干燥。

2. 组织安排麻醉复苏期患者活动性出血急救的应急演练，提高医护人员协调配合能力和应急能力。

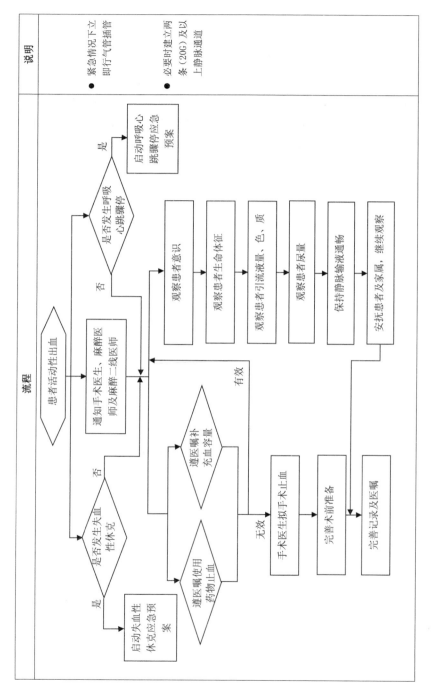

图 2-18-2 麻醉复苏期患者活动性出血的处置

五、注意事项

1. 术前应对患者做好健康教育，告知其留置导尿管、胃管或其他引流管的必要性及重要性，以取得患者的积极配合和治疗。

2. 手术推床刹车制动，拉好床档，肩带约束，必要时行四肢有效安全约束，确保约束有效性及安全性，加强安全护理，防止意外事件发生。

3. 保持病室舒适安静，尽可能减少对患者的不良刺激。

4. 确保患者有效供氧和呼吸道通畅，严密监测呼吸、循环、水、电解质及各个系统的稳定。

5. 遵医嘱使用镇静镇痛药物，严密观察用药后效果及不良反应。

6. 意识清醒的患者，进行有效沟通，做好心理安抚。

7. 检查术后持续镇痛装置是否呈打开状态，根据患者疼痛评分，遵医嘱及时调整镇痛装置参数。

8. 积极排除术后其他并发症引起的烦躁，如气管切开患者痰液堵塞无法咳出引起的窒息烦躁。

第四节 麻醉和精神药品遗失的处理

麻醉科麻醉和精神药品遗失是指在麻醉科相关工作区域内，发生被列入国家麻醉药品品种目录、精神药品品种目录和其他物质被盗、被抢、丢失等情况。

一、适用范围

放置有麻醉和精神药品的麻醉科工作区域。

二、目的

1. 进一步加强麻醉科麻醉和精神药品的安全管理。

2. 提高麻醉科药品管理护士应急能力，确保麻醉和精神药品安全。

3. 为麻醉科麻醉和精神药品遗失提供指导性处理措施。

三、流程

麻醉和精神药品遗失的处理流程见图 2 - 18 - 4。

四、注意事项

1. 盐酸麻黄碱为药品类易制毒化学品，按相关法律法规发生遗失事件参照本流程进行处理。

2. 科室对麻醉药品和精神药品贮存、使用、余量销毁等环节中各种可能发生的安全事件，完善预测、预警机制，防患于未然，做到早发现、早报告、早处置。

3. 麻醉药品和精神药品应贮存于专用保险柜内，双人双锁或一人锁一人密码，两个人同时在场的时候方能打开麻醉药品柜。对存放保险柜的房间应安置 24 小时运行的监控设备。

4. 麻醉药品和精神药品实行专人保管，科室将本科室麻醉药品和精神药品管理人员名单上报药剂科。协助保卫部人员定期或不定期对麻醉药品保险柜进行安全检查。接受药剂科管理人员每月不定期的检查并反馈意见。

5. 完善的麻醉药品和精神药品交接班制度，班班交接，出入库房记录完整无误。

6. 因工作人员自身违反相关法律、法规等造成的事件，由当事人承担相应的法律责任，按相关规定进行处罚。

7. 主动上报不良事件，分析事件发生原因、经过、结果，撰写调查报告，并进行总结，吸取经验教训，避免类似不良事件再次发生。

8. 对事件发生后谎报或隐瞒不报者，对事件相关人员加重处罚。

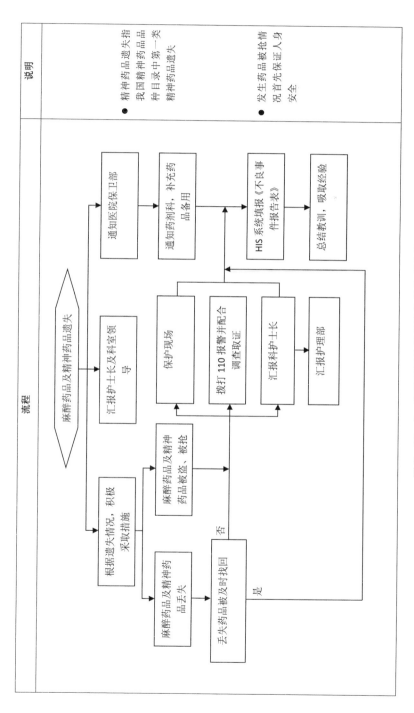

图 2 -18 -4 麻醉和精神药品遗失的处理流程

第五节　全麻带机患者气道高压的处理

全麻带机患者气道高压是指患者经气管插管或置入喉罩或经气管切开在全身麻醉带麻醉机或呼吸机的情况下，气道表现出过强的反应，气道阻力增加，麻醉机显示屏上的压力数值超出正常范围。

一、适用范围

全院行全麻带机的手术或检查区域。

二、目的

1. 明确全麻带机患者气道高压处理流程，使医护人员迅速有效地处理气道高压报警。

2. 保障患者麻醉质量与生命安全。

3. 培养麻醉科医护人员的专业素养能力；熟练掌握气道高压发生原因及处理措施。

三、流程

全麻带机患者气道高压的处理流程见图 2 - 18 - 5。

四、注意事项

1. 麻醉机气道高压报警设置通常较实际吸气峰压高 10 cmH_2O，一般不超过 45 cmH_2O。

2. 当发生气道高压报警时，若不能立刻明确报警的原因或虽已明确报警的原因却难于一时排除时，均应立刻使患者脱离麻醉机，行呼吸球囊辅助通气，然后再进行报警原因的检查及进一步的处理。

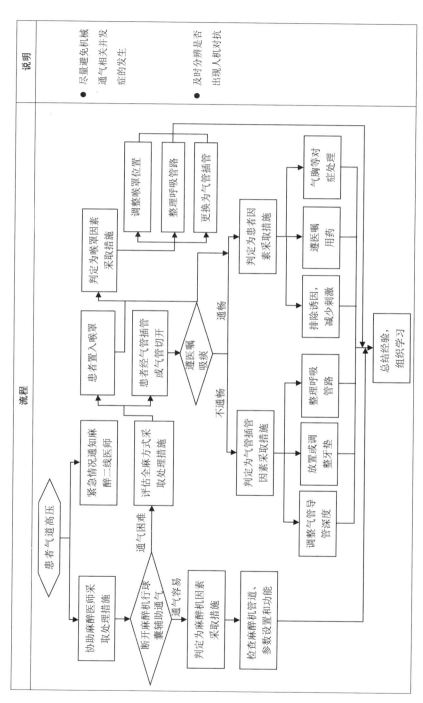

图 2-18-5 全麻带气管患者气道高压的处理流程

第六节　使用中麻醉机故障的处理

使用中麻醉机故障是指麻醉机在使用过程中由于各种原因导致其发生异常报警，不能正常工作的情况。

一、适用范围

全院使用麻醉机的手术区域及检查区域。

二、目的

1. 明确麻醉机故障后的处理流程。

2. 提高医护人员应对急救和生命支持类设备突发故障的紧急处置能力。

3. 切实落实安全措施，确保患者手术及检查过程安全。

三、流程

使用中麻醉机故障的处理流程见图 2 -18 -6。

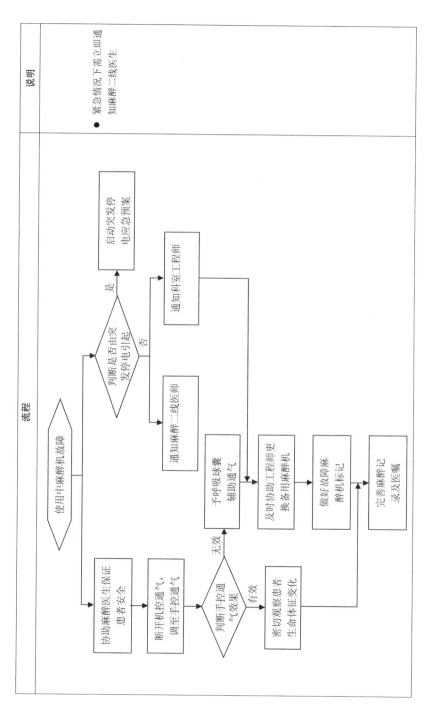

图 2 - 18 - 6　使用中麻醉机故障的处理流程

四、注意事项

1. 安排专人负责，使用麻醉机前需进行常规检查，并在《医学装备安全使用登记本》做好检查记录以及时发现故障，保证麻醉机正常使用。

2. 使用中麻醉机故障时，当班医生及护士不得离开患者，以便随时处理紧急情况。

3. 协助更换备用麻醉机后，遵医嘱根据患者情况调整麻醉机参数。

4. 麻醉机不能正常工作情况下，麻醉医生或护理人员应将患者生命体征及特殊情况准确手绘于《麻醉记录单》上。

5. 故障的麻醉机应标识"待修"或"故障"。

6. 通知科室领导，逐级进行汇报，并分析发生原因和进行质量改进。

7. 组织进行使用中麻醉机故障应急演练，提高医护人员应急反应能力。

第十九章
层流病房护理管理

层流病房护理管理包括制定工作人员进入层流病房的流程、患者入住层流病房的流程和造血干细胞输注不良反应的应急处理等内容，旨在保证层流病房的洁净度要求，避免医源性感染，规范患者入室流程，减轻不良反应带来的后果，提高患者安全。

第一节　工作人员进入层流病房的流程

层流病房是拟行造血干细胞移植术的患者在围术期居住的病房，其通过高效过滤器的过滤，可以清除 99.9% 以上的 >0.3 μm 尘埃及细菌而使空气得以净化，使之达到基本无菌的程度。按 1 m³ 空间空气中 ≥0.5 μm 的微粒数将净化级别划分为：超洁净区（100 级）、洁净区（1 000 级）、半洁净区（10 000 级）和清洁区。本标准所指层流病房为 100 级层流病房，其洁净标准为空气中 ≥0.5 μm 的微粒数 ≤3.5 粒/L，空气及物体表面微生物 0~5 CFU/cm²。

一、适用范围

血液内科造血干细胞移植病房。

二、目的

指导工作人员规范地执行进入层流病房的程序，保障层流病房的洁净度要求，以减轻患者感染、保证患者移植术顺利完成。

三、流程

层流病房护理管理流程见图 2 - 19 - 1。

四、注意事项

1. 工作人员应做到常洗头、洗澡，勤剪指/趾甲，凡有感冒或其他传染病时，禁止进入层流病房。

2. 一切私人用物（包括书籍、餐具、手机等）一律不得带入层流病房办公室。

3. 层流间应保持无菌环境，一切进入物资，需经消毒处理，进入人员一次不得超过两人。

4. 一律不得穿着无菌衣和拖鞋外出。

5. 入厕必须脱工作服、换拖鞋。

6. 应随时关闭患者房间、开水间、污物间、风淋室和更衣室的门。

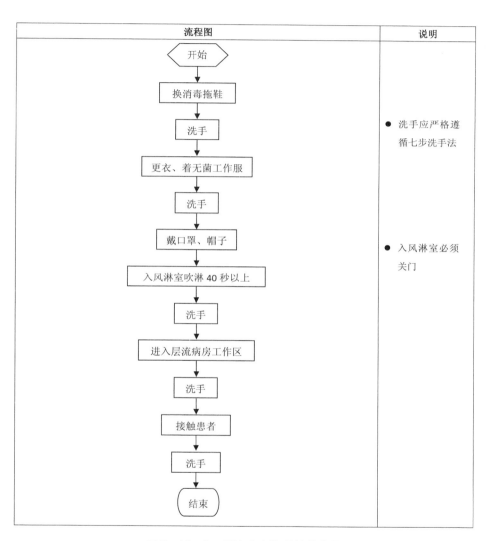

流程图	说明

开始

换消毒拖鞋

洗手　　　　　● 洗手应严格遵循七步洗手法

更衣、着无菌工作服

洗手

戴口罩、帽子

入风淋室吹淋 40 秒以上　　　　● 入风淋室必须关门

洗手

进入层流病房工作区

洗手

接触患者

洗手

结束

图 2 -19 -1　层流病房护理管理流程

第二节　造血干细胞移植患者入住层流病房的流程

造血干细胞移植是指对患者进行全身照射、化疗和免疫抑制预处理后，将正常供体或自体的造血干细胞经血管输注给患者，使其重建正常的造血和免疫功能。

一、适用范围

血液内科造血干细胞移植病房。

二、目的

1. 规范护士协助患者完成入住层流病房的程序，为患者提供优质、满意的护理服务。

2. 保证患者方便、快捷、有效地完成入住层流病房的程序，为保障造血干细胞移植术的顺利进行做准备。

三、准备

1. 用物准备：《移植术前信息登记表》《移植物品准备清单》，导泻用甘露醇2瓶、灭菌病员服、洗浴热水、开水、保温水壶、一次性组具2套。

2. 环境准备：层流机开机24小时、床单元准备（消毒、灭菌）、墙面地面清洁消毒。

3. 护士准备：穿无菌工作服、戴无菌口罩、戴帽子、穿消毒拖鞋、洗手。

4. 患者准备：入室前1天沐浴，剔除头发、腋下和会阴部毛发，备齐移植所需物品。

四、流程

造血干细胞移植患者入住层流病房流程见图2-19-2。

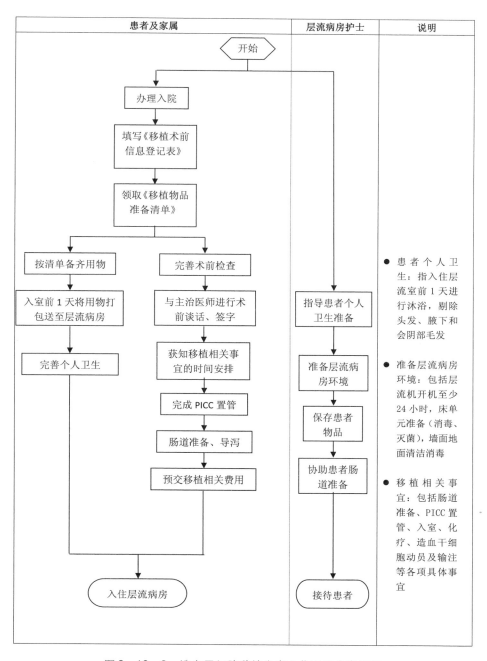

图 2 -19 -2 造血干细胞移植患者入住层流病房流程

第三节　输注造血干细胞的不良反应处理

造血干细胞是指具有不断自我更新、多向分化与增殖能力的细胞，是各种血细胞的起始细胞。药品不良反应是指合格药品在正常用法用量下出现的与用药目的无关的或意外的有害反应。

一、适用范围

血液内科造血干细胞移植病房。

二、目的

指导护士及时、正确、规范处理患者输注造血干细胞过程中的不良反应，以减轻或避免严重不良后果发生。

三、流程

输注造血干细胞的不良反应处理流程见图 2 - 19 - 3。

四、注意事项

1. 输注造血干细胞前应准备好氧气装置及抢救药品，并遵医嘱输注预防造血干细胞输注不良反应的药物。

2. 发生不良反应后，患者家属如有疑问时应立即按有关流程对输注器具及剩余造血干细胞进行封存。

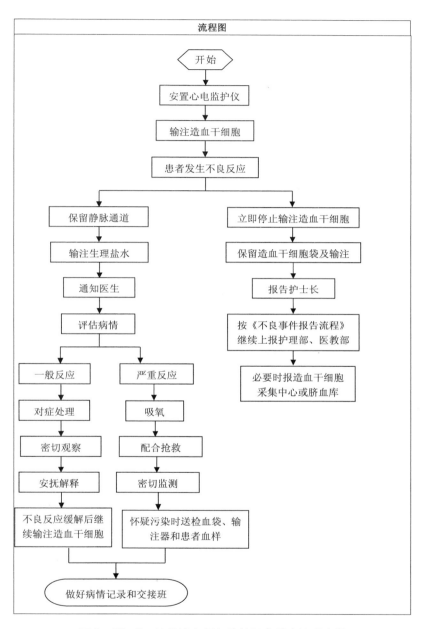

图2-19-3　输注造血干细胞的不良反应处理流程